高等卫生职业教育创新技能型系列教材

◆ 供护理、助产等专业使用

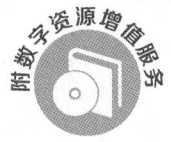

# 儿科护理

ERKE HULI

主　编　刘　奉　成红英

副主编　周　密　刘田宇

编　委（以姓氏笔画为序）

白凤珍　乌兰察布医学高等专科学校

成红英　清远职业技术学院

竹　婴　重庆大学附属三峡医院

刘　奉　重庆三峡医药高等专科学校

刘田宇　桂林医学院附属医院

李媛媛　广东岭南职业技术学院

周　密　重庆三峡医药高等专科学校

黄　丹　雅安职业技术学院

蒋祥林　重庆三峡医药高等专科学校

戴晨茜　雅安职业技术学院

华中科技大学出版社
http://www.hustp.com
中国·武汉

# 内容简介

本书是高等卫生职业教育创新技能型系列教材。

本书除附录外共15章,内容包括绪论、儿童生长发育与评价、儿童保健与疾病预防、住院儿童的护理及其家庭支持、营养及营养障碍性疾病患儿的护理、新生儿及新生儿疾病患儿的护理、消化系统疾病患儿的护理、呼吸系统疾病患儿的护理、循环系统疾病患儿的护理、泌尿系统疾病患儿的护理、血液系统疾病患儿的护理、神经系统疾病患儿的护理、内分泌系统疾病及遗传性疾病患儿的护理、结缔组织疾病患儿的护理、感染性疾病患儿的护理。

本书可供护理、助产等专业使用。

**图书在版编目(CIP)数据**

儿科护理/刘奉,成红英主编.—武汉:华中科技大学出版社,2020.8(2022.1 重印)
ISBN 978-7-5680-5735-6

Ⅰ.①儿… Ⅱ.①刘… ②成… Ⅲ.①儿科学-护理学-高等职业教育-教材 Ⅳ.①R473.72

中国版本图书馆 CIP 数据核字(2020)第 149656 号

---

**儿科护理**
Erke Huli

刘 奉 成红英 主编

---

策划编辑:蔡秀芳
责任编辑:余 琼 张 琳
封面设计:原色设计
责任校对:曾 婷
责任监印:周治超
出版发行:华中科技大学出版社(中国·武汉)　　电话:(027)81321913
　　　　　武汉市东湖新技术开发区华工科技园　　邮编:430223
录　　排:华中科技大学惠友文印中心
印　　刷:武汉科源印刷设计有限公司
开　　本:787mm×1092mm　1/16
印　　张:17.75
字　　数:418 千字
版　　次:2022 年 1 月第 1 版第 2 次印刷
定　　价:52.80 元

# 高等卫生职业教育创新技能型
# 系列教材编委会

# 网络增值服务使用说明

欢迎使用华中科技大学出版社医学资源网yixue.hustp.com

## 1.教师使用流程

（1）登录网址：**http://yixue.hustp.com** （注册时请选择教师用户）

（2）审核通过后，您可以在网站使用以下功能：

管理学生

建立课程　　　　　　　　　布置作业

下载教学　　　　　　　　　　查询学生学习
资源　　　　　　教师　　　　记录等

## 2.学员使用流程

建议学员在PC端完成注册、登录、完善个人信息的操作。

（1）PC端学员操作步骤

①登录网址：**http://yixue.hustp.com** （注册时请选择普通用户）

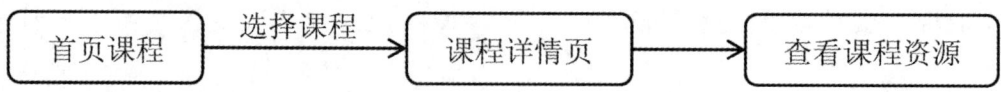

②查看课程资源

如有学习码，请在个人中心-学习码验证中先验证，再进行操作。

首页课程 ──选择课程──> 课程详情页 ──────> 查看课程资源

（2）手机端扫码操作步骤

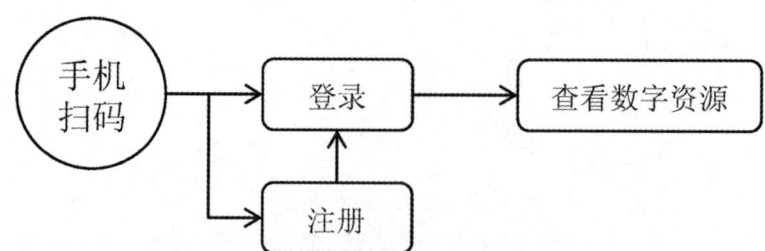

# 总序

Zongxu

随着我国经济的持续发展和教育体系、结构的重大调整,职业教育办学思想、培养目标随之发生了重大变化,人们对职业教育的认识也发生了本质性的转变。我国已将发展职业教育作为重要的国家战略之一,高等职业教育成为高等教育的重要组成部分。作为高等职业教育重要组成部分的高等卫生职业教育也取得了长足的发展,为国家输送了大批高素质技能型、应用型医疗卫生人才。

为了全面落实职业教育规划纲要,贯彻《国务院关于加快发展现代职业教育的决定》和《教育部关于深化职业教育教学改革全面提高人才培养质量的若干意见》等文件精神,体现"以服务为宗旨,以就业为导向,以能力为本位"的人才培养模式,积极落实高等卫生职业教育改革发展的最新成果,创新编写模式,满足"健康中国"对高素质创新技能型人才培养的需求,2017 年 8 月在全国卫生职业教育教学指导委员会专家和部分高职高专院校领导的指导下,华中科技大学出版社组织全国 30 余所院校的近 200 位老师编写了本套高等卫生职业教育创新技能型系列教材。

本套教材充分体现新一轮教学计划的特色,强调以就业为导向、以能力为本位、以岗位需求为标准的原则,按照技能型、服务型高素质劳动者的培养目标,遵循"三基"(基本理论、基本知识、基本技能)、"五性"(思想性、科学性、先进性、启发性、适用性)、"三特定"(特定目标、特定对象、特定限制)的编写原则,着重突出以下编写特点:

(1)密切结合最新的护理专业课程标准,紧密围绕执业资格标准和工作岗位需要,与护士执业资格考试相衔接。

(2)教材中加强对学生人文素质的培养,并将职业道德、人文素养教育贯穿培养全过程。

(3)教材规划定位于创新技能型教材,重视培养学生的创新、获取信息及终身学习的能力,实现高职教材的有机衔接与过渡作用,为中高职衔接、高职本科衔接的贯通人才培养通道做好准备。

(4)内容体系整体优化,注重相关教材内容的联系和衔接,避免遗漏和不必要的重复。编写队伍引入临床一线教师,力争实现教材内容与职业岗位能力要求相匹配。

(5)全套教材采用全新编写模式,以扫描二维码形式帮助老师及学生在移动终端共享优质配套网络资源,使用华中科技大学出版社提供的数字化平台将移动互联、网络增值、慕课等新的教学理念、教学技术和学习方式融入教材建设中,全面体现"以学生为中心"的教材开发理念。

本套教材得到了各院校的大力支持和高度关注,它将为新时期高等卫生职业教育的发展做出贡献。我们衷心希望这套教材能在相关课程的教学中发挥积极作用,并得到读者的青睐。我们也相信这套教材在使用过程中,通过教学实践的检验和实际问题的解决,能不断得到改进、完善和提高。

高等卫生职业教育创新技能型系列教材

编写委员会

# 前言

## Qianyan

　　儿科护理是从整理护理观念出发,研究儿童从新生儿期至青春期的生长发育、健康促进、疾病防治和临床护理的一门护理专业及专业群的核心课程。根据华中科技大学出版社高等卫生职业教育创新技能型系列教材编写工作的要求,本书在编写时坚持"三基""五性"的基本原则。在内容的选取上,坚持"贴近学生、贴近岗位、贴近社会"的基本思路,基础理论以"必需、够用"为度,并注意与国家护士执业资格考试及全国卫生专业技术资格考试接轨。注重学生创新能力和终身学习能力的培养,适当介绍儿科护理新进展。

　　本书在编写人员的选择上体现了职业特点,本书编写人员均来自教学和临床工作的第一线,他们不仅有深厚的理论知识和丰富的教学经验,而且有丰富的临床经验,最能把握教材内容的深度和广度,使教材内容更加贴近实际,增强其适用性。

　　在编写体例上,本书具有以下特点:首先在各章均以"学习目标"开篇,为教师的"教"和学生的"学"指明方向;重点疾病设置了"案例导入",引导学生利用课堂理论知识去解决临床实际问题,有利于激发学生的学习兴趣和训练学生的临床思维能力;正文中适当穿插了"知识链接""课堂互动"等模块,有利于拓展学生的知识面、活跃课堂气氛;章后设置了能力检测,既有益于学生掌握重点知识,又能将日常学习与护士执业资格考试有机结合。

　　本书在编写过程中,得到了各参编单位领导和同仁的大力支持和帮助,在此一并表示感谢。

　　由于时间仓促、水平有限,书中难免存在不足之处,恳请各兄弟院校教师、学生及其他读者批评、指正。

编　者

# 目录

▃▃ Mulu

# 第一章
# 绪　　论

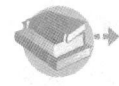 **学习目标**

1. **掌握**：儿童年龄分期、各期特点及保健重点。
2. **熟悉**：儿童的特点及儿科护理的一般原则、儿科护士的角色与素质要求。
3. **了解**：儿科护理学的任务和范畴、儿科护理学的发展趋势。

# 第一节　儿科护理学概述

儿科护理学（pediatric nursing）是一门研究儿童生长发育规律及其影响因素、儿童保健、疾病防治和护理，以保护和促进儿童身心健康，提高生命质量的专科护理学。儿科护理学的服务对象为身心处于不断生长发育过程中的儿童，他们具有与成人不同的特征及需要。

## 一、儿科护理学的任务和范畴

### （一）儿科护理学的任务

儿科护理学的任务是从体格、智能、行为和社会等各方面来研究和保护儿童，充分利用先进的医学、护理学及其他相关学科的理论和技术，提供以"儿童及其家庭为中心"的全方位整体护理，以增强儿童体质，降低儿童发病率和死亡率，提高疾病治愈率，保障和促进儿童健康，提高儿童生命质量和人类的整体健康素质。其主要任务如下。

（1）为健康儿童服务：促进健康儿童的体格、智能、心理等方面的全面发展，降低儿童的发病率和死亡率，提高防治疾病的水平，增强儿童体质。

（2）对健康发生障碍及患病的儿童实施护理：包括对儿童常见病、多发病实施整体护理，恢复儿童健康；帮助残障儿童有效地利用其残留功能康复，提高生命质量；减轻垂危患儿的痛苦，给予临终关怀，让其平静地离开人世。

（3）开展健康教育：保障和促进儿童生理、心理和社会潜能得到全面充分的发展，全面提高儿童素质。

（4）开展儿科护理研究。

### （二）儿科护理学的范围

一切涉及儿童健康保健和疾病防护的问题都属于儿科护理学的范围，包括儿童生长发育、儿童营养与喂养、儿童身心方面的保健、儿童疾病的预治与护理，并与儿童心理学、产科学、社会学、教育学等多门学科有着广泛联系。因此，多学科的协作是儿科护理学发展的必然趋势。

随着医学模式的转变、医学和护理学研究的进展，儿科护理已由单纯的疾病护理发展为以儿童及其家庭为中心的身心整体护理；由单纯的患儿护理扩展为包括所有儿童生长发育、疾病防治与护理及促进儿童身心健康的研究；由单纯的医疗保健机构承担其任务逐渐发展为全社会都来参与儿童疾病的预防、保健和护理工作。因此，儿科护理要达到保障和促进儿童健康的目的，儿科护理工作者必须树立整体护理的理念，不断学习新理论、新知识、新技术，不断跟踪最新进展，同时必须将科学育儿知识普及到社区和每个家庭，并取得社会各方面的支持。

## 二、儿童的特点及儿科护理的一般原则

儿童机体的基本特点是处于不断生长发育的动态变化过程中，在解剖、生理、病理、免疫、疾病诊治、心理社会等方面均与成人不同，且不同性别、不同年龄、不同个体的儿童之间也存在差异，在护理上有其独特之处。因此，学习儿科护理学绝不可简单地将儿童视为成人的缩影。

### （一）儿童的特点

#### 1. 解剖生理特点

1）解剖特点　外观上，儿童身材大小、身体各部分比例等与成人有明显不同，且随年龄发生变化。不同年龄儿童体重、身高（长）、头围、胸围、臂围等的正常值各不相同，新生儿出生时头长占身长的1/4，而成人头长仅占身长的1/8。熟悉儿童生长发育的正常规律，才能正确进行护理评估，做好保健护理工作。在组织结构上儿童亦与成人有很大差别，如儿童骨骼钙化不全，虽不易骨折，但长期受压易发生变形。

2）生理特点　儿童生长发育快，代谢旺盛，对营养物质（特别是蛋白质和水）及能量的需要量相对比成人多，但胃肠消化功能未发育成熟，极易发生营养缺乏和消化紊乱；婴儿代谢旺盛而肾功能较差，容易发生水和电解质紊乱。此外，不同年龄的儿童，其心率、血压、呼吸、周围血象、体液成分等有不同的生理生化正常值。熟悉这些特点才能进行正确的护理评估和处理。

3）免疫特点　儿童皮肤、黏膜娇嫩易受到损伤，淋巴系统发育不成熟，体液免疫和细胞免疫功能均未发育完善，抗病能力差。新生儿可从母体获得 IgG（被动免疫），故出生后 6个月内患感染性疾病的机会较少，但 6 个月后，从母体获得的 IgG 逐渐减少，而自身合成IgG 的能力一般要到 6～7 岁时才达到成人水平。母体 IgM 不能通过胎盘，故新生儿血清IgM 浓度低，易被革兰阴性菌感染。婴幼儿期 SIgA 也缺乏，婴幼儿易患呼吸道及胃肠道

感染;其他体液因子如补体、趋化因子、调理素等活性及白细胞吞噬能力等也较低。故护理中应特别注意预防感染性疾病。

**2. 心理-社会特点** 儿童身心发育未成熟,缺乏适应及满足需要的能力,依赖性较强,合作性差,需要特别的保护和照顾。儿童好奇、好动、缺乏经验,容易发生各种意外,同时儿童心理发育过程也受家庭、环境的影响。在护理中应以儿童及其家庭为中心,与儿童父母、幼教工作者、学校教师等共同合作,根据不同年龄阶段儿童的心理发育特征和心理需求,采取相应的护理措施。

**3. 临床特点**

1)病理特点 同一致病因素,儿童与成人或不同年龄的儿童之间出现的病理反应和疾病过程会有相当大的差异。如维生素 D 缺乏时,婴儿易患佝偻病,而成人则表现为骨软化症;又如,肺炎球菌所致的肺部感染,婴儿常为支气管肺炎,而在年长儿和成人则表现为大叶性肺炎。

2)疾病特点 主要表现为三个方面。

(1)儿童疾病种类与成人有很大的差别。例如,心血管系统疾病,儿童以先天性心脏病为主,而成人则以冠状动脉粥样硬化性心脏病(简称为冠心病)多见;又如,婴幼儿先天性疾病、遗传性疾病和感染性疾病较成人多见;再如,儿童白血病以急性淋巴细胞性白血病多见,而成人则以粒细胞性白血病居多。此外,不同年龄儿童的疾病种类也存在相当大的差异,如新生儿疾病常与遗传和围生期因素有关,婴幼儿疾病以感染性疾病占多数。

(2)儿童患病的临床表现与成人也有很大不同,而且不同年龄儿童也有差别,如婴幼儿患感染性疾病时往往起病急、来势凶、缺乏局限能力,故易并发败血症,常伴有呼吸系统、循环系统衰竭和水、电解质紊乱;又如,新生儿及小婴儿患中枢神经系统感染性疾病引起颅内压增高时,常表现为前囟隆起、颅缝增宽,而早期不会出现典型的头痛、呕吐等症状;再如,新生儿及体弱儿患严重感染性疾病时往往表现为各种反应低下,如体温不升、拒食、表情呆滞、外周血白细胞计数降低或不增等,且常无定位性症状和体征。此外,儿童病情发展过程易反复、波动,变化多端,故应加强病情观察。

(3)不同年龄阶段儿童患病的原因存在着差异。以新生儿黄疸为例,出生后 1 日以内出现的黄疸应首先考虑新生儿溶血症,出生后 2~3 日出现的黄疸常常为生理性的,1 周以后出现的黄疸应首先考虑新生儿肝炎或先天性胆道闭锁。又如,新生儿惊厥多考虑与产伤、窒息、颅内出血或先天异常有关;6 个月以内婴儿惊厥应考虑有无婴儿手足搐搦症或中枢神经系统感染;6 个月至 3 岁的儿童则以热性惊厥、中枢神经系统感染多见;3 岁以上年长儿的无热惊厥则以癫痫为多。

3)预后特点 儿童患病时虽然起病急、来势猛、变化快,但若能及时、有效地进行诊治,护理恰当,度过危险期后,恢复也快,较少转为慢性疾病,一般不留下后遗症。

4)预防特点 儿童疾病预防工作效果明显、意义重大,是降低儿童发病率和死亡率的重要环节。通过开展计划免疫和加强传染病管理,已使许多儿童传染病的发病率和病死率大大下降。由于重视儿童保健工作,也使营养不良、肺炎、腹泻等多发病、常见病的发病率和病死率明显降低。及早筛查和发现儿童先天性、遗传性疾病,以及视觉、听觉障碍和智力异常,并加以干预和矫治,可防止发展为严重伤残;加强科学营养和体育锻炼,可防止儿童肥胖症,并对成年后出现的高血压、冠心病等起到预防作用。

### (二)儿科护理的特点

**1. 评估难度大**

1)病史收集较困难　儿童多不能自述或不能准确、完整地诉说自己的病情与症状,往往由其家长、亲属或其照顾者代述,所提供的材料是否完整、可靠,与代述者的观察能力、与患儿接触的密切程度及既往经验有关。年龄较大的患儿虽能陈述病史,但他们的时间和空间知觉尚未发育完善,陈述的可靠性较低。部分儿童可能因害怕打针、吃药而隐瞒病情,有的患儿为逃避上学而假报或夸大病情,都会使病史的可靠性受到影响。

2)体格检查时患儿不愿意合作　儿童的生理和心理均与成人不同,在患病就医,接触医务人员时,心理状态更为特殊,主要表现为恐惧而拒绝接受检查。

3)标本采集及其他辅助检查较困难　儿童多数不会配合。

**2. 观察任务重**　儿童不能及时、准确地表达自己的痛苦,而且患病时病情变化快,处理不及时易恶化,甚至危及生命。因此,儿科护士观察的任务很重。儿科护士要有高度的责任心和敏锐的观察力。

**3. 护理项目多**　儿童自理能力较差,在护理过程中有大量的生活护理和教养内容,如新生儿配奶、喂奶、换尿布及沐浴等。对年长儿要寓教育于护理之中,引导他们健康成长。同时由于儿童好奇、好动并缺乏经验,容易发生意外伤害。因此,要加强安全管理,防止发生意外事故。

**4. 操作要求高**　由于儿童解剖特点及认知水平有限,护理操作时多不配合,操作难度大,如静脉穿刺,其难度要比成人大得多,对儿科护士的操作技术提出了更高的要求。

### (三)儿科护理的一般原则

**1. 以儿童及其家庭为中心**　家庭是儿童生活的中心,儿科工作者必须支持、鼓励、尊重并提高家庭的功能,重视不同年龄阶段儿童的特点,关注儿童及其家庭成员的心理感受和服务需求,与儿童及其家长建立伙伴关系,为儿童家长创造机会和途径,以展示他们照顾儿童的才能,获得对家庭生活的把握感;为儿童及其家庭成员提供预防保健、健康指导、疾病护理和家庭支持等服务,让他们将健康信念和健康行为的重点放在疾病预防和健康促进上。

**2. 实施身心整体护理**　护理工作不应仅限于满足儿童的生理需要或维持已有的发育状况,还应包括维护和促进儿童心理行为的发展和精神心理的健康。除关心儿童机体各系统或各器官功能的协调平衡外,还应使儿童的生理、心理活动状态与社会环境相适应,并应重视环境带给儿童的影响。

**3. 减少创伤和疼痛**　临床上有些诊治手段是有创伤和疼痛的,这会使儿童产生害怕心理,出现情绪波动。儿科护理工作者必须认识疾病本身及其诊疗和护理过程对儿童及其家庭带来的影响,尽可能提供无创性照护。无创性照护的首要目的是无害,怎样使儿科诊疗和护理操作不对儿童造成身心伤害,主要应考虑如下三个原则:①防止或减少儿童与家庭的分离。②防止或减少身体的伤害和疼痛。③帮助儿童及其家庭建立把握感和控制感。具体措施主要有如下几点:①在儿童住院期间促进家长与患儿的亲密关系。②在治疗操作之前进行解释等心理护理及疼痛控制。③允许儿童保留自己的私人空间,提供游戏活动让儿童发泄恐惧、愤怒等不良情绪,为儿童提供自己做选择的机会。

**4. 保证患儿的安全** 由于儿童缺乏安全意识,易发生意外伤害,应根据不同年龄、个性、疾病等特点进行预测,采取相应的预防措施。如管理好电源,防止触电;设床栏,防止坠床;用热水袋时避免烫伤;加强药品管理,防止误饮、误食等。为便于检查、治疗和保证安全,可选用适当的约束法约束患儿。

**5. 遵守法律和伦理道德规范** 儿科工作者应自觉遵守法律和伦理道德规范,尊重儿童的人格,保障儿童的权利,促进儿童身心健康。

**6. 多学科协同护理** 儿科护理涉及多个学科,需要多个学科的协同来促进儿童健康目标的实现。

# 第二节 儿童年龄分期及各期特点

儿童机体的基本特点是处于不断生长发育的动态变化过程中,各系统组织器官逐渐生长和发育完善,功能也日趋成熟。根据儿童生长发育不同阶段的特点,将儿童年龄划分为如下七个时期,各期之间既有联系,又有区别。应以整体、动态的观点来考虑儿童的健康问题和采取相应的护理措施。

## 一、胎儿期

从受精卵的形成,到胎儿出生为止,约 40 周,其周龄称为胎龄或妊娠龄。最初 8 周为胚胎期,是胚胎分化成形的阶段,是儿童生长发育的关键时期;第 9 周到出生为胎儿期。此期的特点是:生长发育迅速,完全依靠母体生存。此期母亲如受创伤、感染、接触放射性物质、滥用药物,以及不良的生活习惯、营养缺乏、患严重身心疾病等不利因素的影响,均可影响胎儿的正常生长发育,导致流产、早产、先天畸形或宫内发育不良等。因此,此期的保健重点是加强孕期保健和胎儿保健。

## 二、新生儿期

自出生脐带结扎起至生后 28 日称为新生儿期。出生不满 7 日的阶段称新生儿早期。按年龄划分,新生儿期实际包含在婴儿期内。由于此期儿童在生长发育和疾病等方面具有非常明显的特殊性,且患病率、死亡率高,故单纯列为婴儿期中的一个特殊时期。此期特点是:儿童脱离母体开始独立生活,内外环境发生巨大变化,但各器官生理功能尚不成熟,适应能力较差,易发生窒息、感染等各种疾病,且患病后临床表现不典型,死亡率也较高,尤其是新生儿早期。因此,此期保健重点是加强保暖、合理喂养、预防感染等。

胎龄满 28 周(体重≥1000 g)至出生后 7 足天,称围生期或围产期。此期包括了胎儿晚期、分娩和新生儿早期 3 个阶段,是儿童经历巨大变化和生命遭遇最大危险的时期,死亡率最高,必须高度重视,抓好围生期保健工作。

## 三、婴儿期

出生到满 1 周岁为婴儿期。婴儿期是儿童出生后生长发育最迅速的时期,因此对营养的需要量相对较大。但此期儿童消化功能未发育成熟，易发生营养缺乏和消化系统紊乱。此期神经系统发育较快，尤其是运动功能和感知发育快，条件反射逐渐形成，因此，此期是早期开发智力的最佳时期。婴儿体内来自母体的IgG逐渐消失，而自身免疫功能尚不成熟，抗感染能力较弱，易患各种感染性疾病。此期的保健重点是科学合理的喂养指导，定期体格检查，早期智能开发，完成基础免疫，并注意培养良好的卫生习惯。

## 四、幼儿期

满1周岁到满3周岁为幼儿期。此期特点是：体格发育速度较前稍减慢，智能发育较前突出，语言、思维和社会适应能力增强；开始独立行走后，活动范围渐广，有利于智能发育，但好奇心强，且对危险的识别能力不足，易发生意外伤害；乳牙渐出齐，饮食已从乳汁逐渐过渡到成人饮食；免疫功能仍然较差，传染病发病率仍较高。此期保健重点包括：早期教育，促进语言和智能发育，培养良好习惯和形成良好人格；定期体格检查；加强护理，防止意外创伤和中毒；合理喂养；加强预防接种。

## 五、学龄前期

3周岁到6～7岁入小学前为学龄前期。此期特点是：体格发育稳步增长，智能发育更趋完善，好奇心强、模仿能力强，个性开始形成，有较大的可塑性；因活动范围大，接触面广，仍较易患感染性疾病，较易发生意外；也易患急性肾炎、风湿热等免疫性疾病。此期保健重点是：加强早期教育，培养其良好的道德品质、生活习惯和个性；加强体格锻炼，定期进行体格检查；预防免疫性疾病及意外伤害。

## 六、学龄期

从入小学起（6～7岁）到青春期前为学龄期。此期特点是：体格发育仍稳步增长，除生殖系统外其他器官的发育到本期末已接近成人水平，智能发育更加成熟，是接受科学文化教育的重要时期，也是儿童心理发展上的一个重大转折时期；免疫功能逐渐发育成熟，感染性疾病的发病率降低，但易出现不良姿势，易患近视和龋齿。此期保健重点是：保证充足的营养和休息，加强体格锻炼；注意劳逸结合，培养良好的生活、学习习惯；加强教育，促进其德、智、体、美、劳全面发展；端正坐、立、行姿势，防止近视、龋齿、脊柱畸形的发生；讲究卫生，防止肠道寄生虫病的发生。

## 七、青春期

从第二性征出现到生殖功能基本发育成熟、身高停止增长的时期称青春期。一般女孩从11～12岁开始到17～18岁，男孩从13～14岁开始到18～20岁。此期特点是：体格发育再次加快，出现第二个生长高峰；第二性征逐渐明显，生殖系统迅速发育成熟；患病率和死亡率相对较低；神经内分泌调节功能不稳定，易出现心理、行为、精神方面的问题；此期也是学习文化知识的最好时期。此期保健重点是：保证充足的营养，加强体格锻炼；及时进行生理、心理卫生和性知识的教育，培养正确的人生观和良好的道德品质，建立健康的生活方式，促进身心健康。

# 第三节 儿科护士的角色与素质要求

## 一、儿科护士的角色

随着儿科护理的发展，护士的角色范围有了更大范围的扩展，儿科护士不仅担负着保护和促进患儿健康的重任，还肩负着教育患儿的使命，被赋予多元化角色。

### （一）专业照护者

患儿机体处于不断生长发育的动态变化过程中，各系统、器官的功能尚未发育完善，生活自理能力差。儿科护士最重要的角色是在帮助儿童促进、保持或恢复健康的过程中，为患儿及其家庭提供直接的照护，如营养摄取、感染预防、药物给予、心理支持、健康指导等以满足儿童身心两方面的需要。

### （二）护理计划者

为促进患儿身心健康发展，儿科护士必须运用专业的知识和技能，收集患儿的生理、心理、社会状况等方面资料，全面准确评估患儿的健康状况以及患儿家庭在面临疾病和伤害时的反应，找出健康问题，并根据不同年龄阶段的特点，制订全面的、切实可行的护理计划，采取有效的护理措施，以减轻儿童的痛苦，帮助患儿适应医院、社区、家庭的生活。

### （三）健康教育者

儿科护理的对象是处于不断生长发育过程中的患儿，在对他们实施护理的过程中，儿科护士应依据不同年龄阶段患儿智力发展的水平，向他们有效地解释治疗和护理过程，帮助他们建立自我保健意识，培养良好的生活卫生习惯，纠正其不良行为。同时还应向患儿家长宣传科学育儿知识，帮助家长了解诊疗和护理过程；向患儿及其家庭成员介绍相关的医疗保健机构和相关组织，使他们采取健康的态度和健康行为，以达到预防疾病、促进健康的目的。

### （四）健康协调者

为促进患儿健康，儿科护士需联系并协调与有关人员及机构的相互关系。如与医生联络，讨论有关治疗和护理方案；与营养师联系，讨论有关膳食的安排；还需与患儿家长及其老师进行有效的沟通，让家庭、学校共同加入患儿的护理中，建立并维持一个有效的沟通网，使诊断、治疗、救助及相关的儿童保健工作得以互相协调、配合，保证患儿获得最适宜的整体性医护照顾。

### （五）健康咨询者

儿科护士通过倾听患儿及其家长的内心感受，抚摸和陪伴患儿，解答他们的问题，提供有关治疗的信息，并给予健康指导；澄清患儿及其家长对有关健康问题的疑惑，使他们能够以积极有效的方法去应对压力，找到满足生理、心理、社会需要的最适宜的解决方法。

### （六）患儿及其家庭代言人

儿科护士是患儿及其家庭权益的维护者，在患儿不会表达或不能准确表达自己的要求和意愿时,护士有责任解释并维护患儿及其家庭的权益不受侵犯或损害。护士还需评估有碍患儿健康的问题和事件,并向有关卫生行政部门提出改进的意见和建议。

（七）护理研究者

科学研究是护理事业发展必不可少的活动。儿科护士在护理患儿的过程中,要具有科研意识,善于在临床护理实践中发现问题,并能探究隐藏在患儿症状及表面行为下的真正问题,运用科学方法研究问题、解决问题;同时,通过研究来验证、扩展护理理论知识,发展护理新技术,指导、改进护理工作,提高患儿护理质量,促进护理事业健康发展。

## 二、儿科护士的素质要求

（一）思想道德素质

（1）热爱护理事业,有高度的责任感和同情心,关心、爱护患儿,具有为患儿健康服务的奉献精神。

（2）具有诚实的品格、较高的慎独修养、高尚的道德情操,以理解、友善、平等的心态,为患儿及其家庭提供帮助。

（3）具有正视现实、面向未来的目光,追求崇高的理想,恪尽职守,救死扶伤,廉洁奉公,实行人道主义。

（二）科学文化素质

（1）具备一定的文化素养和自然科学、社会科学、人文科学等多学科知识。

（2）掌握一门外语及现代科学发展的新理论、新技术。

（三）专业素质

（1）具有合理的知识结构及比较系统完整的专业理论知识和较强的实践技能,操作准确,技术精湛,动作轻柔、敏捷。

（2）具有敏锐的观察力和综合分析判断能力,树立整体护理观念,能用护理程序解决患儿的健康问题。

（3）具有开展护理教育和护理科研的能力,勇于开拓创新。

（四）身体心理素质

（1）具有健康的心理,乐观、开朗、稳定的情绪,宽容豁达的胸怀。有健康的身体和良好的言行举止。

（2）具有较强的适应能力,良好的忍耐力及自我控制力,善于应变,灵活敏捷。

（3）具有强烈的进取心,不断求取知识,丰富和完善自己。

（4）具有与儿童成为好朋友、与儿童家长建立良好人际关系的能力,同仁间相互尊重,团结协作。

# 第四节 儿科护理学的发展与展望

我国在儿童疾病的防治与护理方面有丰富的经验。从传统医学发展史和丰富的医学典籍及历代名医传记中,经常可见到有关儿童保健、疾病预防等方面的记载,如我国现存最早的医学经典著作《黄帝内经》中对儿童病症已有记录;唐代杰出医学家孙思邈所著的《备急千金要方》中,比较系统地讲述了儿童生长发育,并提出了儿童喂养和清洁等方面的护理原则。

19世纪下半叶,西方医学传入并逐渐在我国发展。各国传教士在我国开办了教会医院并附设了护士学校,医院中设立了产科、儿科门诊及病房,护理工作重点放在对住院患儿的生活照顾和护理上,逐渐形成了我国的护理事业和儿科护理学。

新中国成立以后,党和政府对儿童健康十分重视,儿科护理工作不断发展。从推广新法接生、实行计划免疫、建立各级儿童医疗保健机构、提倡科学育儿,到形成和发展儿科监护中心等专科护理,儿科护理范围、护理水平也有了很大的扩展和提高。儿童传染病发病率大幅度下降,儿童常见病、多发病的发病率、病死率亦迅速降低,儿童体质普遍增强。2011年国务院颁发了《中国儿童发展纲要(2011—2020年)》,提出了提高儿童健康水平的更明确要求。

为适应儿科护理学的发展,儿科护士队伍的建设也受到极大重视。20世纪80年代初,我国恢复了高等护理教育,20世纪90年代又发展了护理硕士研究生教育,培养了一大批高级儿科护理专业人才,使儿科护理队伍向高层次、高素质方向发展。随着科学技术的突飞猛进,新知识、新理论、新技术不断涌现,儿科护士的继续教育问题日趋受到重视。儿科护理学已逐渐发展成为有独特功能的专门学科,其研究内容范围任务涉及影响儿童健康的生理、心理、社会等各个方面,儿科护士成为儿童保健的主要力量。

随着社会的发展、科学的进步,儿科疾病谱将继续发生变化,儿童健康将面临新的机遇和挑战。社会政策的变化使卫生保健领域得以扩展,儿科护理的重点已不再是"为儿童及其家庭做什么",而是"和儿童及其家庭一起做什么"。因此,以家庭为中心的照护和社区保健已成为一种必然趋势。卫生保健场所的扩展,要求护理人员的工作具备更多的艺术性。为此,儿科护理工作者要不断学习先进的科学技术和最新护理方法,弘扬求是创新精神、拼搏奉献精神、团结协作精神,为提高儿童健康水平和中华民族的整体素质做出更大贡献。

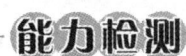
**能力检测**

**一、名词解释**
1. 围生期
2. 青春期
**二、简答题**
1. 儿童在临床方面与成人有哪些不同?
2. 儿科护理的一般原则有哪些?

在线答题

(戴晨茜)

# 第二章
# 儿童生长发育与评价

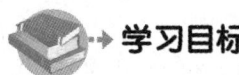**学习目标**

1. **掌握**：儿童体格发育各项指标的正常值，儿童运动发育、语言发育。
2. **熟悉**：儿童生长发育规律及影响因素，儿童感觉、运动功能和语言的发育。
3. **了解**：儿童脂肪组织、肌肉、生殖系统、神经系统的发育，儿童心理活动发展及儿童心理发育的评价。

**案例导入**

小何是儿保科的一名护士，今天上午一位母亲抱着一个6个月大的男婴到儿保门诊进行健康检查。小何给此男婴进行了相关指标的测量。经检查：此男婴体重6 kg，身长65 cm。

工作任务：

1. 该男婴体格发育是否正常？
2. 应如何进行健康教育？

生长（growth）是指儿童身体各器官、系统的长大和形态变化，是量的改变；发育（development）指细胞、组织、器官的分化完善和功能成熟，是质的改变。两者紧密相关，生长是发育的物质基础，而发育成熟状况又反映在生长的量的变化上。生长发育过程相当复杂，并受多种因素影响，评估和促进儿童生长发育是儿科工作者的重要职责之一。

# 第一节　生长发育规律及影响因素

## 一、生长发育规律

**1. 连续性与阶段性共存**　生长发育贯穿整个儿童期，是一个连续的过程，但各年龄阶段生长发育的速度不同,一般年龄越小,体格增长越快,呈现阶段性特点。例如,体重和身长的增长在出生后第 1 年,尤其是前 3 个月增加最快,第 1 年为出生后的第一个生长高峰;第 2 年以后生长速度逐渐减慢,至青春期生长发育速度又加快,出现第二个生长高峰(图 2-1)。

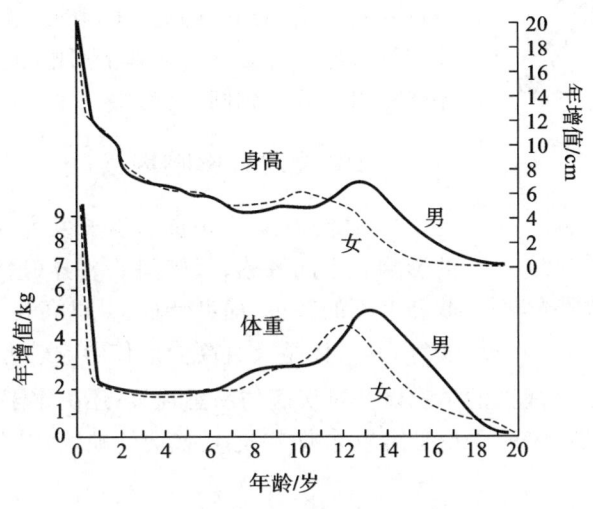

图 2-1 男女身高、体重发育曲线

**2. 各系统、器官发育不平衡** 人体各器官、系统的发育顺序遵循一定规律,有各自的生长特点,与其在不同年龄的生理功能有关。如神经系统发育最早,脑在出生后 2 年内发育较快;淋巴系统在儿童时期迅速生长,于青春期前达高峰,以后逐渐下降到成人水平;生殖系统发育最晚,在青春期处于幼稚期,青春期迅速发育;其他如心、肾、肝、肌肉等的发育基本与体格生长平行。各系统生长发育的不平衡使生长发育曲线呈波浪式(图 2-2)。

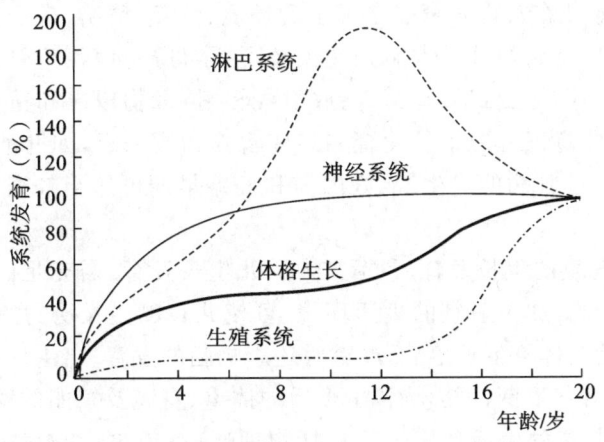

图 2-2 各系统发育不平衡

**3. 遵循顺序规律** 生长发育遵循由上到下(图 2-3)、由近到远、由粗到细、由低级到高级、由简单到复杂的顺序。如运动发育的规律是:先抬头,后挺胸,然后会坐,最后是站立、行走(由上到下);先会抬肩和伸臂,再控制双手的活动(由近到远);从全掌抓握到手指摘取(由粗到细);先画直线后画圆圈、画人和图形(由简单到复杂)。认识事物的过程是:先学会

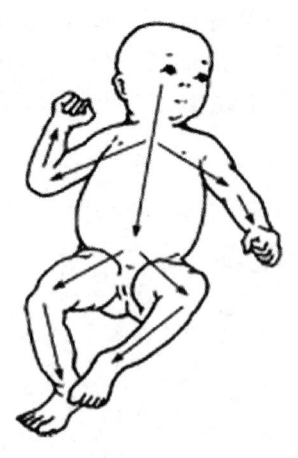

**图 2-3　生长发育的顺序性**

看、听、感觉事物,逐渐发展到有记忆、思维、分析力、判断力(由低级到高级)。

**4. 存在个体差异**　儿童生长发育虽按一定规律发展,但在一定范围内因受遗传、环境等因素影响,每个人的生长"轨迹"不完全相同。因此,在判断儿童发育是否正常时,必须充分考虑各种因素对个体的影响,进行连续动态的观察,才能做出准确的判断。

## 二、生长发育影响因素

**1. 遗传因素**　儿童的生长发育受父母双方遗传因素的影响。不同种族、家族间的差异(遗传)决定了儿童的皮肤和毛发的颜色、面型特征、身材高矮、骨骼、肌肉和皮下脂肪等,其中体型及身高受遗传影响较大,体重受遗传影响较小;遗传因素也决定了性成熟的早晚以及对疾病的易感性等;还决定了儿童的性格、气质甚至学习能力等。遗传性疾病,无论是染色体畸变,还是代谢性缺陷,对儿童生长发育均有显著性影响。

**2. 性别**　男孩与女孩的生长发育各有特点,一般女孩平均身高较同龄男孩矮、体重较同龄男孩小。女孩青春期萌动要比男孩约早 2 年,此时其身高、体重可暂时超过男孩,男孩青春期开始虽较迟,但延续时间比女孩长,男孩体格生长最终超过女孩。此外,在骨骼、肌肉、皮下脂肪发育等方面,男孩与女孩也有较大差异,如女孩肩距窄、骨骼轻、骨盆较宽,皮下脂肪丰满,但肌肉发育不如男孩。因此,评价儿童生长发育时,男孩、女孩要采用不同的标准。

**3. 孕母情况**　胎儿在宫内发育受孕母生活环境、营养、情绪、疾病等各种因素的影响。例如,妊娠早期感染风疹病毒可导致胎儿先天畸形;孕母严重营养不良、高血压可致流产、早产和胎儿发育迟缓;孕母受到某些药物、放射线辐射、毒物侵害和精神创伤等,可使胎儿生长发育受阻,影响儿童正常的生长发育。某些营养物质缺乏,如叶酸的缺乏可导致儿童神经管畸形和先天性心脏病的发生,故妊娠前和妊娠早期可适当补充叶酸,以防止胎儿先天缺陷的发生。

**4. 营养因素**　儿童的生长发育,包括宫内胎儿生长发育,需充足的营养素供给。营养素供给充足且比例恰当,加上适宜的生活环境,可使儿童的生长潜力得到充分的发挥。宫内营养不良不仅使胎儿体格生长落后,严重时还影响脑的发育;出生后营养不良,特别是出生后第 1~2 年严重营养不良,可影响孩子今后的体重、身高及智能的发育。

**5. 生活环境**　儿童的生活环境不仅包括物理环境,还包括家庭的经济、社会环境、文化状况等。良好的居住环境,如阳光充足、空气新鲜、水源清洁、和谐的家庭、良好的生活方式、科学的护理、适宜的锻炼等有利于儿童的生长发育;反之,将有不良影响。

疾病对儿童生长发育影响很大,在内分泌疾病中,生长激素和甲状腺素缺乏可引起骨骼生长和神经系统发育迟缓。药物也可影响生长发育,如长期或大量使用链霉素会损害听力和肾功能,对儿童成长造成永久性的损害。

# 第二节 体格发育及评价

## 一、体格生长常用指标

**1. 体重** 体重为各器官、系统和体液的总重量,是衡量儿童体格生长与营养状况最灵敏的指标,儿科临床中多用体重计算药量和静脉输液量。

新生儿出生时平均体重为 3 kg,其中男婴平均体重为 $(3.3\pm0.4)$ kg,女婴平均体重为 $(3.2\pm0.4)$ kg,与世界卫生组织(WHO)的参考值相近(男婴 3.3 kg,女婴 3.2 kg)。出生后 1 周内可有暂时性体重下降(生理性体重下降),下降范围为 3%~9%。常于出生后 7~10 日恢复到出生时的体重。出生后尽早哺乳或喂水可减少体重下降。

年龄越小体重增长越快。3 个月时体重是出生时的 2 倍(约 6 kg),4~6 个月每月平均增长 500~600 g,因此,前半年平均每月增加 600~800 g,是生长发育的第一个高峰;后半年平均每月增长 300~400 g。1 周岁时体重增至出生时的 3 倍(约 9 kg);2 周岁时体重增至出生时的 4 倍(约 12 kg)。2 岁以后到 11、12 岁前体重稳步增长,平均每年增长 2 kg。推算公式如下:

1~6 个月:体重(kg)=出生体重(kg)+月龄×0.7(kg)

7~12 个月:体重(kg)=6(kg)+月龄×0.25(kg)

2~12 岁:体重(kg)=8(kg)+年龄×2

12 岁以后为青春发育阶段,是生长发育的第二个高峰,这时不能按上述公式推算。

**2. 身高(长)** 身高(长)指从头顶至足底的全身长度,是反映骨骼发育的重要指标。3 岁以下小儿取仰卧位测量,称为身长;3 岁以后取立位测量,称为身高。立位测量值比仰卧位测量值少 1~2 cm。

身高(长)的增长规律与体重相似,年龄越小增长越快,婴儿期和青春期是两个增长高峰。出生时身长平均为 50 cm;3 个月时,身长增长 11~13 cm,达 61~63 cm;6 个月时达到 65 cm;1 周岁时身长约 75 cm;2 周岁时身长约 85 cm;2 岁以后平均每年增长 5~7 cm。2~12 岁身长(高)可按下列公式估算:

$$身长(高)(cm)=年龄(岁)×7+77(cm)$$

至青春期出现身高增长的第二个高峰,12 岁以后不能再按上式推算。此时女孩身高可比同龄男孩高,但男孩进入青春期后最终身高超过女孩。

身长(高)包括头部、脊柱和下肢长度的总和。三部分发育进度并不相同,一般出生后第 1 年头部发育最快,躯干次之,而青春期身高增长则以下肢为主。因此,有时临床上需要分别测量上部量(从头顶至耻骨联合上缘)和下部量(从耻骨联合上缘至足底)以评估其比例关系。上部量与脊柱的增长有关;下部量与下肢长骨的发育有关。新生儿上部量与下部量的比为 3:2,中点在脐上;2 岁时中点在脐以下;6 岁时中点移至脐与耻骨联合上缘之间;12 岁时上、下部量相等,中点在耻骨联合上缘。

胎儿时期至成人身体各部分比例见图 2-4。

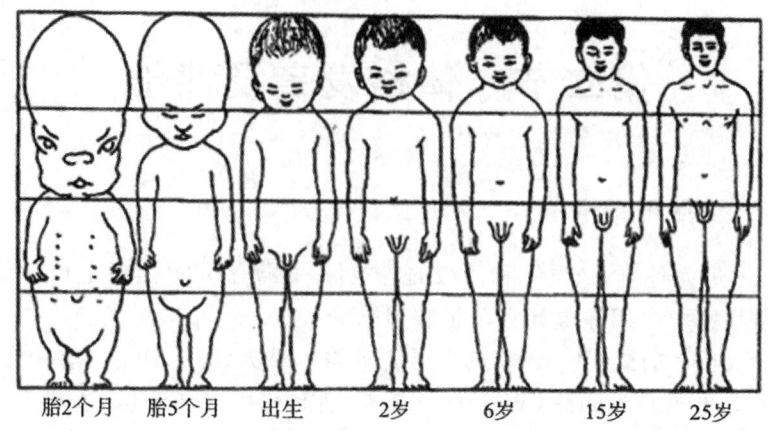

| 胎2个月 | 胎5个月 | 出生 | 2岁 | 6岁 | 15岁 | 25岁 |

**图 2-4 胎儿时期至成人身体各部分比例**

**3. 坐高** 坐高指从头顶至坐骨结节的长度,坐高占身高的百分数随着年龄而下降,出生时坐高为身高的 66%,以后下肢增长比躯干快,6~7 岁时小于 60%,14 岁时为 53%。此百分数显示了上、下部比例的改变,反映了身材的匀称度,比坐高绝对值更有意义。儿童克汀病、软骨发育不良时,坐高占身高的百分比明显增大。

**4. 头围** 头围是始于眉弓上方,经枕后结节绕头一周的长度,反映脑和颅骨的发育程度。出生时头围平均长度为 34 cm,3 个月时为 40 cm,1 岁时为 46 cm,2 岁时为 48 cm,5 岁时为 50 cm,15 岁时接近成人,为 54~58 cm。在 2 岁前测量头围最有价值。头围过小常提示脑发育不良;头围过大提示脑积水、佝偻病等可能。

**5. 胸围** 胸围是沿乳头下缘经肩胛骨角下绕胸一周的长度,反映肺与胸廓的发育。出生时胸围平均为 32 cm,比头围小 1~2 cm。1 岁时胸围与头围大致相等(约 46 cm),出现头围、胸围生长曲线交叉;1 岁以后至青春期前胸围应大于头围,约等于头围加年龄减 1 cm。头围、胸围生长曲线交叉时间与儿童营养和胸廓发育有关,肥胖儿由于皮下脂肪多,胸围可于 3~4 个月时暂时超过头围;营养不良、佝偻病等儿童的胸围超过头围的时间可推迟到 1.5 岁以后。

**6. 腹围** 平脐(小婴儿以剑突与脐之间的中点)水平绕腹一周的长度为腹围。2 岁前腹围与胸围大致相等,2 岁后腹围较胸围小。患腹部疾病如有腹腔积液时需测量腹围。

**7. 上臂围** 沿肩峰与尺骨鹰嘴连线中点的水平绕上臂一周的长度称上臂围。臂围反映上臂骨骼、肌肉、皮下脂肪和皮肤的发育水平,常用以评估儿童营养状况。出生后第 1 年内上臂围增长迅速,尤其前半年很快。1~5 岁增长缓慢。在测量体重、身高不方便的地区,可测量上臂围以普查 5 岁以内儿童的营养状况。评估标准:上臂围>13.5 cm 为营养良好;上臂围为 12.5~13.5 cm 为营养中等;上臂围<12.5 cm 为营养不良。

**8. 囟门** 囟门分前囟和后囟。前囟为顶骨和额骨边缘交接处的菱形间隙,出生时一般为 1.5~2 cm(对边中点连线长度),至 1~1.5 岁闭合。后囟是顶骨和枕骨边缘交界处形成的三角形间隙,出生时很小或已闭合,最迟 6~8 周闭合(图 2-5)。前囟饱满反映颅内压力增高;凹陷见于脱水或极度消瘦。前囟迟闭或过大见于佝偻病、先天性甲状腺功能减退症;早闭或过小见于小头畸形。

**9. 牙齿** 人一生有两副牙齿,即乳牙和恒牙。乳牙共 20 颗,出生后 4~10 个月(平均 6 个月)开始萌出,2~2.5 岁出齐,12 个月尚未出牙视为出牙延迟。2 岁以内乳牙数目为月龄减 4～6。出牙顺序为下中切牙、上中切牙、上侧切牙、下侧切牙、第一乳磨牙、尖牙、第二乳磨牙(图 2-6)。

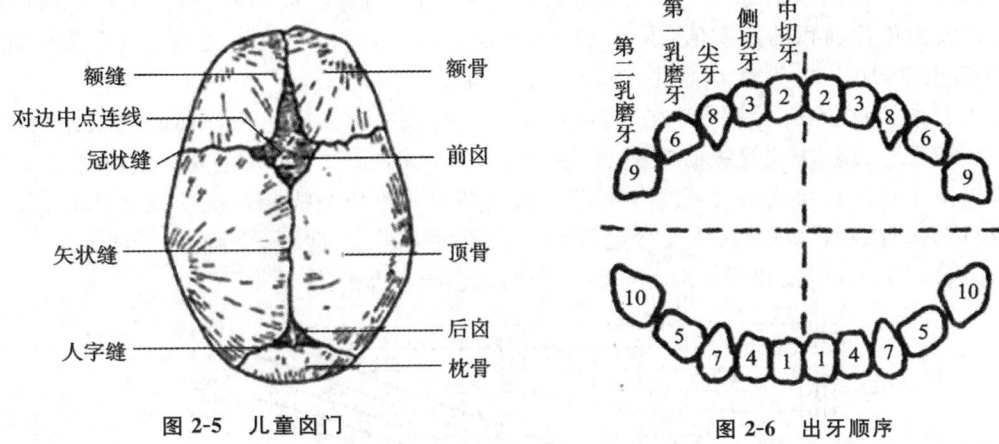

图 2-5 儿童囟门　　　　　图 2-6 出牙顺序

第一恒磨牙 6 岁左右萌出(又称为六龄齿),7～8 岁乳牙按萌出顺序逐个脱落,代之以恒牙;12 岁左右萌出第二恒磨牙;18 岁以后萌出第三恒磨牙(智齿),也有终生不萌出者,恒牙有 28～32 颗,20～30 岁出齐。

**10. 脊柱** 脊柱的增长反映脊椎骨的发育。出生后第 1 年脊柱增长快于四肢,1 岁以后四肢增长快于脊柱。新生儿脊柱无弯曲,仅轻微后凸,3 个月左右随抬头动作的发育出现颈椎前凸,6 个月能坐时出现胸椎后凸,1 岁能走时出现腰椎前凸。6～7 岁时脊柱 3 个自然弯曲才被韧带固定。

## 二、体格生长评价

### 1. 体格生长评价的方法

1)均值离差法 正常儿童生长发育状况多呈正态分布,常用均值离差法,以平均值($\overline{X}$)加减标准差(SD)来表示,如 68.3% 的儿童生长水平在均值±1SD 范围内,95.4% 的儿童生长水平在均值±2SD 范围内,99.7% 的儿童生长水平在均值±3SD 范围内。一般认为 $\overline{X}$±2SD(包含 95% 的总体)属于正常范围。用儿童体格生长指标的实测值与均值比较,根据实测值在均数上下所处的位置,确定和评价儿童发育等级。国内最常用五等级评价标准(表 2-1)。

表 2-1 五等级评价标准

| 等级 | 离差法 | 百分位数法 |
|---|---|---|
| 上 | $>\overline{X}+2SD$ | $>P_{97}$ |
| 中上 | $\overline{X}+(1SD\sim2SD)$ | $P_{75}\sim P_{97}$ |
| 中 | $\overline{X}\pm1SD$ | $P_{25}\sim P_{75}$ |
| 中下 | $\overline{X}-(1SD\sim2SD)$ | $P_3\sim P_{25}$ |
| 下 | $<\overline{X}-2SD$ | $<P_3$ |

2)中位数与百分位法 适于正态或非正态分布的样本。以第 50 百分位($P_{50}$)为中位数,把资料分为 $P_3$、$P_{10}$、$P_{25}$、$P_{50}$、$P_{75}$、$P_{90}$、$P_{97}$。当大量数据呈正态分布时,$P_{50}$ 相当于均值离

差法的均数,$P_3$ 相当于 $\overline{X}-2SD$,$P_{97}$ 相当于 $\overline{X}+2SD$。通常以 $P_3 \sim P_{97}$(包含总体的 95%),为正常范围。可直接用百分位进行等级评价。

3)指数法　用两项指标间相互关系做比较。如 Kaup 指数,即体重(kg)/身高(cm)$^2 \times 10^4$,其含义为单位面积的体重值,主要反映体格发育水平及营养状况,尤其适用于婴幼儿。15~19 为正常,10~13 为营养不良,>22 表示肥胖。

4)生长曲线评价法　将同性别、同年龄组儿童的某项体格生长指标(如身高、体重等)按离差法或百分位数法的等级绘成曲线,制成生长曲线图(图 2-7),将定期连续测量的个体儿童的体格生长指标数值每月或每年标记于曲线图上并绘成曲线与标准曲线做比较,以了解儿童目前所处发育水平,以及发育趋势和生长速度为正常、向下(下降、增长不足)、向上(增长加速)或平坦(增长缓慢、不增),及时发现偏差,分析原因给予干预。

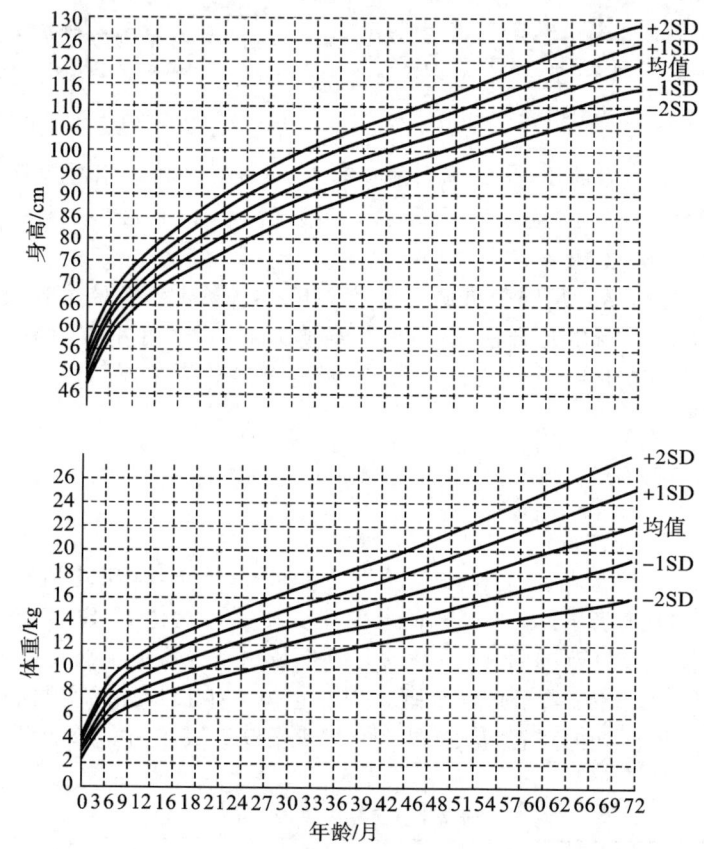

图 2-7　生长曲线

**知识链接**　　　　　　　　　　　　生长曲线图

**2. 体格生长评价的内容** 体格生长评价包括发育水平、生长速度和匀称程度三个方面。

1）发育水平 将儿童某一年龄时点的某一项体格发育指标测量值（横断面测量）如体重、身高等与参照人群值进行比较（横向比较），即得到该儿童该项体格发育指标在同质人群中所处的位置，通常以等级表示结果。发育水平仅表示该儿童体格发育的现实水平，不能说明过去存在的问题，也不能预测其生长趋势。

2）生长速度 定期连续测量儿童某项体格发育指标（纵向观察）如体重、身高等，即得到该项指标的生长速度。这种动态纵向观察个体儿童的生长规律方法，可发现每个儿童有自己稳定的生长轨道，体现了个体差异。因此，生长速度的评价较发育水平更能真实反映儿童生长状况。生长速度正常的儿童生长基本正常。

3）匀称程度 对体格生长指标之间关系的评价，能了解体形。如以身高（身长）所得的体重与参照人群值进行比较可反映体形匀称度；以坐高（顶臀长）/身长（身高）的比值与参照人群值进行比较可反映儿童下肢发育状况，评价身材是否匀称。

### 三、体格生长评价注意事项

（1）应用规范的测量工具和正确的测量方法，获取准确的测量数据。

（2）选择合适的正常儿童体格生长标准参照值作为比较，并选用适当的体格生长评价方法。我国卫生部（现更名为国家卫生健康委员会）确定 2005 年中国九大城市儿童体格发育数据为我国儿童参照人群值，WHO 推荐美国国家卫生统计中心（NCHS）汇集的测量资料作为国际参照人群值。

（3）需定期、连续纵向观察，以了解儿童的生长趋势，不能单凭一次检查结果就做出结论。

（4）采用多种指标综合评价，避免单一指标评价的局限性。

（5）体格测量的评价结果应与全面体格检查、实验室检查数据、生活情况及健康史等结合进行综合分析，以便获得较确切和实际的判断。

# 第三节 神经心理发育及评价

### 一、神经系统的发育

神经系统的发育是儿童神经心理发育的基础，在胚胎时期神经系统首先形成，尤其是脑的发育最为迅速。出生时脑重约 370 g，占体重的 1/9～1/8，而成人脑重约 1500 g，仅占体重的 1/40，6 个月时脑重 600～700 g，1 岁时脑重达 900 g，7 岁时脑重接近成人。出生时大脑已有主要的沟回，但较浅，大脑皮质较薄，细胞分化较差。儿童出生时神经细胞数与成人相同。神经纤维到 4 岁时才完成髓鞘化，故婴儿时期神经冲动易泛化，不易形成明显的兴奋灶，儿童易疲劳而进入睡眠状态。生长发育时期的脑组织耗氧量较大，在基础代谢状态下，儿童脑耗氧量占总耗氧量的 50%，而成人仅为 20%。儿童出生时大脑皮质发育未成熟,出生后活动主要由皮质下神经系统调节,以后转为由大脑皮质中枢调节,对皮质下中枢的抑制作用也渐明显。儿童大脑富有蛋白质,而脂类较少,长期营养缺乏易引起脑的生长发育落后。

脊髓的发育在出生时已较成熟,脊髓的发育与运动功能的进展平行。新生儿出生时脊髓下端约在第2腰椎下缘,4岁时上移至第1腰椎,在进行腰椎穿刺时应注意。

新生儿出生时即具有觅食、吸吮、吞咽、拥抱、握持等一些非条件反射和对强光、疼痛的反应。随着年龄增长和大脑皮质的发育有些非条件反射如吸吮、拥抱、握持等反射应逐渐消退,否则将影响动作发育。如握持反射应于3~4个月消失。婴儿肌腱反射较弱,腹壁反射和提睾反射也不易引出,到1岁时才稳定。3~4个月前的婴儿肌张力较高,克尼格征可为阳性,2岁以下儿童巴氏征阳性亦可为生理现象。

婴儿出生后2周左右即可形成第1个条件反射,即抱起喂奶时出现吸吮动作;2个月开始逐渐形成与视觉、听觉、味觉等相关的条件反射;3~4个月开始出现兴奋性与抑制性条件反射;2~3岁时皮质抑制功能发育完善,7~14岁时皮质抑制调节功能达到一定强度。随着条件反射的形成和积累,小儿综合分析能力逐步提高,智力发育也渐趋复杂和完善。

## 二、感知觉的发育

**1. 视觉发育** 新生儿已有视觉感应功能,瞳孔对光有反应,在安静清醒状态下可短暂注视物体,但只能看清15~20 cm的物体;新生儿后期视感知发育迅速,2个月起可头眼协调注视物体,3~4个月时喜欢看自己的手,追寻活动的物体或人;4~5个月开始能认识母亲,见到奶瓶表示喜悦;6~7个月目光可随上下移动的物体垂直方向转动;8~9个月可以注视远距离的物体;1.5~2岁两眼调节好,能区别各种图形;2岁时可区别垂直线与横线;5岁时能区别颜色;6岁及以后视深度已充分发育,视力达1.0。

**2. 听觉发育** 婴儿出生时鼓室充满羊水,听力差;出生后3~7日听力较好;3个月出现定向反应,听到悦耳声时会微笑;6~7个月可区别父母声音,唤其名有反应;8个月开始区别语言的意义;13~16个月可寻找不同响度的声源,听懂自己的名字;4岁听觉发育完善。听感知发育和儿童的语言发育直接相关,听力障碍如果不能在语言发育的关键期内或之前得到确诊和干预则可因聋致哑。

**3. 嗅觉和味觉发育** 出生时嗅觉和味觉已基本发育成熟,对母乳香味已有反应,对不同味道如甜、酸、苦等反应也不同,并能立即辨出与习惯滋味不同的食物;4~5个月的婴儿对食物味道的微小改变很敏感,此期为味觉发育的关键期,故应合理添加各类辅食,使婴儿适应不同味道。婴儿出生时嗅觉中枢与神经末梢已发育成熟,闻到乳香味会寻找乳头;3~4个月时能区别好闻和难闻的气味;7~8个月开始对芳香气味有反应。

**4. 皮肤感觉发育** 皮肤感觉可分为触觉、痛觉、温度觉和深感觉。触觉是引起儿童某些反射的基础,新生儿的触觉已很敏感,尤其以嘴唇、面颊、手掌、脚掌、前额和眼睑等部位最敏感。温度觉很灵敏,尤其对冷的反应,如出生时遇冷则啼哭。出生时痛觉已存在,但较迟钝,疼痛出现时易泛化,2个月后逐渐改善。

**5. 知觉发育** 知觉是人对事物的综合反映,与上述各种感觉功能的发育密切相关。5~6个月时可通过看、咬、摸、闻、敲击等活动了解物体的属性;1岁末儿童开始有空间和时间知觉;3岁能辨上、下;4岁能辨前、后;4~5岁开始有时间概念,如区别早晚及昨天、今天、明天等;5岁能辨自身的左、右等。

## 三、运动功能的发育

运动功能的发育分为平衡与粗大运动和精细运动发育两大类。

**1. 平衡与大运动** 过程可呈现为"二抬四翻六会坐,七滚八爬周会走"的规律。

1)抬头 新生儿俯卧时能抬头1~2 s;3个月时抬头较稳;4个月时抬头很稳并能自由转动。

2)坐 6个月时能双手向前撑住独坐;8个月时能坐稳并左右转身;1岁左右身体前倾时出现向后伸手的保护性反应。

3)翻身 7个月时能有意识地从仰卧位翻身至俯卧位,然后从俯卧位翻身至仰卧位。

4)爬 8~9个月时可用双上肢向前爬。

5)站、走、跳 8~9个月时可扶站片刻;10个月左右能扶走;11个月时可独立站片刻;15个月时可独立走稳;18个月时能跑及倒退走;24个月时可双足并跳;30个月时会独足跳;3岁时双足交替走下楼梯;5岁时能跳绳。

**2. 精细动作** 3~4个月时握持反射消失,开始有意识取物;6~7个月时出现换手与捏、敲等探索动作;9~10个月时可用拇指、示指拾物,喜欢撕纸;12~15个月时学会用勺,乱涂画;18个月时能叠2~3块方积木;2岁时可叠6~7块方积木,会翻书。

婴幼儿动作发育如图2-8所示。

## 四、语言的发育

语言是人类特有的高级神经活动,是表达思维、观念等的心理过程,与智力发育有直接的联系。正常儿童天生具有发展语言技能的机制与潜能,但完善的听觉、发音器官和大脑功能正常是语言发展的关键性条件。语言对儿童社会性行为的发展具有重要意义。2岁前是口头语言发展的关键期;4~5岁是书面语言学习的关键期。语言的发育经过发音、理解和表达三个阶段。

**1. 发音阶段** 发音阶段(出生至1岁)新生儿已会哭叫;1~2个月开始发喉音;2个月发"啊""伊""呜"等元音;6个月时出现辅音;7~8个月能发出"爸爸""妈妈"等语音;8~9个月喜欢学亲人口唇发音;10个月会有意识地叫"爸爸""妈妈"。

**2. 理解阶段** 理解语言在发音阶段已经开始。儿童通过视觉、触觉、体位觉等与听觉联系,逐步理解一些日常用品,如"勺子""奶瓶"等名称,亲人应对婴儿发音做出及时、恰当的应答,多次的反复可促进婴儿逐渐理解这些语音的特定含义。

**3. 表达阶段** 在理解的基础上,儿童学会了用语言表达思维,如"吃""尿""要""抱"等。语言先简单句再复杂句,如先单词,后组成句子。

儿童动作、语言和适应性能力的发育如表2-2所示。

护理时要学会评估儿童语言发育的状况,发现可能存在的发育异常或迟缓现象。注意为儿童提供适于语言发展的环境,鼓励家长耐心地与儿童进行交流,为儿童提供多听、多说的机会。要注意1~2岁儿童暂时可能有乱语的情况,3~4岁儿童发音不准,着急时容易形成口吃等。

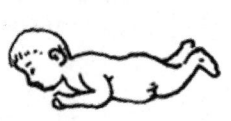
1个月俯卧位时试抬头

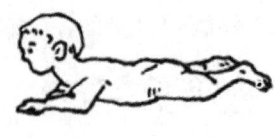
2个月垂直位时能抬头　　3个月俯卧时抬胸

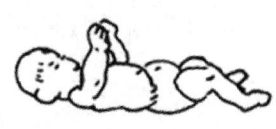
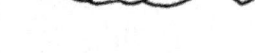
4个月两手在眼前玩耍

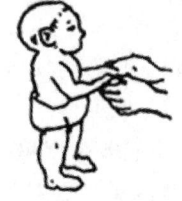
5个月扶前臂可站直

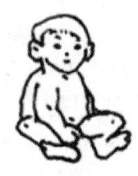
6个月试独坐

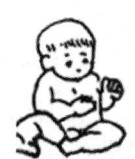
7个月将玩具从一只
手换到另一只手

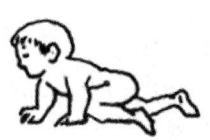
8个月会爬

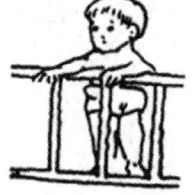
9个月扶栏杆能站立

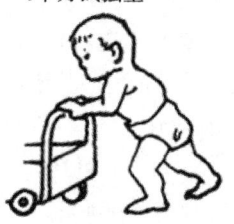
10个月推车能走几步

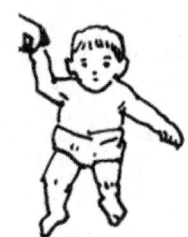
11个月牵一只手能走

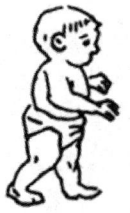
12～14个月独自走

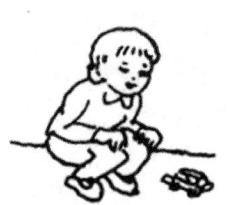
15个月会蹲着玩

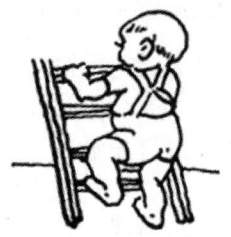
18个月会爬上小梯子

图 2-8　婴幼儿动作发育

表 2-2　儿童动作、语言和适应性能力的发育过程

| 年龄 | 粗细动作 | 语言 | 适应周围人物的能力与行为 |
|---|---|---|---|
| 新生儿期 | 无规律,不协调动作,紧握拳 | 能哭叫 | 铃声使全身活动减少 |
| 2 个月 | 直立位及俯卧位时能抬头 | 发出和谐的喉音 | 能微笑,有面部表情,眼随物转动 |
| 3 个月 | 仰卧位变为侧卧位,用手摸东西 | 咿呀发音 | 头可随看到的物品或听到的声音转动 180°,注意自己的手 |

续表

| 年龄 | 粗细动作 | 语言 | 适应周围人物的能力与行为 |
|---|---|---|---|
| 4个月 | 扶着髋部时能坐，可以在俯卧位时用两手支撑抬起胸部，手能握持玩具 | 笑出声 | 抓面前物体，自己玩弄手，见食物表示喜悦，较有意识地哭和笑 |
| 5个月 | 扶腋下能站得直，两手能各握一玩具 | 能喃喃地发出单调音节 | 伸手取物，能辨别人声音，望镜中人笑 |
| 6个月 | 能独坐一会儿，用手摇玩具 | 发"不""呐"等辅音 | 能辨别熟人和陌生人，自拉衣服，自握玩具玩 |
| 7个月 | 会翻身，自己独坐很久，将玩具从一只手换到另一只手 | 能发出"爸爸""妈妈"等复音，但无意识 | 能听懂自己的名字，自握饼干吃 |
| 8个月 | 会爬，会自己坐起来和躺下去，会扶着栏杆站起来，会拍手 | 能重复大人所发简单音节 | 注意观察大人的行为，开始认识物体，两手会传递玩具 |
| 9个月 | 试着独站，会从抽屉中取出玩具 | 能懂几个较复杂的词句，如"再见"等 | 看到熟人会伸出手来要人抱，能与人合作游戏 |
| 10~11个月 | 能独站片刻，扶椅或推车能走几步，能拇指、示指对指拿东西 | 开始用单词，能用一个单词表示很多意义 | 能模仿成人的动作，招手说"再见"，抱奶瓶自食 |
| 12个月 | 能独走，弯腰拾东西，会将圆圈套在木棍上 | 能说出物品的名字，如灯、碗等，指出自己的手、眼等主要部位 | 对人和事物有喜憎之分，穿衣能合作，自己用杯喝水 |
| 15个月 | 走得好，能蹲着玩，能叠一块方木 | 能说出几个词和自己的名字 | 能表示同意或不同意 |
| 18个月 | 能爬台阶，有目标地扔皮球 | 能认识并指出自己身体的各个部位 | 会表示大小便，懂命令，会自己进食 |
| 2岁 | 能双脚跳，手的动作更准确，会用勺子吃饭 | 能说出2~3个词构成的句子 | 能完成简单的动作，如拾起地上的物品，能表达懂、喜、怒、怕 |
| 3岁 | 能跑，会骑三轮车，会洗手、洗脸，穿、脱简单衣服 | 能说短歌谣，数几个数 | 能认识画上的东西，分辨男女，自称"我"，表现出自尊心、同情心、怕羞 |
| 4岁 | 会穿鞋 | 能唱歌 | 能画人像，初步思考问题，记忆力强，好发问 |
| 5岁 | 能单腿跳，会系鞋带 | 开始识字 | 能分辨颜色，数10个数，知道物品用途及性能 |

续表

| 年龄 | 粗细动作 | 语言 | 适应周围人物的能力与行为 |
|---|---|---|---|
| 6～7岁 | 参加简单劳动,如扫地、擦桌子、剪纸、做泥塑、结绳等 | 能讲故事,开始写字 | 能数几十个数,可简单加、减运算,喜欢独立自主,形成性格 |

### 五、心理活动的发展

**1. 注意的发展**　注意(attention)是人的心理活动集中于一定的人或物,可分为无意注意和有意注意。婴儿以无意注意为主,3个月开始能短暂地集中注意人的脸和声音,强烈的刺激能成为儿童无意注意的对象。随着年龄增长,儿童逐渐出现了有意注意,但稳定性差。5～6岁才能较好地控制自己的注意力,但集中时间较短,约15 min;7～10岁约20 min,11～12岁儿童注意力的集中性和稳定性提高,约30 min,注意的范围也不断扩大。

**2. 记忆的发展**　记忆(memory)是将所获得的信息"贮存"和"读出"的神经活动过程,可分为感觉、短暂记忆和长久记忆三个阶段,长久记忆又分为再认和重现两种。再认是以前感知的事物在眼前重现时能认识;重现则是以前感知的事物虽不在眼前出现,但可在脑中重现,即被想起。1岁内婴儿只有再认而无重现。随年龄增长,重现能力亦增强。婴幼儿时期的记忆特点是时间短、内容少,易记忆带有欢乐、愤怒、恐惧等情绪的事情,且以机械记忆为主,精确性差。随着年龄的增长和思维、理解、分析能力的发展,儿童有意识的逻辑记忆逐渐发展。其余内容也越来越广泛、复杂,记忆的时间也越来越长。

**3. 思维的发展**　思维(thinking)是人应用理解、记忆和综合分析能力来认识事物的本质和掌握其发展规律的一种精神活动,是心理活动的高级形式。1岁以后儿童开始产生思维。婴幼儿的思维为直觉活动思维,即思维与客观物体及行动分不开,不能脱离人物和行动来主动思考,如拿着玩具汽车边推边说"汽车来了",如果将汽车拿走,活动则停止。学龄前期小儿则以具体形象思维为主,即凭具体形象引起的联想来进行思维,尚不能考虑事物间的逻辑关系和进行演绎推理,如在计算活动中,小儿知道2个苹果加2个苹果是4个苹果,但对2加2等于4的计算感到困难,必须经过实物的图形等多次计算后才能掌握。随着年龄增大,小儿逐渐学会综合、分析、分类、比较等抽象思维方法,使思维具有目的性、灵活性和判断性,在此基础上进一步发展独立思考能力。

**4. 想象的发展**　想象(imagination)是对感知过的事物进行思维加工、改组、创造出现实中从未有过的事物形象的思维活动,常常通过讲述、画图、写作、唱歌等表达出来。新生儿没有想象能力;1～2岁仅有想象萌芽,局限于模仿成人生活中的某些个别动作,如模仿妈妈的动作抱娃娃喂饭等;3岁后想象内容逐渐增多;学龄前期儿童想象力有所发展,但想象的主题易变,容易把想象的事物当成事实;学龄期儿童有意想象和创造性想象迅速发展。

**5. 情绪、情感的发展**　情绪(emotion)是个体生理或心理需要是否得到满足时的心理体验和表现。情感(feeling)则是在情绪的基础上产生的对人、物的关系的体验,属较高级复杂的情绪。新生儿情绪、情感就很丰富,如对饥饿、寒冷等表现出不安、啼哭等消极情绪,哺乳、抱起、抚摸等使其情绪愉快。1个月时积极情绪增多,6个月后能辨认亲人,易产生对母亲的依恋及分离性焦虑情绪。这是儿童社会性发展的最早表现。它的建立有利于婴儿获得母亲的养育和长大后与人良好相处。9～12个月时依恋情绪达到高峰。2岁后儿童的情感表现日渐丰富和复杂。婴幼儿情绪表现特点是外显而真实、时间短暂、反应强烈、易变化、易冲动。随年龄增长和与周围人交往的增加,对不愉快因素的耐受性逐渐增强,能有意识地控制自己情绪,使情绪反应渐趋稳定;情感也日益分化,产生信任感、安全感、荣誉感、责任感、道德感等。

**6. 意志的发展** 意志(will)是自觉主动地调节自己的行为,克服困难以达到预期目标的心理过程。出生时无意志;随着语言、思维的发展,婴幼儿期开始有意志行动或抑制自己某些行动时即为意志的萌芽,如为了表现坚强,暂时不放声大哭。随着年龄的增长,语言、思维的发展,社会交往的增多,在成人教育的影响下,儿童的意志品质逐步形成和发展,可能表现出自觉、坚持、果断和自制等积极意志品质,也可能表现出依赖、任性、顽固和冲动等消极意志品质。在日常生活中,可通过游戏和学习来培养儿童的积极意志,要重视培养其自制能力、责任感及独立性。

**7. 个性与性格的发展** 个性(personality)是个人处理环境关系时所表现出来的与他人不同的习惯行为和倾向性,包括思想方法、情绪反应、行为风格等。每个人都有特定的生活环境和自己的心理特点,因此表现在兴趣、能力、气质等方面的个性各不相同。性格(character)是个性心理特征的重要方面,是在人的内动力和外环境产生矛盾和解决矛盾的过程中发展起来的,具有阶段性。婴儿期由于一切生理需要均依赖成人,逐渐建立对亲人的依赖性和信赖感,如不能产生依恋关系,将产生不安全感。幼儿时期儿童已能独立行走,说出自己的需要,自我控制大小便,故有一定自主感,但又未脱离对亲人的依赖,常出现违拗言行和依赖行为相交替现象。学龄前期儿童生活基本能自理,主动性增强,但主动行为失败时易出现失望和内疚。学龄期儿童开始正规的学习生活,重视自己勤奋学习的成就,如不能发现自己学习潜力将产生自卑。青春期少年性格生长和性发育开始成熟,社交增多,心理适应能力加强但容易波动,在感情问题、伙伴问题、职业选择、道德评价和人生观等问题上处理不当时易发生性格变化。

## 六、神经心理发育的评价

对儿童的感知、运动、语言和心理过程等方面进行定期的检查,可及早发现其发展趋势以及有无偏异。目前国内外采用的评估工具主要包括筛查性和诊断性两种。筛查性测验方法简便、快速,可在短时间内粗筛出正常者与异常者。一般常用丹佛发育筛查测验(DDST),该方法主要用于6岁以下儿童的智能筛查,有104项测试内容,最后评定结果为正常、可疑、异常、无法测定。异常者需做诊断性检测,常用韦克斯勒智能量表。

# 实训一　小儿体格检查

**【实训目的】**

评价儿童生长发育情况。

【实训准备】

**1. 物品** 尿布、衣服或毛毯、记录本等。

**2. 器械** 杠杆秤、量板、软尺等。

**3. 环境** 调节室温(高于 23 ℃)。

【实训学时】

2 学时。

【实训方法与结果】

(一)实训方法

**1. 体重测量**

1)测量时间 晨起空腹排尿后或进餐后 2 h 测量为佳。

2)测量方法 年龄较小的婴儿用盘式杠杆秤测量(图 2-9),电子秤直接读数,机械秤记录读数至 10 g;年龄稍大的婴幼儿用坐式杠杆秤测量(图 2-10),机械秤记录读数至 50 g;儿童能配合独自站立后用站式杠杆秤测量(图 2-11),机械秤记录读数至 100 g。

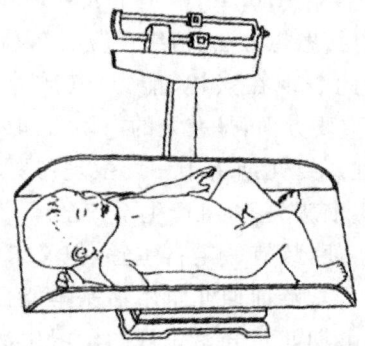

**图 2-9 盘式杠杆秤测量体重**

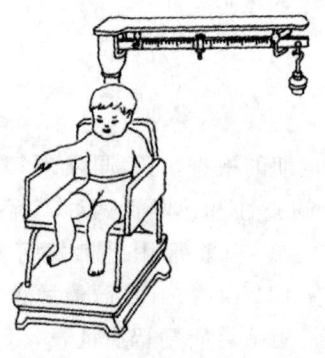

**图 2-10 坐式杠杆秤测量体重**

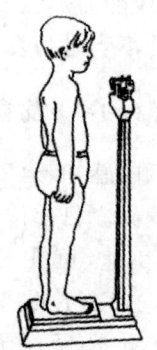

**图 2-11 站式杠杆秤测量体重**

3)注意事项

(1)测量前必须将秤校正调零。

(2)测量时应脱鞋,只穿内衣裤。衣服不能脱时应减去衣服重量,力求准确。

(3)测量时患儿不可接触其他物体或晃动。

(4)需每日测量体重时,最好固定在同一时间,用同一秤进行。

**2. 身长测量** 身长测量方法随年龄不同而不同。

1)3 岁以下儿童取卧位测量身长 儿童脱帽、鞋、袜及外衣,仰卧于量板中线上,助手将儿童头扶正固定,使其头顶接触头板,测量者一手按直儿童膝部,使两下肢伸直,另一手移动足板使其紧贴儿童两侧足底并与底板相垂直,当量板两侧数字相等时计数(图 2-12)。

2)3 岁以上儿童可用身高计或将皮尺钉在平直的墙上测量身高 儿童脱鞋、帽,直立,背靠身高计的立柱或墙壁,两眼平视前方,抬头挺胸,腹微收,两臂自然下垂,手指并拢,足跟靠拢,足尖分开约 60°,使两足后跟、臀部、肩胛间和头部同时接触立柱或墙壁。测量者移动身高计头顶板与儿童头顶接触,板成水平位时计数(图 2-13),记录至小数点后一位数。

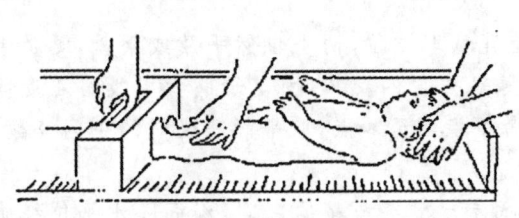
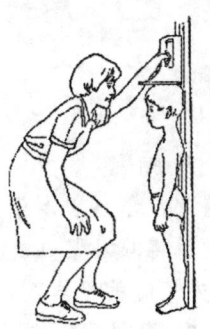

图 2-12 身长测量      图 2-13 身高测量

**3. 坐高测量**

1)3 岁以下儿童用量板取卧位测顶臀长 测量者一手握住儿童小腿使膝关节屈曲,大腿与底板垂直,骶骨紧贴底板;另一手移动足板紧压臀部,量板两侧刻度相等时读数(图 2-14),记录至小数点后一位数。

2)3 岁以上儿童用坐高计测坐高 儿童坐于坐高计凳上,骶部紧靠量板,再挺身坐直,大腿靠拢紧贴凳面与躯干成直角,膝关节屈曲成直角,两脚平放于地面;测量者移下头板与头顶接触读数(图 2-15),记录至小数点后一位数。

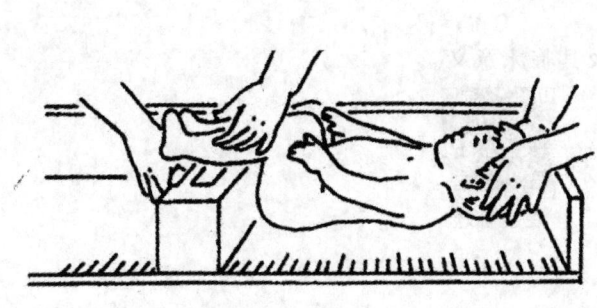
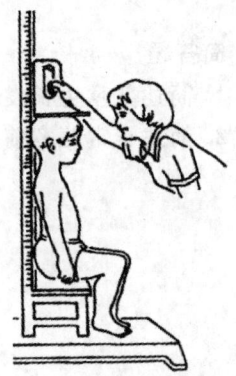

图 2-14 顶臀长测量      图 2-15 坐高测量

**4. 头围** 儿童取立位或坐位,测量者用左手拇指将软尺零点固定于儿童头部一侧齐眉弓上缘,左手中指和示指固定软尺与枕骨粗隆,手掌稳定儿童头部;右手使软尺紧贴头皮(头发过多或有小辫者应将其拨开),绕枕骨结节最高点及另一侧齐眉弓上缘,回至零点读数,记录至小数点后一位数(图 2-16)。

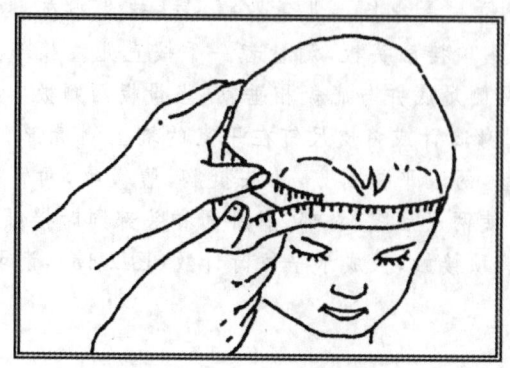

**图 2-16 头围测量**

**5. 胸围** 3 岁以下儿童取卧位,3 岁以上儿童取立位,两手自然平放或下垂,测量者一手将软尺零点固定于儿童一侧乳头下缘(乳腺已发育的女孩,固定于胸骨中线第 4 肋间),另一手将软尺紧贴皮肤,经背部两侧两肩胛骨下缘回至零点,取平静呼吸时的中间读数,或呼、吸气时的平均数,记录至小数点后一位数。

**6. 腹围** 卧位测量,测量者将软尺零点固定于剑突与脐的中间,经同一水平位绕腹部一周回至零点,读数,记录至小数点后一位数。儿童则为平脐绕腹一周的长度。

**7. 上臂围** 小儿两手平放或下垂,测量者将软尺零点固定于上臂外测肩峰至尺骨鹰嘴连线中点,沿该水平绕上臂一周,回到零点,读数至小数点后一位数并记录。

## (二)实训结果

通过实训,学生学会体重、身长、坐高、头围、胸围、腹围、上臂围的测量方法并能正确评估儿童体格发育状态。

## 能力检测

**简答题**

1. 简述儿童生长发育规律。

2. 简述正常儿童前囟发育规律及其临床意义。

在线答题

(周密)

# 第三章
# 儿童保健与疾病预防

 **学习目标**

1. **掌握**:计划免疫程序,儿童事故伤害的防范措施。

2. **熟悉**:各年龄期儿童保健重点,预防接种注意事项、预防接种异常反应与处理措施。

3. **了解**:儿童体格锻炼方法,儿童意外伤害的危险因素。

　　儿童保健是儿科学与预防医学的交叉学科,主要研究各年龄期儿童生长发育的规律及其影响因素,本着预防为主、促进健康、防治结合的原则,通过对儿童个体和群体采取有效的措施,提高儿童生命质量,降低发病率和死亡率。

**案例导入**

　　妈妈带着4个月的欣欣到社区门诊做健康体检。

　　工作任务:

　　1. 欣欣现在属于儿童年龄期的哪一期?

　　2. 社区护士应该怎样对欣欣妈妈进行健康指导?

# 第一节　各年龄期儿童保健重点

## 一、胎儿期保健重点

此期重点主要是通过对孕母的保健来保证胎儿在宫内健康发育,直至胎儿娩出。

### (一)预防遗传性疾病与先天畸形

预防遗传性疾病与先天畸形主要是提倡和普及婚前检查以及遗传咨询,禁止近亲结婚。遗传咨询的重点对象包括确诊或怀疑有遗传性疾病者,家庭成员连续发生不明疾病者,家庭有因遗传所致的智力低下者或先天畸形者。胎儿期是致畸敏感期,尤其是孕早期(前3个月),应避免接触各种有害因素,如放射线、化学毒物、毒品等;避免吸烟、酗酒;避免接触各种病毒感染患者,尤其是妊娠早期,孕母如感染风疹病毒、巨细胞病毒、肠道病毒等可引起流产或胎儿畸形,如先天性心脏病、白内障、智力低下、聋哑等(表3-1);定期产前检查,发现异常及时处理;及时治疗孕母慢性疾病,注意用药安全,避免药物致畸(表3-2)。

表 3-1  孕母感染对胎儿的影响

| 孕母感染 | 对胎儿的影响 |
|---|---|
| 风疹病毒 | 先天性心脏病、白内障、智力低下、失聪 |
| 巨细胞病毒 | 早产、小头畸形、智力低下、失聪、宫内发育迟缓 |
| 水痘病毒 | 早产、白内障、肢体畸形 |
| 单纯疱疹病毒 | 视网膜病、中枢神经系统异常 |
| 流感病毒 | 流产、早产、畸形 |
| 乙肝病毒 | 乙型肝炎 |
| 人类免疫缺陷病毒 | 免疫缺陷 |

表 3-2  乳母用药对胎儿的影响

| 药物 | 对胎儿的影响 |
|---|---|
| 环磷酰胺 | 畸形、死亡 |
| 肾上腺皮质激素 | 无脑儿、腭裂 |
| 苯妥英钠 | 先天性心脏病、腭裂、唇裂 |
| 胰岛素 | 先天性心脏病、腭裂、唇裂、畸形、死亡 |
| 黄体酮 | 男性化 |

### (二)保证充足的营养供给

妊娠后期胎儿生长发育的速度更快,更要加强钙、铁、锌和维生素D等重要营养物质的摄入,同时注意营养要均衡、全面,膳食要搭配合理,但也要防止营养摄入过多而导致胎儿体重过重,影响分娩。

**知识链接** ········ 叶酸与胎儿神经系统的发育 ···········

### (三)提供良好的生活环境

孕妇要保持心情愉悦,生活要有规律,注意劳逸结合,保证充足的睡眠和休息,要注意乳房卫生。同时,妊娠前3个月与后2个月应避免性生活,孕期还应密切观察有无发生妊娠期合并症,以预防流产、早产的发生。

## 二、新生儿期保健重点

据报道,新生儿死亡占 5 岁以下儿童死亡总人数的 45%,其中第 1 周内的新生儿死亡人数占新生儿死亡总人数 75% 左右。故新生儿期保健重点应在出生后第 1 周内。

### (一)出生时护理

产房温度保持在 25~28 ℃;新生儿娩出后迅速清理口腔和鼻腔内的羊水及分泌物,保持呼吸道通畅;脐带做到严格消毒结扎;及时眼部用药,防治感染性眼病;记录出生时体温、呼吸、心率、体重及身长,进行 Apgar 评分。正常新生儿送入新生儿室或母婴室,尽早行母乳喂养;高危儿送入新生儿重症监护室,给予特殊监护和积极护理。

### (二)家庭访视

医护人员一般应在新生儿出院后 24 h 内进行家庭访视,不得超过 72 h。对于吸吮力强的婴儿每周访视 1 次,满月后每 2 周访视 1 次,至 2 个月为止;对高危儿要增加访视次数,需要时随时访视,并建立新生儿健康管理卡和预防接种卡。访视包括以下内容。

(1)了解新生儿出生情况及出生后生活状态、预防接种、喂养与护理等情况。观察居住环境及新生儿的一般情况,重点观察有无产伤、黄疸、畸形、皮肤与脐部感染等。

(2)进行详细全面的体格检查,包括头颅、前囟、心肺腹、四肢、外生殖器等;测量体重、身长、头围等;进行视、听觉筛查。

(3)指导教育,对喂养、卫生、生活安排及疾病防治等方面具体指导和示范,每次访视情况应详细记录在健康管理卡上,发现问题严重者应立即就诊。

### (三)出生后保健

**1. 保暖** 新生儿房间应空气新鲜,阳光充足,定期开窗通风,室内温度应保持在 20~22 ℃,相对湿度为 55%。指导家长根据气温的变化,适时调节环境温度,注意保暖,随时增减衣服、被褥。

**2. 合理喂养** 评估母亲乳头、乳房的健康及乳汁分泌情况;宣传母乳喂养的优点,提倡母乳喂养,指导哺乳和护理的方法,如母乳不足、母亲无乳或不能哺喂者,则指导选择合理、科学的人工喂养方法。婴儿出生后 2 周应补充维生素 D,每天 400 U,预防佝偻病的发生。

**3. 日常护理** 指导家长观察新生儿的精神状态、面色、呼吸、体温和大小便等情况;新生儿应每日沐浴,介绍正确的五官、臀部和脐部的护理方法。

**4. 预防感染和窒息** 新生儿抵抗力差,应减少亲友的探视;为新生儿配备专用食具,每次用后要消毒;母亲在哺乳和接触新生儿前应洗手,防止交叉感染;新生儿要按时接种卡介苗和乙肝疫苗。防止新生儿窒息。

**5. 促进神经心理发展** 提倡母婴同室,鼓励家长拥抱和抚摸新生儿,给予良性刺激,培养亲子感情。

知识链接 --------- 儿童保健的重要性 --------------

## 三、婴儿期保健重点

此期保健重点是提倡母乳喂养、合理添加辅食,加强日常生活护理,定期进行体格测量,监测生长发育情况,完成基础计划免疫,预防疾病和意外。

### (一)合理喂养

6个月以内婴儿提倡纯母乳喂养。6个月以上婴儿需及时引入辅食,以补充营养,同时也为断乳和出牙做准备。向家长介绍引入辅食的原则与顺序、食物的选择和制作方法等。在引入辅食的过程中,家长要注意观察婴儿的食欲和消化情况,及时判断辅食添加是否合适;注意避免和减少食物过敏的发生。

### (二)日常护理

**1. 清洁卫生** 应每日沐浴或擦洗,婴儿头部前囟处若形成鳞状污垢,不可强行剥落,可涂消毒的植物油或甘油,24 h后用肥皂和热水洗净。

**2. 衣着** 婴儿衣着应简单、宽松,以便穿脱及四肢活动。婴儿臀部不宜使用塑料布或橡胶单,以免发生臀红。按季节随时增减衣服和被褥,以婴儿两足温暖为宜。

**3. 睡眠** 充足的睡眠是保证婴儿健康的必要条件之一,婴儿从出生后即培养良好的睡眠习惯。

**4. 户外活动** 家长应每日带婴儿进行户外活动,呼吸新鲜空气和晒太阳,以增强体质和预防佝偻病的发生。

### (三)早期教育

**1. 大小便训练** 婴儿3个月后可培养定时排尿的习惯,8～9个月可以练习坐便盆排便,婴儿坐便盆时不要分散其注意力。

**2. 智力发展** 应按照婴儿发展规律适时地通过游戏、沟通及有效的训练发展婴儿的听觉、视觉、触觉及语言等。

知识链接 --------- 早期教育的重要性 --------------

### (四)防止意外

婴儿最常见的意外事故有异物吸入、窒息、跌伤、烧伤、触电、溺水、烫伤和药物中毒等,应嘱咐家长加强照护,防止意外发生。

（五）预防疾病

预防疾病为婴儿完成基础计划免疫,监测生长发育,预防佝偻病、营养不良、肥胖症和营养性缺铁性贫血等疾病的发生。

## 四、幼儿期保健重点

此期保健重点是合理安排膳食,加强日常生活护理,进行早期教育,培养良好的生活习惯,预防疾病和意外,进行生长发育监测及计划免疫等。

（一）合理膳食

幼儿生长发育仍较快,为保证获得均衡而充足的营养,应养成良好的饮食习惯,指导家长掌握合理膳食的方法和技巧,注意变换食物种类,提供富含蛋白质、维生素、矿物质和能量的食物,以满足幼儿生长发育的需要。创造良好的进食环境,养成定时专心进食、不挑食、不偏食、不吃零食等良好的饮食习惯。

（二）日常护理

**1. 衣着** 幼儿衣着应宽松、柔软、轻便易于穿脱及活动,幼儿于 3 岁左右应学习穿、脱衣服,成人要为他们创造自理条件,如鞋子不用系带式等。

**2. 睡眠** 保证充足的睡眠时间,一般每晚可睡 10～12 h,白天可睡 1～2 h。

**3. 口腔保健** 幼儿 2～3 岁后,应在父母的指导和监督下自己刷牙,早、晚各 1 次,并做到饭后漱口。为保护牙齿应少吃易致龋齿的食物,指导家长带幼儿定期进行口腔检查。

（三）早期教育

**1. 大小便训练** 18～24 个月,应训练幼儿在固定时间和地点排便。在训练中,家长应多多赞赏和鼓励,夜间的排尿训练到 4～5 岁才能完成。

**2. 品德教育** 培养幼儿诚实、友爱、尊敬长辈,使用礼貌用语等品德。

**3. 卫生习惯的培养** 培养幼儿养成饭前便后洗手,不吃没洗净的瓜果,不喝凉水,不吃掉在地上的食物,不随地吐痰和大小便,不乱扔垃圾等习惯。

（四）预防疾病和意外

进行预防接种,监测生长发育,预防龋齿,筛查听力、视力是否异常,每 6 个月做一次健康体检。指导家长防止意外发生,如异物吸入、烫伤、跌伤、中毒、电击伤等,选择安全的游戏场所活动。

（五）心理问题的防治

幼儿常见的心理行为问题有执拗、发脾气和破坏性行为,家长应针对原因采取有效措施使其改正。

## 五、学龄前期保健重点

此期保健重点是继续生长发育监测,加强早期教育,培养独立生活能力和良好的道德;加强体格锻炼、增强体质;防止意外发生。

（一）合理营养

学龄前儿童饮食接近成人，食品制作方式要多样化，并要做到粗、细、荤、素食品搭配，保证营养充足全面。每日 3 餐，可有 2～3 次点心，创造良好的进餐环境。注意培养健康的饮食习惯和良好的就餐礼仪。

（二）日常护理

**1. 自理能力**　学龄前儿童进食、洗脸、刷牙、穿衣等部分能力较缓慢、不协调、不正确，常需他人帮助和纠正，此时应多多鼓励和赞扬，尽量让儿童独自完成，不要包办。

**2. 锻炼身体**　进行户外活动，可选择舞蹈、跑步、扔沙包等项目进行锻炼。

（三）早期教育

**1. 品德教育**　安排他们进行唱歌、绘画、手工制作等丰富的活动，培养他们遵守纪律、互助友爱、团结协作、热爱劳动等好品质。

**2. 智力发展**　成人应有意识地引导儿童进行较为复杂的智力游戏和模仿游戏，增强其思维能力、动手能力及学习能力。

（四）预防疾病和意外

继续监测生长发育及预防接种，学龄前儿童由于活动范围扩大易发生外伤、溺水、交通事故等意外，家长应注意预防。

（五）防治常见的心理行为问题

学龄前儿童常见的心理行为问题有吮拇指和咬指甲、遗尿、破坏性行为等，家长应针对原因采取有效措施。

## 六、学龄期保健重点

此期保健重点是预防近视和龋齿，端正坐、立、行姿势，安排有规律的生活、学习和锻炼，保证充足的营养和休息，注意情绪和心理行为变化。

（一）合理营养

应指导家长为学龄期儿童制订合理的饮食计划，以满足其生长发育的需要，营养应充足而均衡，重视早餐和课间加餐；应加强营养卫生宣教，纠正挑食、偏食、厌食、吃零食及暴饮暴食等不良习惯，进餐应定时、定量。

（二）锻炼身体

应每日进行户外活动和体格锻炼，如体操、赛跑、球类活动、游泳等，锻炼时应注意环境适宜、运动量循序渐进。

（三）预防疾病

按时进行预防接种，定期进行健康检查，培养儿童正确的坐、立、行和读书、写字的姿势，以预防近视、龋齿和脊柱弯曲等的发生。

（四）防止意外事故

学龄期儿童常发生的意外伤害有车祸、溺水、擦伤、挫伤、扭伤或骨折等，应对儿童进行交通规则和预防意外事故的健康教育,减少伤害的发生。

**（五）培养良好习惯**

培养儿童不吸烟、不饮酒、不随地吐痰等良好生活习惯及早睡早起、午睡等睡眠习惯。

**（六）防治常见的心理行为问题**

不适应上学是此期常见问题,原因包括与父母分离产生焦虑,害怕某位老师,不喜欢学校的环境等,学校应与家长相互配合,帮助儿童适应学校生活。

## 七、青春期保健重点

此期保健重点是保证充足的营养,加强生理和心理卫生教育,形成积极健康的生活方式及培养良好的品德等。

**（一）加强营养**

家长、学校应指导青少年选择营养适当的食物和保持良好的饮食习惯,避免偏食、挑食、厌食。

**（二）日常护理**

**1. 保证充足睡眠**　应养成早睡、早起的良好睡眠习惯,以满足迅速生长的需求。

**2. 培养良好的卫生习惯**　加强少女经期的卫生指导,避免受凉、剧烈运动及重体力劳动,注意会阴部清洁、干燥,避免坐浴等。

**3. 建立健康的生活方式**　利用多种方法宣传吸烟、酗酒、吸毒的危害,指导青少年建立健康的生活方式。

**4. 科学的性教育**　可通过交谈、发放宣传手册、上卫生课等方式进行月经、怀孕和性传播疾病等教育,开展性健康知识和伦理道德教育,帮助青少年解除心理困惑,树立正确的社会道德规范观念。

**（三）预防疾病和意外**

防治近视、龋齿、月经不调和脊柱弯曲等,积极进行安全教育,包括运动创伤、车祸、溺水及打架斗殴等。

**（四）防治常见的心理行为问题**

最常见的心理行为问题是出走、自杀及对自我形象不满而出现的自卑等,应适时进行心理治疗。

# 第二节　体格锻炼与游戏

## 一、体格锻炼

体格锻炼是促进儿童生长发育、增进健康、增强体质的积极措施,可提高小儿对外界环境变化的适应能力和对疾病的抵抗能力,增强体质、锻炼意志,促进德、智、体、美全面发展。

按国家有关要求,学步幼儿每日至少有 30 min 的正式体力活动,学龄前及以上儿童每日至少有 60 min 的有组织的体力活动,久坐每次不宜超过 60 min。体格锻炼的形式多种多样,要根据其解剖生理特点合理安排适宜的锻炼内容、运动量、环境与用具。应充分利用自然因素,如空气、阳光和水进行锻炼。常用的体格锻炼方法如下。

### (一)户外活动

户外活动可增强儿童体温调节能力及对外界气温变化的适应能力,同时还能预防佝偻病的发生。一年四季均可进行,婴儿出生后应尽早进行,到人少处接受新鲜空气。每日 1～2 次,每次 10～15 min,逐渐延长到 1～2 h。年长儿除恶劣气候外,应多在户外玩耍。户外活动时应按气温变化,随时增减衣服。冬季注意保暖,防止着凉。

### (二)皮肤锻炼

**1. 婴儿抚触** 抚触有益于循环系统、呼吸系统、消化系统、肢体肌肉的放松与活动,改善婴儿睡眠状况,提高机体的抵抗力,同时也能增强父母与婴儿间的情感交流。抚触一般在洗澡后进行,房间温度要适宜,每日 1～2 次,每次 10～15 min。抚触可从新生儿期开始。

**2. 空气浴** 健康儿童从出生时即可进行。预先做好通风换气使室内空气新鲜,可先在室内进行,室温不低于 20 ℃,逐渐减少衣服至只穿短裤,习惯后可移至户外。宜从夏季开始,饭后 1～1.5 h 进行较好,每日 1～2 次,开始每次 2～3 min,逐渐延长至 2～3 h,冬季以 20～25 min 为宜。空气浴时要随时观察小儿反应,若儿童有皮肤发白、口唇发青等寒冷表现,应立即增加衣服。

**3. 日光浴** 日光浴可预防佝偻病,增强儿童的心肺功能。适于 1 岁以上儿童,宜在无大风且气温 22 ℃ 以上时进行。春、秋季节可在上午 10～12 时进行;夏季可在上午 8～9 时进行,每次不超过 20～30 min。儿童头戴白帽,眼戴遮阳镜,躺在树荫或凉棚下,先晒背部,再晒身体两侧,最后晒胸腹部。日光浴时应避免日光直射,如出现头晕、头痛、出汗过多、脉搏增快、体温上升等情况应立即停止。结束后应及时补充水分。

**4. 水浴**

1)温水浴 温水浴可保持皮肤清洁,促进新陈代谢,增加食欲,有利于生长发育和睡眠,有益于抵抗疾病。新生儿脐带脱落后就可进行水浴,沐浴时水温为 35～37 ℃,室温为 20～22 ℃,冬春季每日 1 次,夏秋季每日 2 次,浸泡时间每次 5 min 左右。沐浴后随即擦干用温暖毛巾包裹,穿好衣服。

2)擦浴 适用于 7～8 个月的婴儿。擦浴方法是先将毛巾浸入温水,拧至半干,然后在婴儿四肢做向心性擦浴,擦毕再用干毛巾擦至皮肤微红。擦浴时室温应保持在 16～18 ℃,开始水温可为 32～33 ℃,待婴儿适应后,每隔 2～3 日降 1 ℃,婴儿擦浴水温可逐渐降至 26 ℃,幼儿擦浴水温可逐渐降至 24 ℃。擦浴后静卧 10～15 min,以防疲劳。

3)淋浴 适于 3 岁以上的儿童。每日 1 次,一般在早餐前或午睡后进行。室温保持在 18～20 ℃,水温 35～36 ℃,年幼儿可逐渐将水温降至 26～28 ℃,年长儿可降至 24～26 ℃。淋浴时,每次冲淋身体 20～40 s,从上肢到胸背、下肢,不可冲淋头部,淋浴后用干毛巾擦抹至全身皮肤微红。

4)游泳 游泳为运动强度较大的体育运动,除温度及水压的作用外,还有日光和风的作用,是一种良好的锻炼方法。浴场应有成人看护且水质清洁、附近无污染源。水温一般不低于 25 ℃；儿童在实施游泳前必须先适应冲淋、日光和风的作用，且每次游泳前先用冷水浸湿头部和胸部，然后再让全身浸入水中，出水后立即擦干。切记不可在空腹或饱食后立即游泳。若有寒冷感或寒战等不良反应要立即出水。

### （三）体育运动

**1. 体操**　　体操不仅可促进儿童骨骼和肌肉的发育，还可增强其呼吸和循环功能，以达到增强体质，预防儿童疾病发生的作用。通常有婴儿被动操和主动操、幼儿体操、儿童体操等。

1）婴儿被动操　　适用于 2～6 个月的婴儿，每日 1～2 次。在成人帮助下进行四肢的屈伸运动，逐渐过渡到主动操。婴儿被动操可改善血液循环，促进婴儿大运动的发育。

2）婴儿主动操　　适用于 7～12 个月的婴儿，在成人适当扶持下，可训练婴儿爬、坐、仰卧起身、扶站、扶走、双手取物等动作。婴儿主动操可扩大婴儿视野，促进智力发展。

3）幼儿体操　　12～18 个月尚不会走路或独走不稳的幼儿，在成人的扶持下进行有节奏的活动，主要锻炼走、前进、后退、平衡、扶物过障碍物等动作，如竹竿操。

4）儿童体操　　适用于 3～6 岁的儿童，如广播体操、健美操等，以增加大肌群、肩胛带、背及腹肌的运动，以及增强手足动作的协调性。

**2. 田径及球类**　　年长儿可利用器械进行锻炼，如木马、滑梯，还可进行各种田径活动、球类运动、舞蹈、跳绳等。

## 二、儿童游戏

游戏是儿童生活中的一个重要组成部分，是儿童与他人进行沟通的一种方式。通过游戏，能够发展儿童的智力、动作及语言，并能让儿童学会处理简单的人际关系。因此了解儿童游戏是至关重要的。

### （一）各年龄阶段游戏的发展特点

**1. 婴儿期**　　早期的游戏需要大人的陪伴和参与，后期逐渐变为单独性的游戏。此期婴儿的游戏主要是通过抓握、抱持、爬行和走等方式进行。

**2. 幼儿期**　　多为平行性游戏，即幼儿愿意在其他小朋友身旁玩类似的玩具，他们可能偶尔会交换或争夺玩具，但没有合作。选择玩具时要注意：玩具要安全、易洗、耐用、易抓握、大小和重量适宜、边缘平滑等。

**3. 学龄前期**　　多为合作性的游戏。儿童参加同一个活动，开始交换意见并相互影响，但缺乏组织性和目标性。每个儿童可以依照自己的意愿去表现。搭积木、剪贴和做模型的复杂性和技巧性明显增加。

**4. 学龄期**　　多为合作性和竞争性的游戏。其特点是游戏规则严格，竞争性和合作性高度发展，每个人有明确的角色，共同讨论并制订计划，以完成某个目标。

**5. 青春期**　　青少年的兴趣因性别的不同而产生极大差异。女孩子对社交性活动发生兴趣，男孩子则喜欢运动中的竞争及胜利感。

### （二）游戏的功能

（1）有利于感知运动的发展，提高小儿动作的协调性和精细度。

（2）有利于智力的发展，增进语言表达能力。

（3）有利于心理、社会的发展。

（4）有利于创造性的发展。

（5）具有治疗性价值。

# 第三节　事故伤害预防

目前，意外事故已经成为我国 14 岁以下儿童死亡的重要原因。因此社会各界应给予高度关注和支持，建立儿童意外伤害和死亡的信息网络系统和社区管理系统。

事故伤害是指突然发生的事件对人体造成的损伤，包括物理、化学和生物因素。事故伤害已成为威胁儿童健康和生命的主要问题，是 5 岁以下儿童死亡的首要原因。儿童常见的事故伤害包括窒息与气管异物、犬咬伤、外伤、中毒、溺水与交通意外等。事故伤害是可以预防的，可通过 4E（education 教育、engineering 工程、enforcement 执行、economics 经济）干预避免事故的发生。

**知识链接** .......... 伤害三级预防 .......... ○

## 一、窒息与气管异物

**1. 窒息与异物进入机体的原因**　绝大多数发生在 1 岁内的婴儿，多数见于 3 个月内的婴儿，常见原因如下。

（1）与照顾者同床睡，熟睡后照顾者的肢体放在婴儿脸上或身上，或被子盖过婴儿口鼻。

（2）冬季婴儿包裹太严，床上的衣物或塑料薄膜等捂住了婴儿口鼻而引起窒息。

（3）哺乳姿势不正确，造成乳房堵塞婴儿口鼻；婴儿易发生溢奶，因溢奶而发生奶液呛入气管出现窒息，常发生在 6 个月内的婴儿。

（4）饰物挂在婴儿脖子上，其链条或绳子缠绕打结绞勒导致窒息，或小物件放在婴幼儿易取的地方，因婴幼儿好奇，在玩耍时，将其塞入鼻腔、口腔、外耳道等，多见于 1～5 岁婴幼儿。

（5）儿童进食时哭闹、大笑或口中含异物，将食物或异物吸入呼吸道，主要发生在 2～4 岁儿童。

（6）其他：如父母强行给儿童灌药而引起窒息。

**2. 预防措施**

(1)照护婴幼儿时,必须做到放手不放眼,放眼不放心。对可能发生事故伤害的情况有预见性。

(2)婴儿应与照护者分床睡,以免被褥盖住婴儿口鼻。

(3)不要将婴儿包裹过紧、过严。

(4)注意哺乳姿势,切忌边睡边哺乳,避免乳房堵塞婴儿口鼻。每次喂奶后应将婴儿竖立抱起,轻拍背部,待胃内空气排出。

(5)不要将小物件放置在婴儿可触及的地方,不要在婴儿床上放置任何塑料包装、有缝口的包及杂物,以免婴儿拿取导致异物阻塞气道。

(6)不要在儿童进食时惊吓、逗引、责骂孩子,避免因惊吓、大笑或大哭而将异物吸入气管,不要给婴儿吃硬或较圆的食品,如瓜子、花生、葡萄等。

(7)给婴儿喂药时不要强行捏鼻子灌药;掌握窒息或气道阻塞的急救处理。

## 二、外伤

**1. 常见原因** 常见的外伤有坠床、跌落伤、烧烫伤、割伤、电击伤、骨折、关节脱位等。幼儿期和学龄前期儿童随着运动系统的发育,活动范围增大,对外界事物具有较强的好奇心,特别是男性儿童。但因儿童认知能力有限,家长对危险行为及危险物估计不足,易造成各种外伤的出现。

**2. 预防措施**

(1)婴幼儿睡的床、居室的窗户和楼梯应安装防护栏,靠窗不要放置凳子和沙发等家具,不要将幼儿单独留在房中或较高的位置上。

(2)保持家中地面清洁、干燥,家具靠墙妥善放置,低矮家具应选用圆角,家具尖角装上防撞条。

(3)不要给幼儿玩边角锐利的玩具,准备专用的儿童剪刀以便其学习剪纸等。

(4)不要让幼儿触及高温物质、腐蚀性物质等,洗澡时先加冷水再加热水,正确使用热水袋或取暖炉,避免烧、烫伤。

(5)室内电器、电源应有防护装置;雷雨时,不要在大树下、电线杆旁避雨。

(6)不要拉拽婴幼儿上肢、颈部等,以免骨折或关节脱位。

(7)妥善保管易燃、易爆、易损品,教导儿童不可随意玩打火机、火炮、煤气等,教会儿童发生火灾如何自救。

(8)定期检查儿童运动和娱乐场所,以确保安全。

## 三、中毒

**1. 中毒的原因** 儿童由于年幼无知,缺乏辨别能力,在家长没注意的情况下易误服口感好的药物、颜色鲜艳的鼠药、随意存放的农药、清洗剂、汽油等导致中毒;家长缺乏毒物知识,错喂或喂药过量,或将成人的药物随意放置,被儿童误服;儿童摄入不洁或变质的食物,以及有毒的植物或野果等,导致急性中毒;冬季使用烤火炉、煤气或天然气取暖、烹饪或洗澡时,室内窗户紧闭,管道阻塞、漏气,导致煤气或天然气泄漏而发生一氧化碳中毒等。

**2. 防范措施**

(1)保证食物的清洁和新鲜,不食刚施过农药、变质的瓜果、蔬菜、饮料等食品。

(2)妥善保管各种药物、灭鼠药、农药、剧毒药等,不得随意存放,避免儿童接触。

(3)家长要在医生的指导下给儿童用药,切勿擅自用药,用药前认真核对药物标签、用量、方法。

(4)加强家长有关毒物知识的普及,教会儿童辨别有毒食物,教育儿童不要随便采摘植物及野果。

(5)冬季洗澡或取暖时,应注意室内空气流通,定期检查管道有无堵塞或漏气。

## 四、犬咬伤

**1. 犬咬伤的原因**　近年来由于宠物犬的喂养盛行,以及人们对犬类的管理不够规范,儿童被犬咬伤的病例居于儿童事故伤害第三位。多数儿童喜爱与犬逗引玩耍,且无人陪伴,无人看护。无论家犬或流浪犬均具有动物的原始本性,在某些偶然因素刺激下可能导致其兽性大发,咬伤毫无防御能力的儿童。

**2. 防范措施**　加强儿童看护,做到"放手不放眼",父母应尽量陪伴儿童,避免其孤独;有儿童的家庭尽量避免喂养任何类型的犬,切忌喂养攻击性较强的犬;的确需养宠物犬,可实行圈养,且对其进行狂犬病疫苗预防接种;向儿童讲解任何犬均具有一定的伤害性,避免故意刺激其兽性发作;掌握犬咬伤后处理办法。

**知识链接**　　　　狂犬病的预防措施

## 五、溺水与交通事故

**1. 常见原因**　不慎跌入水中引起溺水或游泳发生意外;缺乏交通安全常识,不遵守交通规则,在马路上奔跑或玩耍,儿童独自在马路上行走。

**2. 预防措施**

(1)教育儿童不可独自或结伴去江河、池塘边游泳或玩耍,不可将儿童单独留在澡盆中;开展游泳安全知识教育,使其了解预防溺水的知识,掌握自救和互救的一些方法和技能。

(2)加强交通安全常识的宣传,幼托机构应远离公路;教育小儿遵守交通规则,不要在马路上奔跑或玩耍;儿童外出时要有大人陪同;学龄前儿童上学做好接送工作。

# 第四节 计划免疫

**案例导入**

乐乐是 5 个月的男婴,近 2 日因感冒出现发热、咳嗽。今日其母亲接到预防保健院的通知,要为乐乐进行预防接种。

工作任务:

1. 乐乐现在可以接受预防接种吗?

2. 按照计划免疫程序 5 个月的婴儿需接种哪些疫苗?

儿童计划免疫(planned immunization)是根据免疫学原理、儿童免疫特点和传染病疫情的监测情况制定的免疫程序,是有计划、有目的地将生物制品接种到儿童体内,使儿童获得抵抗疾病的能力,从而达到预防、控制乃至消灭相应传染病的目的。预防接种是计划免疫的核心。

## 一、免疫方式与常用制剂

### (一)主动免疫

主动免疫是指给易感者接种特异性抗原,以刺激机体产生特异性免疫抗体,从而获得相应的免疫力。其特点是起效慢,作用时间长(一般为 1~5 年)。常用制剂包括以下几种。

**1. 菌苗** 用细菌菌体制成,包括死菌苗和减毒活菌苗。

1)死菌苗 死菌苗较稳定、安全,进入体内不能生长繁殖,产生的免疫力低,维持时间较短,所以接种量大,且需多次重复注射。如霍乱、百日咳、伤寒菌苗等,需在冷暗处保存。

2)减毒活菌苗 活菌苗接种到人体后,可生长繁殖,但不引起疾病,产生的免疫力持久且效果好,因此,接种量小,次数少。此类菌苗有效期短,需冷藏保存。如卡介苗,鼠疫、布鲁氏菌菌苗等。

**2. 疫苗** 用病毒或立克次体接种于动物、鸡胚或组织培养,经处理后形成。灭活疫苗有乙脑疫苗和狂犬病疫苗等,减毒活疫苗有脊髓灰质炎疫苗和麻疹疫苗等。疫苗最适宜的保存条件为 2~10 ℃的干燥、避光处,保存和运输要注意,以免影响疫苗质量。

**3. 类毒素** 用细菌所产生的外毒素加入甲醛,使其变成无毒性而仍有免疫性的制剂,如破伤风类毒素和白喉类毒素等。

### (二)被动免疫

被动免疫是指易感者在接触传染病后,给予相应的抗体,使之立即获得免疫力。被动免疫主要用于暂时预防和治疗,如受伤时注射破伤风抗毒素以预防破伤风等。被动免疫常用的制剂有特异性免疫血清、丙种球蛋白及胎盘球蛋白等,此类制剂来自动物血清,对人体是一种异性蛋白,注射后容易引起过敏反应或血清病,尤其是重复使用时,更应慎重。

## 二、免疫程序

中华人民共和国境内的任何人均应按照有关规定接受预防接种。对儿童实施预防接种证制度,可保证接种对象和接种项目能够准确、及时进行,避免发生错种、漏种和重种。免疫工作是一项群众性的工作,必须利用一切机会大力宣传预防接种的重要意义,以取得各方的支持和合作,确保计划免疫按时完成。

儿童计划免疫程序参见表 3-3。

表 3-3　儿童计划免疫程序

| 疫苗 | 接种对象月(年)龄 | 接种剂次 | 接种部位 | 接种途径 | 接种剂量/剂次 | 备注 |
|---|---|---|---|---|---|---|
| 乙肝疫苗 | 0、1、6 月龄 | 3 | 上臂三角肌 | 肌内注射 | 重组酵母乙肝疫苗 5 $\mu g$/0.5 mL,CHO 10 $\mu g$/1 mL、20 $\mu g$/1 mL | 出生后 24 h 内接种第 1 剂次,第 1、2 剂次间隔≥28 日 |
| 卡介苗 | 出生时 | 1 | 上臂三角肌中部略下处 | 皮内注射 | 0.1 mL | — |
| 脊灰减毒活疫苗 | 2、3、4 月龄,4 周岁 | 4 | — | 口服 | 1 粒 | 第 1、2 剂次,第 2、3 剂次间隔均不少于 28 日 |
| 百白破疫苗 | 3、4、5 月龄,18～24 月龄 | 4 | 上臂三角肌 | 肌内注射 | 0.5 mL | 第 1、2 剂次,第 2、3 剂次间隔均不少于 28 日 |
| 白破疫苗 | 6 周岁 | 1 | 上臂三角肌 | 肌内注射 | 0.5 mL | — |
| 麻风疫苗(麻疹疫苗) | 8 月龄 | 1 | 上臂外侧三角肌下缘附着处 | 皮下注射 | 0.5 mL | 8 月龄接种 1 剂次麻风疫苗,麻风疫苗不足,部分继续使用麻疹疫苗 |
| 麻腮风疫苗(麻腮疫苗、麻疹疫苗) | 18～24 月龄 | 1 | 上臂外侧三角肌下缘附着处 | 皮下注射 | 0.5 mL | 18～24 月龄接种 1 剂次麻腮风疫苗,麻腮风疫苗不足,部分使用麻腮疫苗替代;麻腮疫苗不足,部分继续使用麻疹疫苗 |

| 疫苗 | 接种对象月(年)龄 | 接种剂次 | 接种部位 | 接种途径 | 接种剂量/剂次 | 备注 |
|---|---|---|---|---|---|---|
| 乙脑减毒活疫苗 | 8月龄、2周岁 | 2 | 上臂外侧三角肌下缘附着处 | 皮下注射 | 0.5 mL | — |
| 乙脑灭活疫苗 | 8月龄(2剂次)、2周岁、6周岁 | 4 | 上臂外侧三角肌下缘附着处 | 皮下注射 | 0.5 mL | 第1、2剂次间隔7~10日 |
| A群流脑疫苗 | 6~18月龄 | 2 | 上臂外侧三角肌附着处 | 皮下注射 | 30 μg/0.5 mL | 第1、2剂次间隔3个月 |
| A+C流脑疫苗 | 3周岁、6周岁 | 2 | 上臂外侧三角肌附着处 | 皮下注射 | 100 μg/0.5 mL | 2剂次间隔≥3年,第1剂次与A群流脑疫苗第2剂次间隔≥12个月 |
| 甲肝减毒活疫苗 | 18月龄 | 1 | 上臂外侧三角肌附着处 | 皮下注射 | 1 mL | — |
| 甲肝灭活疫苗 | 18月龄、24~30月龄 | 2 | 上臂三角肌 | 肌内注射 | 0.5 mL | 2剂次间隔≥6个月 |
| 炭疽疫苗 | 炭疽疫情发生时,病例或病畜间接接触者及疫点周围高危人群 | 1 | 上臂外侧三角肌附着处 | 皮下注射 | 0.05 mL(2滴) | 病例或病畜的直接接触者不能接种 |
| 钩体疫苗 | 流行地区可能接触疫水的7~60周岁高危人群 | 2 | 上臂外侧三角肌附着处 | 皮下注射 | 成人第一剂0.5 mL,第二剂1.0 mL;7~13岁儿童剂量减半;必要时,7岁以下儿童注射不超过成人剂量的1/4 | 第1、2剂次间隔7~10日 |
| 出血热疫苗(双价) | 16~60周岁 | | 上臂三角肌 | 皮内注射 | 1.0 mL | 第1、2剂次间隔≥14日,第2、3剂次间隔≥6个月 |

注:CHO为重组中国仓鼠卵巢细胞乙肝疫苗。

## 三、预防接种的反应与护理

**1. 一般反应** 一般反应是指在预防接种后发生的,由疫苗本身所引起的,对机体造成一过性生理功能障碍的反应。一般反应主要表现为发热和局部红肿,同时可能伴有全身不适、倦怠、食欲不振、乏力等综合症状,一般发生在接种后 24 h 左右。多数儿童只需适当休息,多饮水,加强观察,局部热敷。较重者给予对症治疗,高热、头痛者可口服解热镇痛剂。

1)局部反应 接种后 24 h 左右局部会出现红、肿、热、痛,有时伴有淋巴结肿大。局部反应持续 2~3 日不等。轻者无须处理,必要时局部热敷。

2)全身反应 于接种后 24 h 内出现体温升高,持续 1~2 日,此外,还伴有头晕、恶心、呕吐、腹痛、腹泻及全身不适等反应。此时可对症处理,注意休息,多饮水,如高热持续不退,应到医院诊治。

**2. 异常反应**

1)过敏性休克 于注射后数秒或数分钟内出现烦躁不安、面色苍白、脉搏细速、呼吸困难、恶心呕吐、口唇青紫、四肢湿冷、惊厥、大小便失禁以至昏迷等。应紧急抢救,使患儿平卧,头稍低,注意保暖,并立即皮下或静脉注射 1:1000 肾上腺素 0.5~1 mL,必要时可重复注射,同时给予氧气吸入,待病情稍稳定后,尽快转至医院抢救。

2)晕针 在接种时或接种后几分钟内出现头晕、面色苍白、出冷汗、手足冰凉、心跳加快等症状,重者知觉丧失、呼吸减慢。此时应立即使患儿平卧,头稍低,保持安静,饮少量热开水或糖水,短时间内即可恢复正常。数分钟后不恢复正常者,可针刺人中穴,也可皮下注射1:1000肾上腺素。

3)过敏性皮疹 以荨麻疹最为多见,一般于接种后几小时至几天内出现,经服用抗组胺药物后即可痊愈。

4)全身感染 有严重原发性免疫系统缺陷或继发性免疫防御功能遭受破坏(如放射病)者,接种活菌(疫)苗后可扩散,出现全身感染。

## 四、预防接种的准备及注意事项

**1. 接种前准备**

1)环境准备 接种场所应光线明亮,空气清新,温度适宜。

2)用物准备 接种用品及急救用品摆放有序。

3)心理准备 向儿童及家长做好解释、宣传工作,消除紧张、恐惧心理,以取得他们的合作。接种最好在饭后进行,以免发生晕针。

**2. 接种时护理**

1)严格查对 仔细核对儿童姓名、年龄;严格按照规定的剂量接种。

2)生物制品的准备和处理 检查制品标签,包括名称、批号、有效期及生产单位,并做好登记;检查安瓿有无裂痕,药液有无发霉、异物、凝块、变色或冻结等;按规定方法稀释、溶解、摇匀后使用;抽吸后安瓿内如有剩余药液,需用无菌干纱布覆盖安瓿口,在空气中放置不能超过 2 h;接种后剩余药液应废弃,活菌苗应烧毁。

3)严格无菌操作 要做到每人 1 副无菌注射器、1 个无菌针头,以免交叉感染。用 2%

碘酊及 75％乙醇或 0.5％碘伏消毒皮肤,待干后注射;接种活疫苗、菌苗时,只能用 75％乙醇消毒。

4)严格掌握禁忌证 患急性传染病(包括疾病恢复期、有急性传染病接触史而未过检疫期者)、患过敏性疾病、免疫缺陷者,有严重的心脏病、高血压、肝肾疾病等慢性疾病,活动性肺结核、化脓性皮肤病,有明确过敏者史的儿童不能接种疫苗;近 1 个月注射过丙种球蛋白者,不能接种活疫苗;正在接受免疫抑制剂治疗的儿童,应推迟常规的预防接种;各种制品的特殊禁忌应严格按照使用说明书执行。

**3. 接种后护理**

(1)做好记录及预约,保证接种及时、全程及足量,避免重种及漏种,未接种者须注明原因,必要时进行补种。

(2)宣讲接种后的注意事项及护理措施。

在线答题

(白凤珍)

# 第四章
# 住院儿童的护理
# 及其家庭支持

 **学习目标**

1. **掌握**：儿童健康评估的内容、特点及方法，与患儿沟通的途径及技巧，儿科常用护理技术操作。

2. **熟悉**：儿科医疗机构的设置与护理管理。

3. **了解**：儿童用药特点及护理。

# 第一节　儿科医疗机构的设置与护理管理

我国儿科医疗机构分为三类：综合医院中的儿科、妇幼保健院及专门的儿童医院。不同的医疗机构，其设置布局有所不同，其中以儿童医院的设置最为全面，包括门诊、急诊和病房。

## 一、儿科门诊

### （一）儿科门诊的设置及特点

**1. 预诊处**　鉴别传染病、识别急危重症患儿和协助患儿家长选择就诊科别是预诊处设置的主要目的。通过预诊，减少患儿间的交互感染，减少就诊时间；对于危重患儿可立即送往急救室，争取抢救机会。

预诊处应设在儿童医院内距大门最近处，或综合医院儿科门诊的入口处，使患儿在就诊前首先到达此处。预诊处应设两个出口，一个通向门诊候诊室内，另一个通向隔离室。隔离室内备有消毒、隔离设备，如紫外线灯、洗手设备、隔离衣等。如检出传染病或可疑传染病患儿即在该室内进行治疗处理，并在指定区域内挂号、交费等，或由护理人员代为办理。

预诊采取简单扼要地问诊、望诊及体检方式,在较短的时间内根据关键的病史、症状及体征,迅速做出判断,以避免因患儿停留过久而发生交互感染。当遇有急需抢救的危重症患儿时,预诊处护士要立即护送至抢救地点。因此,预诊工作要求动作迅速,处理果断;医护人员要求责任心强,经验丰富,决断能力强。

**2. 门诊部** 门诊部设体温测量处、候诊室、诊查室、注射室、治疗室、饮水处。各室的布置应符合儿童心理特点,如室内放置玩具、张贴图画等,营造欢乐的气氛,消除患儿的不安。

1)体温测量处 发热小儿在就诊前需到体温测量处测试体温。

2)候诊处 由于儿童就诊多由家长陪伴,人员流动量大,候诊处要宽敞、明亮、空气流通,有足够的候诊椅。条件允许的医院可设 1~2 张床或台面供包裹患儿使用。

3)诊查室 诊查室的数量不限,但应留有机动诊室,作为其他诊室遇有传染病患儿需关闭消毒时备用的诊室。每间诊查室的面积在 12 m² 左右,内设 1~2 套诊查桌椅及诊查台,以减少就诊患儿相互干扰。

（二）护理管理

儿科门诊的特点之一是陪伴就诊的人员数量多,一个患儿可由几位家长陪伴就诊,故门诊人员的流动量较大。而且患儿家长的焦虑程度往往大于其他科别的就诊人员。根据这一特点,儿科门诊在护理管理上应做好以下几方面的工作。

**1. 保证就诊秩序有条不紊** 护理人员要做好就诊前的准备、诊查中的协助及诊后的解释工作,合理安排、强化管理,提高就诊质量。

**2. 密切观察病情变化** 门诊各岗位护理人员在执行本岗位工作中均要注意观察患儿的面色、呼吸、神态等变化,发现异常情况及时处理。

**3. 预防院内感染发生** 制订并执行消毒隔离制度,严格遵守无菌技术操作规程。及时发现传染病的可疑征象,并予以处理,消除可能使患儿感染的各种机会。

**4. 杜绝差错事故** 严格执行查对制度,在给药、注射、测量等各项工作中一丝不苟,避免忙中出错。

**5. 提供健康教育** 儿科门诊是进行健康教育的重要场所,门诊护士应根据季节、疾病流行情况及儿科护理热点问题等,利用候诊时间有的放矢地向患儿家长进行健康教育。宣传形式可采取集体指导、个别讲解或咨询等方式,使患儿家长能在短时间内获得保健及护理常识。

## 二、儿科急诊

（一）设置

综合性医院儿科急诊中应设有诊查室、抢救室、治疗室、观察室、隔离观察室。儿童医院内的急诊设有各科急诊室、小手术室、药房、化验室、收费处等,形成一个独立的单位,以保证 24 h 工作的连续进行。

（二）仪器设备

儿科急诊是抢救患儿生命的第一线。许多需住院的危重症患儿须经急诊抢救,待病情稳定才能移至病房。为了保证抢救工作顺利完成,急诊各诊室均需配备必要的仪器设备。

抢救室内设病床 2～3 张,配有人工呼吸机、心电监护仪、气管插管用具、供氧设备、吸引装置、雾化吸入器等,以及必要的治疗用具,包括各种穿刺包、切开包、导尿包等。室内放置抢救车一台,备有常用急救药品和物品、记录本及笔,以满足抢救危重症患儿的需要。

观察室的设备与病房相似,除床单元用品外,备有医嘱本、护理记录单及病历记录,有条件的可配备监护仪器。

小手术室除一般手术室的基本设备外,应准备清创缝合小手术、大面积烧伤的初步处理、骨折固定、紧急胸部或腹部手术等器械用具及抢救药品。

（三）儿科急诊的特点与护理管理

**1. 儿科急诊的特点**

1)情况紧急,需立即处理　儿童起病急、来势凶、病情变化极快、突发情况多,除危及患儿生命必须分秒必争进行抢救的危重症之外,尚有一些需要及时诊治的疾病,如热性惊厥、外伤缝合等,这些疾病需要采取紧急措施,及时进行处理。

2)要根据病情轻重决定就诊顺序　儿童有很多疾病的表现常不典型,尤其是在疾病的初期,而有些疾病在未出现典型症状前即有可能危及生命,如中毒性痢疾早期的高热与惊厥、流行性脑膜炎的感染性休克,均常发生于该病的典型症状出现之前。因此,儿科急诊常需打破挂号、查体、诊断、给药或治疗的常规顺序,根据随时出现的严重症状进行紧急抢救,在抢救的同时,通过询问、仔细观察,进一步明确诊断。所以,对危重患儿就诊的顺序应特殊安排,做到先抢救后挂号,先用药后交费,以达到病情越危重治疗越迅速的目的。

3)按照儿童疾病发病的规律准备用物　儿童疾病的种类和特点有一定的季节规律性。如冬末春初易发生流行性脑膜炎,夏秋季多见中毒性痢疾、腹泻,冬季常患肺炎等。因此,根据急诊患儿的特点与病种发生规律,护理人员要做好隔离消毒工作,准备好常用仪器设备及药品,以便及时、准确地进行抢救。

**2. 护理管理**

1)执行急诊岗位责任制度　坚守岗位,分工明确,各司其职,随时做好抢救患儿的准备,主动巡视,及时发现病情变化。对抢救设备的使用、保管、补充、维护等应有明确的分工及交接班制度,以争取时间,高质量地完成抢救任务。

2)建立并执行各科常见急诊的抢救护理常规　组织护理人员学习、掌握各科常见疾病的抢救程序、护理要点,在熟悉护理常规的基础上加强平时的训练,不断提高抢救效率。

3)加强急诊文件管理　急诊应有完整的病历材料,记录患儿就诊时间、一般情况、诊治过程等。紧急抢救中遇有口头医嘱,须当面复述确保无误后执行,待抢救工作告一段落后再补记于病历上。经急诊住院或在观察室接受治疗的患儿均要登记,以完善患儿资料,便于对疾病的追踪和治疗。

因此,小儿急诊抢救要具备五要素:以患儿为本、医疗技术、药品、仪器设备及时间,其中患儿为本是主要要素。急诊护士应有高度的责任心,熟悉小儿各种急诊抢救的理论与技术,做到技术精湛。此外,药品种类齐全,仪器设备先进,时间上争分夺秒都是保证抢救成功缺一不可的重要环节。

### 三、儿科病房

儿科病房可分为普通病房和重症监护室,重症监护室又可分为新生儿重症监护室(NICU)、儿科重症监护室(PICU)和普通病房设置的监护室。

**(一)儿科病房设置**

**1. 普通病房设置** 儿科普通病房设置与一般病房设置相似,应有病室、护士站与医生办公室、治疗室、值班室、配膳室、厕所等,不同的是病室窗外应设有护栏,病床应设有适合各年龄患儿的床栏。儿科病房的环境设置应考虑患儿和家长的心情,如墙壁可粉刷为柔和的颜色并装饰有儿童喜欢的卡通图案;各病室间以玻璃隔开,以便医护人员观察患儿病情变化,患儿也能隔玻璃观望,减少寂寞。病区内应设置游戏室,提供适合不同年龄患儿的玩具和图书,定时开放,以帮助患儿尽快适应医院的环境。配膳(奶)室配有配奶器具。厕所的便池或坐便器及浴池的设置要适合患儿年龄特点,幼儿专用厕所可不设门,学龄期儿童用厕所可有门,但不加锁,浴室应设有防滑装置,以防意外发生;新生儿病房还要设置婴儿沐浴设备等。

**2. 重症监护室设置** 重症监护室主要收治急危重症、需要抢救及观察的患儿。重症监护室应与普通病房、产房和手术室邻近,便于抢救和转运,室内备有各种抢救设备和监护设备。重症监护室主要由监护病房、隔离病房和辅助用房(治疗室、护士站、医护办公室)组成。为了满足患儿家长的探视需求,可在重症监护室内设置摄像器材,家长可通过重症监护室外的电视屏幕看到患儿的情况,以促进医患沟通,体现人文关怀。

**(二)护理管理**

**1. 环境管理** 病房环境要适合儿童心理、生理特点。可利用墙壁张贴或悬挂卡通画,以动物形象作为病房标记。病室窗帘及患儿被服采用颜色鲜艳、图案活泼的布料制作。新生儿与未成熟儿病室一定要有照明,以便观察;而儿童病室夜间灯光应较暗,以免影响睡眠。室内温湿度依患儿年龄大小而定,早产儿适宜的室温为 $24\sim26$ ℃,新生儿为 $22\sim24$ ℃,婴幼儿为 $20\sim22$ ℃,相对湿度为 $55\%\sim65\%$。儿童病室的温度略低,为 $18\sim20$ ℃,相对湿度为 $50\%\sim60\%$。

**2. 生活管理** 患儿的饮食不仅要符合疾病治疗的需要,也要满足其生长发育的要求。个别患儿特殊的饮食习惯,护士应与家长及营养部门取得联系给予相应调整。食具由医院供给,做到每次用餐后进行消毒。医院负责提供式样简单、布料柔软的患儿衣裤,经常换洗,保持整洁。根据患儿的不同年龄,安排合理的作息时间;根据患儿的不同疾病与病情决定其活动与休息的时间。通过建立规律的生活制度,帮助患儿消除或减轻因住院而出现的心理问题,尤其对长期住院患儿更为重要。

**3. 安全管理** 好动、好奇心强且防范意识差是小儿的共同特点,住院患儿也不例外。因此,儿科病房安全管理的内容繁杂。无论设施设备还是日常护理的操作,都要考虑患儿的安全问题,防止出现意外,防止跌伤、烫伤,防止误饮误服。病房中用于特殊情况的消防、照明器材,应有固定位置,出口要保持通畅。

**4. 预防感染** 小儿在患病期间身体抵抗力降低,易发生各种感染,护理人员要给予高度重视,积极预防。根据季节、气候情况每日定时通风;按时进行空气、地面的消毒;保持手的清洁;严格执行消毒隔离制度;做好陪伴家属及探视的管理工作。

患儿住院期间发生传染病,而病情又不允许转院,应立即将患儿转移至单间病室,由专人护理,并严格执行消毒隔离制度。对其他患儿采取隔离检疫,预防性注射抗体或服药等进行保护。同时加强管理,立即报告疫情,使疾控中心及时掌握疫情并进行必要的处理。防止传染性疾病的蔓延。

# 第二节　与儿童及其家庭的沟通

人与人之间信息交流的过程称为沟通,它可以通过语言、文字、表情、手势等方法来交换彼此的意见、情感等。作为健康照顾者,与患儿沟通的任务是要为患儿提供信息,帮助患儿适应环境,取得患儿的信任,解决患儿的健康问题。因小儿处在生长发育阶段,心理发展尚不成熟,较之成人,与患儿沟通时需采用特殊的技巧,同时还应注意与患儿家长的沟通。

## 一、与儿童的沟通

（一）儿童沟通的特点

**1. 不能清楚、准确地表达情感**　由于发育水平所限,不同年龄阶段的小儿表达个人需要的方式不同。1岁以内的婴儿语言发育尚不成熟,多以不同音调、响度的哭声表示身心的需要,如需饮水、需更换尿布、需被爱抚等。

1~2岁小儿开始学习语言,常有吐字不清楚、用词不准确、重复字较多的现象,不仅自己表达不清,也使对方难以理解。因此,婴幼儿尚不能或不能完全通过语言进行沟通。随着年龄的增长,小儿的语言表达能力逐渐增强。3岁以上小儿,可通过语言并借助肢体动作,形容、叙述某些事情,但容易夸大事实,掺杂个人想象,缺乏条理性、准确性。

**2. 缺乏认识、分析问题的能力**　在小儿生后的前几年内,依照不同年龄,分别以直觉活动思维和具体形象思维占重要地位,对事物的认识、对问题的理解有一定的局限性,直至学龄初期,才逐步过渡到以抽象逻辑思维作为主要的思维方式。学龄期儿童逐步学会正确地掌握概念,形成恰当的判断,进行合乎逻辑的推理,尽管如此,仍具有很大成分的具体形象性。因此,小儿时期对问题的理解、认识、判断、分析的能力较成人差,容易影响沟通的进展与效果。

**3. 模仿能力强,具有很强的可塑性**　随着小儿年龄的增长,其智能发育日趋完善,思维能力进一步发展,他们注意模仿成人的一言一行,设法了解和认识周围环境。在不同的环境里,小儿模仿的内容不同,只要成人进行有目的性的引导,就能获得事半功倍的效果。

（二）与儿童沟通的途径

**1. 语言沟通**　口头和书面的沟通统称为语言沟通。由于小儿书写能力欠缺,一般与小儿的语言沟通多指面对面的口头沟通。口头沟通的优点是能较清楚、迅速地将信息传递给对方。护士能将有关医院环境、治疗等情况向小儿及家长进行详细解释,小儿也可将自己的生理需求、情绪感受及时向护士倾诉。但由于小儿的语言表达能力有限,可不同程度地影响沟通效果,因此有效的沟通必须采用双方能懂的话语。

**2. 非语言沟通** 非语言沟通指利用非语言行为进行的沟通,又称为身体语言。非语言沟通包括面部表情、姿态、手势、动作、抚摸等,通过无声的交流,使护患双方有效地分享信息。非语言沟通对语言表达或理解能力差的小儿尤为重要。护士和蔼友好的微笑,亲切轻柔的抚摸,都能给患儿带来心灵上的慰藉,使患儿感到安全与舒适。

**3. 游戏** 儿童时期生活中重要的不可缺少的活动是游戏。儿童可以从游戏中学习知识,认识世界,处理周围的关系,适应社会的要求。同样,适当的游戏可很快缩短护士与患儿间的距离,促进相互了解。患儿以游戏表达他们对家庭、医院的感受,发泄自己的情感。护士在与患儿做治疗性游戏的同时,可鼓励、帮助、教育患儿,消除患儿的不良情绪。

**4. 绘画** 儿童图画可有各种含义,多与个人熟悉的、体验到的事情有关。通过绘画,患儿可表达愿望,宣泄感情。护士可通过绘画与患儿进行交流,了解和发现存在的问题。绘画可分为两种:一种是自发性绘画,患儿按照自己的兴趣、想象画出随意图画;另一种为目标性绘画,即患儿根据给出的内容、范围要求绘画,如绘人、风景等。

**5. 与儿童家长的沟通** 与患儿的沟通多需其家长协助完成,且因小儿患病,家长常有内疚、焦虑的心理,这些情绪同样可引起患儿的不安。因此与患儿家长的沟通,一方面可借助家长促进与患儿的交流,另一方面则提供家长放松其紧张、焦虑情绪的机会,使患儿及其家长能够保持情绪稳定,安心接受治疗。

**(三)与儿童沟通的技巧**

**1. 交谈技巧**

1)主动介绍 初次接触患儿及其家长时的自我介绍对进一步沟通具有重要意义。护士主动介绍自己,亲切询问患儿的乳名、年龄、学校或幼儿园名称等患儿熟悉的生活与事情,可缩短与患儿及其家长的距离。同时应鼓励患儿自己做介绍或提出疑问,避免将所有问题只向家长询问,由家长全部代替表达,而形成替代沟通的局面,挫伤患儿主动合作的积极性。

2)使用适当方式 护士需了解不同年龄患儿语言表达能力及理解水平,在谈话中,尽量不用"是不是""要不要"的模棱两可的语言,不用否定方式,而采用其能理解的方式。如患儿对"拿笔画画"的建议能愉快地采纳,而对"不能咬笔"的劝告则可能持反抗态度。使用肯定的谈话方式、患儿熟悉的词句,不仅有助于患儿理解,也能促进主动配合。如体格检查时需解开衣服,可向患儿解释:"我来听听你的胸部,需要你解开衣扣,要我帮忙吗?"避免说:"我来查体,你要不要解开衣扣?"

3)真诚理解 护士对患儿某些幼稚、夸大的想象、分析,应采取诚恳态度,表示接受与理解,不能敷衍了事,更不能以此作为讥讽、取笑患儿的话题,而失去患儿的信任。此外,由于患儿的语言表达能力较差,有时出现叙述不清、语句不连贯等情况,护士在认真倾听的基础上,要加以分析,了解其中含义,不随意打断患儿的谈话,只在交谈中适时帮助患儿修正词句,弄清事实,以获得准确的资料。

4)注意声音效果 护士应掌握谈话时声音的技巧,注意语气、顿挫、声调、音量、速度,以促进沟通的顺利进行。如谈话中稍加停顿,给患儿理顺思路的时间;稍慢的速度、适当的音量、亲切的语气能引起患儿的注意与反应。

**2. 非语言沟通技巧**

1）亲切和蔼的情感表达　在非语言沟通中，无论采用何种方式，亲切和蔼的情感表达都是必不可少的。它有助于患儿消除紧张情绪，增加交流的主动性。如恼怒或快乐、软弱或坚强、振奋或压抑的面部表情，都会有意无意表现出来，对患儿情绪产生影响。即使是不会用语言表达的婴儿，若看到护士表情严肃地面对自己时，也会很紧张，甚至哭啼。因此，护士要保持良好的情绪，除特殊需要，一般不戴口罩，以使患儿经常能见到护士的微笑，缩短双方感情上的距离。对婴幼儿来说，抚摸是更有利于情感交流的形式，护士利用怀抱、抚摸向患儿传递"爱"的信息，患儿也从中感受到护士的和蔼可亲，得到情绪上的满足。

2）平等尊重的体态动作　儿科护士的服务对象虽然是年龄小、经验经历少甚至是对外界一无所知的患儿，但仍要平等相待，尊重患儿。如与患儿保持较近的距离，采取蹲姿与患儿交流，不厌其烦地满足患儿的要求，都可给患儿留下深刻的印象，使他们感到了安全，维护了他们的自尊。

**3. 游戏沟通技巧**

1）了解游戏　为了适应沟通的需要，护士应对游戏的内容、规则有所了解，以加快与患儿熟悉的过程。如在游戏开始时对规则、程序的制订，游戏结束后对结果的议论等，护士都应参与其中，使患儿在不知不觉中消除陌生、拘束感，将护士作为朋友对待。

2）合理安排　在组织游戏中，要考虑患儿的不同年龄与心理发展阶段，安排适当的、患儿感兴趣的游戏。婴幼儿只能做简单的游戏，通过反复与护士保持一定距离的目光接触，患儿对护士从开始的生疏逐渐转变为熟悉，如同对自己的家人一样；可与好奇心很强的学龄前患儿做具有探索性的纸牌、魔术等游戏，引起患儿探索的兴趣，加快沟通的过程。

**4. 分析绘画技巧**　对患儿的绘画应在仔细观察的基础上参考以下几个方面进行分析。

1）整体画面　如画面多处涂擦、重叠，与患儿矛盾、焦虑的心理有关。

2）个体形象的大小　较大的形象反映在患儿心目中重要的、有力的、权威的人或事。

3）画面出现的次序　反映患儿对人或事依其重要性排列的次序。先出现的较之后来出现的在患儿心目中要重要得多。

4）患儿在图中的位置　在包括患儿自己在内的家庭或集体的图画中，自己及其他成员所在的位置，可以反射出患儿认为自己在家庭或集体中所处的地位。

绘画可帮助小儿表达感觉，反映复杂的心理状态。在分析图画时，切不可机械地套用上述几方面便简单地得出结论，应结合患儿的背景资料、具体情况全面综合考虑，进行细致的分析。

## 二、与儿童家庭的沟通

为了能与患儿家庭成员进行有效的沟通，并取得良好的效果，儿科护士应尽量做到如下几点。

**1. 建立良好的第一印象**　与患儿家长沟通时，首先应取得患儿家长的信任。首次与家长见面时，应积极热情，展现自身良好的专业素质，体现对患儿健康状况的关心，耐心倾听患儿家长的想法，了解患儿与患儿家庭面临的问题和困难。针对家长的不安情绪，与家长的谈话最好以询问普遍性问题开始,如"孩子现在怎么样?"家长能在轻松的气氛下谈各方面的内容,护士获得的信息量会较多。

**2. 使用开放性问题鼓励交谈** 避免在谈话开始时使用如"是不是""有没有"的封闭性问题,虽可省时,提高效率,但不利于家长表露情感及提供患儿的有关信息。注意对谈话主题进行引导和限制,避免与患儿家长的交流偏离主题和目标。

**3. 恰当地处理冲突** 由于缺乏疾病的相关知识及担忧患儿的病情,家长容易出现烦躁易怒等情感反应。护士应换位思考,理解患儿家长的心情,针对家长提出的问题给予耐心细致的解答。进行各项护理操作时应给予明确的解释,表现出对患儿的关心和爱护。

# 第三节　儿童健康评估的特点

由于小儿的心理、生理均处在不断成长、发展的过程中,特别容易受各种因素影响,使自身功能发生改变,需要掌握小儿身心特点,运用多方面的知识以获得全面、正确的主客观资料,为护理方案的制订打下良好的基础。同时还需要根据患儿快速变化的病情做出决定,及时采取有效的护理措施。

## 一、健康史的采集

健康史由患儿、家长、其他照顾者及有关医护人员的叙述获得,对护理计划的正确制订起着重要的作用。

### (一)内容

**1. 一般情况** 包括患儿姓名、乳名、性别、年龄(新生儿记录日龄甚至小时龄,婴儿记录月龄,年长儿记录到几岁几个月)、民族、入院日期及诊断,父母或抚养人姓名、年龄、职业、文化程度、通信地址、联系电话,代述病史者与患儿的关系等。

**2. 主诉** 患儿来院就诊的主要原因和发病时间,如"呕吐、腹泻2日"。

**3. 现病史** 到医院就诊的主要原因和发病经过。按疾病症状出现的先后顺序,了解发病情况、症状特征,包括发病时间、起病过程、主要症状、病情发展及严重程度、接受过何种检查治疗等,有无其他系统和全身的伴随症状,以及伴随疾病等。

**4. 个人史** 包括出生史、喂养史、生长发育史、预防接种史、生活史等内容。根据患儿的年龄及病种,了解以下重点内容。

1)出生史　胎次、产次、胎龄、分娩方式及过程,母孕期情况,出生体重、身长、有无窒息、产伤、Apgar评分情况等。应详细了解新生儿及婴幼儿的这些情况。

2)生长发育史　常规了解患儿的体格、语言、动作及神经精神方面的发育情况。如:前囟门闭合及乳牙萌出时间、数目;会抬头、独坐、站、走及会说话的时间;会笑、认人,控制排尿、排便时间等。根据年龄了解患儿能否理解成人指令、日常行为表现、在幼儿园或学校的学习状况及与同伴间的关系。

3)喂养史　包括喂养方式,哺喂次数、量,添加转换期食品及断奶情况,近期大小便情况,有无异常或特殊饮食习惯。婴幼儿及患消化系统疾病与营养性疾病的患儿应详细询问喂养史。

4)生活史　包括生活环境,睡眠、休息、排泄、清洁卫生习惯及自理情况,有无特殊行为问题,如咬指甲、吮拇指等。

**5. 既往史**　包括既往健康状况、患病史、预防接种史、药物或食物过敏史等。

1)既往一般健康状况　询问患儿既往健康还是多病。

2)患病史　曾于何时患过何种疾病、患病时间和治疗情况,有无手术史。尤其应了解儿童常见传染病的患病情况。

3)预防接种史　接种过何种疫苗,接种次数、接种年龄、接种后有无不良反应。

4)过敏史　有无药物、食物或对某种物质过敏的历史。

**6. 家族史**　父母是否为近亲结婚,家族中有无遗传性疾病,母亲妊娠史和分娩史,家族中其他成员的健康状况等。

**7. 心理-社会状况**　包括以下内容。

(1)患儿的性格特征,是否开朗、活泼,好动或喜静、合群或孤僻、独立或依赖等。

(2)患儿及其家庭对住院反应,是否了解住院的原因、对医院环境能否适应、对治疗护理能否主动配合、对医护人员是否信任。

(3)患儿与父母的沟通交流方式。

(4)家庭经济状况、居住环境,有无宗教信仰等。

(二)注意事项

采集健康史时,要采取耐心听取与重点提问相结合的方法,精神集中,注意倾听,不随意打断家长的诉说,不使用暗示的语言引导家长做出护理人员期待的回答。对年长儿可让其补充叙述病情,以取得直接的感受,但要注意分辨真伪。询问时避免使用医学术语,态度要和蔼,取得对方的信任,以获得准确、完整的资料,为护理诊断提供可靠的依据。病情危急时,应重点、简要地问明主要病史,边询问边检查和抢救,以免耽误救治,详细的询问可在病情稳定后进行。

## 二、体格检查

(一)检查内容和方法

**1. 一般状况**　观察患儿发育与营养状况、精神状态、面部表情,皮肤颜色、哭声、语言应答、活动能力、对周围事物的反应、体位、行走姿势等。通常在询问健康史的过程中,在患儿不注意时就开始观察,有助于取得可靠资料。通过这些观察可以初步判断患儿的精神状况、发育营养状况、病情轻重及亲子关系等。

**2. 一般测量**　包括体温、脉搏、呼吸、血压、身长、体重的测量,必要时测量头围、胸围等。

1)体温　测量方法视小儿年龄和病情而定。能配合的年长儿可测口温,37.5 ℃以下为正常。年幼儿可测腋温,36～37 ℃为正常,但气候寒冷时或测温时间不足,测得的温度可较低;肛温最准确,但对小儿刺激大,36.5～37.5 ℃为正常。耳内测温法准确、快速,不易造成交叉感染,但仪器价格较贵。

2)呼吸、脉搏　应在小儿安静时测量,呼吸频率可通过听诊或按小腹起伏计数,还可用少量棉花纤维粘贴于鼻孔边缘,观察棉花纤维扇动的次数。除呼吸频率外,还要注意呼吸节律及深浅度。年幼儿腕部脉搏不易扪及,可计数颈动脉或股动脉搏动,也可通过心脏听诊测得。各年龄小儿呼吸、脉搏正常值及其比例见表4-1。

表 4-1　各年龄小儿呼吸、脉搏正常值及其比例

| 年龄 | 呼吸 | 脉搏 | 呼吸:脉搏 |
|---|---|---|---|
| 新生儿 | 40~45 次/分 | 120~140 次/分 | 1:3 |
| 1 岁以内 | 30~40 次/分 | 110~130 次/分 | 1:(3~4) |
| 1~3 岁 | 25~30 次/分 | 100~120 次/分 | 1:(3~4) |
| 4~7 岁 | 20~25 次/分 | 80~100 次/分 | 1:4 |
| 8~14 岁 | 18~20 次/分 | 70~90 次/分 | 1:4 |

3)血压　根据小儿年龄不同选择不同宽度的袖带,宽度应为上臂长度的 $1/2\sim2/3$。新生儿及小婴儿可用简易潮红法或多普勒超声诊断仪测定。不同年龄血压正常平均值可用公式推算:收缩压(mmHg)＝80＋(年龄×2),舒张压为收缩压的 $2/3$。

**3. 皮肤、皮下脂肪及毛发**　最好在明亮的自然光线下观察皮肤有无苍白、潮红、黄疸、发绀、皮疹、淤点、脱屑、色素沉着、毛发异常等变化;用手触摸皮肤湿润度、弹性及皮下组织厚薄和充实度,有无脱水、水肿及其程度,必要时应测量皮脂厚度。评估毛发颜色、光泽,有无干枯,是否易折断,是否有脱发情况等。

**4. 淋巴结**　检查枕后、颈部、耳后、腋窝、腹股沟等处淋巴结大小、数目、质地、活动度及有无压痛等。正常小儿也可扪及单个质软、状似黄豆大小的淋巴结,可移动,无压痛。邻近部位有炎症时淋巴结可肿大,有压痛。

**5. 头部**

1)头颅　注意检查头颅大小、形状、前囟大小和紧张度,是否隆起或凹陷;婴儿注意有无软化、枕秃;新生儿注意有无产瘤、血肿等。

2)面部　观察有无特殊面容,眼距大小,鼻根高低,双耳大小、形状等,某些遗传性疾病有异常面容。

3)眼、耳、鼻　注意有无眼睑红肿、下垂、闭合不全,结膜充血、脓性分泌物,角膜混浊、溃疡,以及瞳孔大小、形状、对光反应。检查双耳外形,外耳道分泌物,局部红肿,提耳时有无疼痛等,必要时做耳镜检查鼓膜情况。观察鼻形状、鼻翼扇动、鼻分泌物性状、鼻阻塞情况等。

4)口唇、口腔　观察口唇有无苍白、发绀、干燥的情况,张口呼吸,口角糜烂的情况,唇内侧黏膜、牙龈、颊黏膜有无充血、溃疡、黏膜斑、鹅口疮,腮腺开口处有无红肿及分泌物;牙的数目和排列及龋齿数;舌质舌苔情况。小儿咽部检查应在体检最后进行,家长抱住小儿固定其手脚,护士一手固定其头部面向光源,另一手持小压舌板,趁小儿张口时伸入口腔后部压下舌根,在小儿反射性将口张得更大暴露咽部的短暂一瞬间,快速观察扁桃体是否肿大,有无充血、分泌物、伪膜,咽部有无充血、溃疡、疱疹,咽后壁脓肿等情况。

**6. 颈部**　观察有无斜颈、短颈、颈蹼等畸形或转动受阻;甲状腺有无肿大,颈淋巴结大小、活动度、质地等;气管位置,有无颈静脉充盈搏动等。

**7. 胸部**

1)胸廓　外形有无异常,小儿要特别注意佝偻病引起的胸廓畸形,如肋串珠、肋膈沟、肋缘外翻、鸡胸、漏斗胸,慢性肺气肿引起的桶状胸,胸廓两侧是否对称,有无呼吸运动异常、心前区局部隆起、肋间隙饱满等。

2)肺部　注意呼吸快慢深浅,有无节律异常、呼吸困难。小儿胸壁薄软,当发生吸气性呼吸困难时可出现"三凹征",即胸骨上窝、肋间隙及剑突下,在小儿吸气时向内凹陷。语颤触诊可在小儿啼哭或讲话时进行。小儿胸壁薄,叩诊反响比成人清,故胸部叩诊时要轻,注意观察有无异常浊音、鼓音或实音。因小儿肋间隙窄,胸部听诊器胸件宜用小号。听诊时正常小儿呼吸音较成人响,呈肺泡支气管呼吸音,可能误为异常。小儿不会按要求深呼吸,可趁啼哭后出现深吸气时进行听诊,肺炎时可听到细湿啰音。

3)心脏　望诊要注意心前区是否隆起(提示慢性心脏扩大),心尖搏动是否移位。叩心界时宜轻,以分辨清浊音界线,各年龄小儿心界参考表 4-2。听诊心率、节律、心音,注意有无杂音等。

表 4-2　各年龄小儿的心界

| 年龄 | 左界 | 右界 |
| --- | --- | --- |
| <1 岁 | 左乳线外 1~2 cm | 沿右胸骨旁线 |
| 2~5 岁 | 左乳线外 1 cm | 右胸骨旁线与右胸骨线之间 |
| 5~8 岁 | 左乳线上或乳线内 0.5~1 cm | 接近右胸骨线 |
| 8~14 岁 | 左乳线内 0.5~1 cm | 右胸骨线 |

**8. 腹部**　注意观察形状,腹壁有无静脉曲张,有无脐疝,能否见到蠕动波及肠型,新生儿要特别注意脐部有无出血、炎症和分泌物。扪诊腹壁紧张程度如何,有无压痛和肿块。扪诊应在小儿安静时,或在婴儿哺乳时进行。小儿哭闹时可利用吸气快速扪诊。婴幼儿有时肝边缘在肋下 1~2 cm 处扪及属正常。小婴儿有时也可触及脾脏,肝脾均质软,无压痛,7 岁后不应再触及。注意叩诊有无移动性浊音,听诊肠鸣音是否正常。

**9. 脊柱和四肢**　观察有无畸形,四肢活动度是否正常,肌力是否正常。如佝偻病时下肢出现"O"形或"X"形腿,手镯、足镯征,脊柱侧弯等。

**10. 肛门及外生殖器**　观察有无畸形、肛裂,女孩阴道有无分泌物,男孩有无包皮过长、阴囊鞘膜积液、隐睾、腹股沟疝等。

**11. 神经系统**　按年龄、病种、病情等选择必要的检查。

1)一般检查　包括神志、精神状态、面部表情、前囟门饱满度、反应灵敏度,动作语言发育,有无异常行为,肢体动作能力等。

2)脑膜刺激征　一般重点查颈阻力,克尼格(Kernig)征及布鲁津斯基(Brudzinski)征,肌张力等。

3)神经反射　新生儿期应检查某些生理反射是否存在,如吸吮反射、握持反射、拥抱反射等,小婴儿的提睾反射、腹壁反射均较弱或引不出,但可出现踝阵挛,2 岁以下婴幼儿巴氏征可呈弱阳性,应根据年龄特点判断。

上述体检结果不论检查实施的早晚,资料登记时均按上述顺序系统书写,不仅阳性结果不可遗漏,重要的阴性结果也要记录。

### (二)注意事项

**1. 环境准备** 体格检查所用的房间应光线充足,温度适宜,环境安静。检查用品齐全、适用。

**2. 体位要求** 按照小儿年龄及所需检查部位决定应采取的体位姿势。如为较小婴儿检查肺部,可由父母抱于胸前,横坐在父母腿上进行。

**3. 检查者准备** 检查者的手要保持清洁、温暖;态度和蔼,动作轻柔,对于认生的婴幼儿,检查前可先让其熟悉一些检查用品,以解除其防御、惧怕,甚至抗拒的心理状态;对于年龄稍大的儿童,可向其说明要检查的部位,有何感觉,使其能自觉配合,而不用命令的口吻。

**4. 检查顺序** 一般遵循自上而下的原则,但为获得准确的结果,可视具体情况合理调整顺序。如咽部检查,容易造成小儿不适感,可放在最后进行;当小儿安静时,可进行心、肺部听诊和腹部触诊,或趁小儿啼哭出现深吸气时进行肺部听诊,因为哭闹间歇时的深吸气能使肺部细小啰音较为清晰。对不能很好配合检查的婴幼儿,可分段进行。如在睡眠状态下,做心脏听诊,则效果较好。对不能确定的项目,应反复检查,直至得出最终的结论。对急诊及抢救病例,先重点检查生命体征及与疾病有关的部位,边检查边抢救,全面的体检待病情稳定后进行,以免耽误救治。

## 三、家庭评估

家庭是社会最基本的单位,小儿是家庭中最弱小、最需要被保护的对象。家庭的结构与功能如何,无不对小儿身心产生影响。因此,家庭评估,在对小儿的健康评估过程中起着重要的作用。

### (一)家庭结构评估

家庭结构指家庭组成的类型及各成员之间的关系。

**1. 家庭类型** 了解患儿生长的环境,是人数少、结构简单、关系单纯的核心家庭,还是与祖父母或其他亲戚一起居住的大家庭;是否为单亲家庭或重组家庭。

**2. 角色情况** 父母是否为近亲结婚,是否为独生子女,父母职业及教育情况,每个家庭成员在家庭中的地位。

### (二)家庭功能评估

家庭功能指家庭在满足个体需求、维护家庭及符合社会的期望方面的能力。

**1. 情感状况** 家庭是否有凝聚力,成员之间是否彼此亲近、相互关心,有无偏爱、溺爱、冲突、紧张状态,能否使小儿获得爱与安全。

**2. 健康状况** 家庭中有无遗传性疾病、过敏性疾病、急性或慢性疾病者。患儿与家中传染病患者有无接触。

**3. 社会化状况** 患儿通常是否去托幼机构;家庭是否具有使患儿生理、心理和社会性成熟的条件,以帮助患儿完成社会化;患儿与社会有无联系,能否从中获取支持。

**4. 经济情况** 父母有无固定收入,是否能够满足家庭成员的日常生活所需,是否因资金问题影响患儿的治疗。

**5. 保健照顾情况** 家庭能否提供小儿身体、生活照顾,有无掌握科学育儿的一般知识,对患儿所患疾病有无认识,有无提供照顾的时间与能力。

**6. 家庭的沟通交流** 父母是否经常与孩子交流,交流的方式有哪些?孩子是否能倾听父母的意见等。

（三）家庭居住环境评估

**1. 住宅** 住房类型、居住面积、室内温度及光线等。

**2. 环境** 居住在城市还是农村,附近空气如何,有无噪声,人口密度如何,是否新近迁入,与周围邻居关系如何,上学交通状况等。

健康家庭的标准:有良好的交流氛围,相互了解、关心、尊重,增进家庭成员的感情发展;以足够的自由空间和情感支持促进小儿的成长;能积极地面对矛盾并解决问题;有健康的居住环境及生活方式;科学地安排营养、运动及作息时间;经常与小儿沟通,并能有良好的沟通技巧和效果;与社区保持联系,做到不脱离社会。

根据健康史采集、体格检查及家庭评估的结果,综合分析,确定患儿主要的健康问题,同时综合考虑小儿生长发育的需要及家长认知水平,提出适当的护理诊断,制订切实可行的护理计划。在实施中取得患儿和家长的合作,并应在实践中继续收集资料,了解患儿的反应,是否出现新问题,护理措施实施后是否实现了预期目标等。得出客观的评价后,再进一步修订护理计划或重新确定护理目标,采取更加有效的护理措施。这种有条理的、高质量的、全面护理的方法,称之为整体化护理程序。正确地应用护理程序,可以促进患儿恢复健康,提高护理工作质量。

# 第四节　住院儿童的心理反应及护理

患儿住院不但给患儿本人带来极大的压力,同时造成家庭成员日常生活以及角色责任的变化,给患儿的家庭带来危机,使家庭进入应激状态,家庭必须做出调整以应对危机,良好的适应能支持和帮助患儿应对疾病,并维持正常、健康的家庭功能。

## 一、家庭对患儿住院的反应

（一）家庭对患儿住院的心理反应

**1. 父母对患儿住院的心理反应** 在所有家庭成员中,因患儿住院而承受压力的首先是其父母。从患儿的疾病一经诊断开始,父母就经历一系列的心理反应,其反应的程度受到不同因素的影响,如疾病发生的缓急和进程、严重程度,医疗护理措施以及其对疾病的认知程度。

1）否认和质疑　在患儿确诊疾病和住院的初期,家庭处于震惊和慌乱中。如果患儿的疾病较为严重,父母往往对患儿的确诊表示质疑和难以接受。

2）自责和内疚　患儿父母通常会追寻疾病的原因,如有线索提示患儿父母有任何行为或因素导致患儿患病及病情加重,特别是当患儿病情严重时,患儿父母常会感到自责和内疚。

3）不平和愤怒　患儿父母可能会感到不平和愤怒,并将这种愤怒向其他家庭成员和护士发泄,引发患儿父母与家庭成员以及护士之间的矛盾和冲突。

4)挫折和无助 在目睹患儿忍受病痛和接受痛苦的诊疗程序时,患儿父母会非常痛苦,面对压力不知所措,不知道什么该做什么不该做,产生无助、挫折和孤独感,尤其是未将患儿父母纳入对患儿的医疗护理计划和过程中时,父母会倍感挫折。

5)焦虑、悲伤和抑郁 患儿预后的不确定性,会让家庭成员焦虑、担忧和预期性的悲伤,严重时会产生心理障碍,以至于影响生理功能。患儿急性期过后,父母可能会出现抑郁的心理反应。

**2. 兄弟姐妹对患儿住院的心理反应** 对于有多个孩子的家庭,患儿住院常会给其兄弟姐妹带来焦虑、害怕等心理反应,并因不同的年龄而有不同的心理反应。患儿住院的初期,兄弟姐妹们可能会为过去与患儿打架或对其不够友爱而感到内疚,并认为他们的某些行为导致了患儿的疾病和住院,应为此负责。同时,兄弟姐妹可能对自己的身体健康表示担忧,害怕自己患上类似疾病,产生焦虑和不安。但是,随着患儿住院时间的延长,兄弟姐妹可能嫉妒患儿独占了父母的注意力和关爱,甚至产生怨恨的心理,可能出现较多的无礼行为;另外,他们也可能因父母忙于照顾患儿而被要求更加独立,从而对他们造成更大的压力。

### (二)患儿住院对家庭功能的影响

**1. 确诊疾病和住院的初期** 这一时期,家庭为了应对危机,会做出调整和妥协,家庭成员会更关心家庭事务,在工作、个人爱好和照顾患儿之间做出选择、让步和妥协,如母亲可能会放弃工作或职业抱负去照顾患儿,兄弟姐妹可能会承担部分家务以支持父母等。疾病可能会帮助家庭暂缓一些家庭所面临的危机,如父母之间的冲突和未解决的婚姻问题,但是也有可能加剧矛盾,导致家庭成员对立和家庭的分裂。

**2. 患病和住院的延续期** 随着患儿住院时间的延长,家庭的重心将不会一直放在患儿身上,家庭成员会希望并逐渐恢复日常生活,如果患儿疾病未能好转或持续恶化,家庭需要接受由此导致的永久改变,家庭成员可能会因为患儿的疾病而感到筋疲力尽,甚至可能会出现失职行为。

## 二、住院患儿的心理护理

**1. 入院前教育** 在日常生活中,应鼓励父母、教师对孩子进行医院作用和功能的简单介绍,了解人体结构,学习简单的健康知识,注意引导孩子对医院的印象,禁止用住院或者诊疗行为恐吓孩子而导致其对住院和诊疗行为产生恐惧。

**2. 防止或减少被分离的情况** 有条件时,应鼓励父母和照顾者对住院患儿进行陪护,这对缓解婴幼儿和学龄前儿童分离焦虑的效果尤为明显。护士应注意满足陪护者的生活需求,体现以家庭为中心的护理理念。

**3. 减少分离的不良反应** 当住院导致的分离不可避免时,护士应与家长协作,采用积极的方式应对分离。

(1)护士在患儿入院时主动介绍自己,并且介绍医院的环境和同病室的其他患儿,鼓励患儿结交新朋友,有利于患儿尽快适应医院环境,缓解不安和焦虑情绪。

(2)家长向患儿解释分离的原因,鼓励家长尽可能多探视和陪伴患儿。

（3）陌生的环境和工作人员可能使患儿感到陌生、恐惧，尤其对于年幼的患儿，护士可将病房布置为患儿熟悉的环境，建议家长准备患儿喜欢的日常用品，如玩具、杯子、毯子、图书等，提高其适应分离的能力。利用拥抱、轻拍等身体的接触，以及运用分散注意力的技巧，让患儿提高舒适和安全感，建立信任感。

### 三、濒死儿童的心理反应与护理

（一）濒死儿童的心理反应与护理

**1. 濒死儿童的心理反应**　濒死儿童的心理反应与其对死亡的理解和认识有关，不同的年龄阶段对死亡的理解不同。2岁前的婴幼儿把死亡看作是可逆的、暂时的，如同与父母或照顾者的分离；2～6岁患儿将死亡看作是可逆的，常认为死亡是一种做错事的惩罚；学龄期患儿开始认识死亡，能理解死亡不可逆转，开始用具体语言表达其内心对死亡的恐惧。但9岁前儿童认为死亡并非不可避免，认为只要"躲起来"，让代表死亡的魔鬼找不到，就不会死亡；而9岁后儿童则认为死亡是不可避免的过程，但对自己或亲友的死亡仍难以理解，对这一阶段的患儿来说，难以忍受的主要是疾病和治疗的痛苦及与亲人的分离，而不是死亡的威胁；能够缓解痛苦，与亲人在一起，便能有安全感。随着心理的发展，青春期患儿逐渐懂得死亡是生命的终结，是不可逆、普遍的和必然要发生的，自己也不例外，对死亡有了和成人相似的概念，但通常认为死亡会发生在遥远的未来，面临死亡时也有恐惧和痛苦的表现。

除不同年龄的儿童对死亡的理解不同外，儿童对死亡的理解和认识，还受到诸多因素的影响，如与儿童第一次接触到死亡的年龄和经验、父母是否愿意与孩子讨论有关死亡的主题和事例，是否有宗教信仰、传播媒体和不同的社会文化有关。

**2. 濒死儿童的护理**　要做好对濒死儿童的护理，除了要了解不同年龄阶段儿童对死亡的理解和认识以及不同的影响因素外，还要了解濒死儿童的心理反应以及生理变化。

濒死儿童常见的心理反应包括害怕，如害怕分离、害怕疼痛、害怕被遗弃和死亡本身、无助、沮丧、悲伤、罪恶感以及愤怒。愤怒是儿童哀伤最常见的反应。死亡来临前，患儿的身体功能逐渐丧失，出现呼吸困难、肌张力丧失、血液循环与新陈代谢速率变慢以及意识模糊等，对光很敏感，听觉最后才丧失。

评估患儿的心理反应以及生理变化后，对临终患儿的护理包括心理护理、帮助患儿维持身体的舒适以及生活质量，直到生命的终点。

1）创造家庭式的环境氛围　在疾病的终末期，很多父母会选择出院在家中照顾患儿，但在死亡前几小时或几天，考虑到患儿濒死的痛苦和担心患儿死于家中对亲友的影响，很多患儿会再次入院，这提示我们临终病房应具有家庭氛围，病房环境应安静、舒适，室内的家具和设备尽量贴近日常生活，允许患儿将喜爱的玩具带至病房摆放，给父母和亲人更多的时间和空间陪伴患儿，并允许父母更多地参与患儿的日常护理。

2）减轻躯体的痛苦　临终患儿多经历疼痛和各种身体不适，护士应积极采取各项措施缓解患儿的痛苦，满足患儿的生理需要，如评估患儿对疼痛的反应以及原因，给予适当的措施缓解疼痛，必须认识到止痛剂是控制患儿疼痛的基本药物，特别是阿片类麻醉剂，除此之外，还可以用父母陪伴、拥抱、讲故事等非药物方法减轻患儿疼痛。

3)减轻心理的痛苦 出于保护患儿的目的,很多父母会对患儿隐瞒病情或濒死的情况,但患儿通常能够感知或怀疑死亡的到来,如果隐瞒实情,会使患儿产生被亲人孤立的感觉,产生孤独、焦虑等心理反应。根据情况,护士可鼓励父母循序渐进地告知患儿实情,父母和护士应经常询问和聆听患儿的需求和想法,并针对患儿的心理状态进行支持。

（二）濒死儿童家庭的心理反应与护理

（1）在患儿临终前,父母常会感到痛苦、孤独、无助和内疚等。护士应为父母提供尽可能多的有用信息,让他们知道患儿现在最需要什么,帮助他们合理安排与患儿相处的剩余时间。例如:濒死患儿常常陷入昏迷,父母在这时常常显得无所适从、不知所措,由于听觉是临终前最后消失的感觉,护士可以指导父母通过语言和肢体的接触与患儿交流。

（2）鼓励患儿父母参与制订患儿的护理计划,为患儿做一些力所能及的日常护理,对放弃治疗即将出院的濒死患儿帮助其父母制订家庭护理计划,教会家中可能会应用的护理方法,如压疮的预防、口腔护理等,这些都能有效缓解父母的痛苦。

（3）医护人员应保持沟通,对患儿情况的解释应保持一致,避免家长产生疑虑和不信任感。护患之间应加强沟通交流,护士应充分理解患儿父母的处境和心情,尊重患儿及其父母的意愿,对于患儿父母提出的一些合理要求,应尽量予以满足,对父母的一些过激言行,应该以同理心容忍和谅解,在与患儿父母交流中用心倾听,适当运用身体语言,适当采取沉默,不要过多地给予安抚性回答,或表示能够理解患儿父母内心的痛苦,那样会使患儿父母觉得医护人员不愿听他们诉说,医护人员会失去患儿父母的信任和亲近,不利于帮助他们减轻悲痛。

# 第五节　儿童疼痛管理

疼痛是一种个体主观的体验,是小儿常见的临床症状之一,是一种极不愉快的感受和情绪体验,且伴有一系列的生理变化及心理行为反应。持续疼痛会造成患儿生理和心理上的伤害。不论处于何种年龄段,患儿都有可能经历疼痛,获得与成人相同的疼痛体验,但年龄较小的患儿在经历疼痛时无法用语言表达疼痛的部位、程度,也不知如何缓解,患儿的疼痛易被忽略、低估,导致疼痛缺乏有效的控制,儿科护士应与患儿父母和其他医务人员协作,全面评估患儿的疼痛,帮助患儿控制疼痛。

## 一、儿童疼痛的评估

因为疼痛是一种个体主观的体验,在进行儿童疼痛的评估时,可以依据 QUESTT 原则进行,所谓 QUESTT 原则指的是:①询问儿童;②使用疼痛量表;③评价行为以及生理学参数的变化;④确保父母的参与;⑤干预时考虑导致疼痛的原因;⑥采取行动并评价成效。

不同年龄阶段的儿童,其对疼痛的表达和行为反应均不同,评估儿童疼痛的关键在于选用适合患儿年龄和发育水平的评估方式,通过结合患儿的病史资料,询问、观察和测定患儿的各项反应进行评估。

（一）各年龄阶段患儿对疼痛的表达方式和行为反应

**1. 新生儿和婴幼儿** 新生儿和婴幼儿在疼痛时可表现出持续的哭闹,哭声常较日常的哭声尖锐,患儿面部有疼痛的表情,如眼睛紧闭、眉毛和前额紧缩、嘴巴张开、肢体扭动,并拒绝他人的安慰;手术部位疼痛时,可反复抓挠手术部位,9~12个月的婴儿则开始能在感到疼痛时,用手推开他人,表现出抗拒行为。疼痛还可引起血压、心率、氧饱和度、皮肤颜色和睡眠的改变。

**2. 学龄前儿童** 学龄前儿童能够描述疼痛的位置及程度,但不具有测量、判断和排序的能力,不能对疼痛的感觉量化,患儿很难理解"能想到最厉害的疼痛",往往会选择疼痛评估量表中的最高分;难以理解疼痛的意义,很难将"打针"这种能带来身体疼痛的操作与治愈疾病的积极后果联系起来,而将疼痛视为是一种对错误行为的惩罚,患儿为了避免注射和其他侵入性操作,甚至会否认疾病导致的疼痛;会认为某人应该为自己的疼痛负责;在预期疼痛的发生和疼痛出现时,患儿会剧烈反抗,有攻击性行为。

**3. 学龄期儿童** 学龄期儿童能描述疼痛位置及程度,能够逐渐量化疼痛的程度,患儿会为表现勇敢和能控制自己而忍受疼痛不予表达,甚至不期望他人发现他们的疼痛。在疼痛时患儿会表现得安静、沉默,护士应注意观察这些表现。

**4. 青少年** 因既往经验的积累,青少年对疼痛的描述更熟练准确,能用社会所接受的方式来表现疼痛,但出于自尊和对个人隐私的保护,在面对家人和朋友时,青少年会控制自己的表情和行为,否认疼痛的存在,所以,评估时应注意保护患儿隐私。

**(二)疼痛患儿的病史采集**

为了全面了解患儿疼痛的情况,在评估疼痛的原因、部位、时间、性质、程度、伴随症状、影响因素和缓解措施后,还要注意评估患儿疼痛的表达方式和行为表现、患儿既往疼痛的经历和行为表现,以及患儿父母对疼痛的反应。对于年幼的患儿,大部分信息需要父母提供,护士应积极地与患儿父母沟通,并鼓励患儿父母参与。

**知识链接** 疼痛处理原则

## 二、儿童疼痛的护理

对疼痛儿童的护理,其目标是缓解或控制疼痛,减轻或消除疼痛带来的不良生理变化及心理行为反应。儿童疼痛的护理可以大致分成两种处理方法:药物和非药物方法。

**(一)药物性干预**

使用药物控制疼痛时,应按时评估和记录患儿的疼痛水平,监测可能的不良反应和患儿的各项指标,如呼吸频率、血氧饱和度和是否出现呕吐等,保证疼痛治疗的有效性和安全性。

**1. 根据医嘱给止痛药** 很多用于成人的非阿片类和阿片类药物可以用于儿童疼痛的控制,药代动力学与成人相似,但部分药物可能引起严重的不良反应,要注意鉴别。非阿片类药物(包括对乙酰氨基酚)和非甾体抗炎药物(如布洛芬),是世界卫生组织疼痛处理的一线药物,作用于周围神经系统,适用于轻度至中度的疼痛,如关节炎引致的疼痛,其用药途径主要是口服或经肛门用药,不建议肌内注射给药;须注意阿司匹林可能引起瑞氏综合征,12岁以下患儿不能使用。阿片类药物如吗啡、可待因等,作用于中枢神经系统,适用于中度至重度的疼痛,用药途径可以口服,经肛门、肌内注射或静脉给药,须注意其有抑制中枢神经系统的不良反应。此外,阿片类药物还有经硬膜外、黏膜、皮肤等的用药途径。

儿童肝脏功能不成熟,易产生药物不良反应,应注意药物剂量的准确计算和配制,并注意观察药物的不良反应。

**2. 使用 PCA 镇痛** 5岁以上患儿能够了解操作目的和方法,对于能合作的患儿,可以采用患者自控镇痛(PCA);5岁以下患儿或者不能合作的患儿,可采用护士或家长控制镇痛的方法,护士应注意严密观察,防止患儿出现过度镇静和呼吸抑制。

(二)非药物性干预

除药物镇痛外,非药物性干预也有很好的镇痛效果,可联合镇痛药物使用或单独使用。

非药物性疼痛干预方式主要分为两类:认知-行为改变法(包括放松技巧、分散注意力、冥想法、正向鼓励法以及生物反馈法等)及生物物理干预法(吸吮、冷热疗法以及按摩疗法等)。放松技巧如深呼吸,冥想法如想象喜爱的事件、场景,适用于学龄期以上的儿童。下面重点介绍其中的几种方法。

**1. 分散注意力** 主要有两种方式,即被动型和主动型,两种类型都有较好的效果,并且简便易行。应鼓励患儿家人的积极参与,使用时应先创造舒适的物理环境和轻松友好的气氛。

1)主动型 需要患儿的参与。如:新生儿在接受疼痛性操作时,给予安慰奶嘴,采用非营养性吸吮的方法分散注意力;让幼儿和学龄前患儿玩新奇的玩具;让学龄期患儿唱歌,玩掌上型电动玩具;让青春期患儿玩电子游戏等,都有助于患儿的疼痛缓解。

2)被动型 只需家长或医务人员进行分散患儿注意力的行为即可。如:用柔软的毯子将新生儿和婴儿包裹起来,或者让母亲将患儿抱在怀中,贴在胸前,进行直接的皮肤接触,给予抚触按摩;年龄较小的患儿可给予拥抱、摇晃和轻拍;可以唱歌、播放音乐、讲故事给幼儿和学龄前患儿听;可以指导青春期患儿一些放松技巧等。

**2. 冷热疗法** 热疗可以促进血液循环,使肌肉放松;冷疗可以减轻水肿,缓解急性软组织损伤的疼痛。

**3. 蔗糖溶液或葡萄糖溶液** 可用于新生儿镇痛。手术或疼痛性操作如足跟采血前2 min,口服12%~24%蔗糖溶液或葡萄糖溶液2 mL;早产儿根据孕周适当降低口服量,一般不低于0.5 mL,有镇痛作用。超低出生体重儿以及血糖水平不稳定的婴儿须谨慎使用。

# 第六节 儿童用药特点及护理

药物在疾病治疗中起重要作用。合理及时的用药可促进患儿康复,维持患儿健康,但药物的毒副反应亦会同时给患儿带来不良影响。小儿正处于生长发育阶段,与成人相比有许多不相同的解剖生理特点,且小儿病情变化快,故小儿用药须慎重、准确、针对性强,做到合理用药。

## 一、儿童用药特点

**1. 年龄不同,药物在组织内分布及机体对药物反应程度不同** 不同药物进入体内后,在组织内的分布依患儿的不同年龄阶段而异,如幼儿应用巴比妥类、吗啡、四环素时,其脑浓度明显高于年长儿。患儿对药物的敏感性也与年龄有关,某些药物在一定年龄阶段的人身上可出现明显的作用,在其他年龄阶段的人身上却不显著,如新生儿应用吗啡可有明显的呼吸中枢抑制作用;麻黄素有能使血压升高的作用,但未成熟儿对其反应迟钝;8 岁以内儿童,尤其是小婴儿服用四环素容易引起黄斑牙(四环素牙);另外有些外用药如萘甲唑啉(滴鼻净)用于治疗婴儿鼻炎,可引起昏迷、呼吸暂停。

**2. 肝肾功能不成熟,对药物的代谢及解毒功能较差** 小儿时期肝脏解毒的功能尚未发育成熟,尤其是新生儿、早产儿,肝脏酶系统发育欠佳,延长了药物的半衰期,加大了药物的血浓度及毒性作用。如应用氯霉素,儿童半衰期约 4 h,而出生后 1 周内的新生儿因葡萄糖醛酸转移酶不足,半衰期可延长达 26 h,故剂量较大时可引起新生儿"灰婴综合征"。同时,新生儿的肾脏排泄功能不成熟,药物及其分解产物不能及时从体内排出而使毒副反应明显。

**3. 胎儿、乳儿可受母亲用药的影响** 孕妇用药时,药物可通过胎盘进入胎儿体内,对胎儿的影响与胎龄(孕周)及其成熟度有关。用药剂量越大,时间越长,越易通过胎盘的药物,到达胎儿的血药浓度亦越高,越持久,影响也越大。一般来说,乳母用药后,乳汁中可以含有浓度较低的药物,一般对乳儿的影响不大,但有些药物在乳汁中含量较大,可以影响到乳儿,如苯巴比妥、地西泮、水杨酸盐、阿托品等须慎用;而放射性药物、抗癌药、抗甲状腺激素药物,在乳汁中浓度较高,哺乳期应禁用。

## 二、儿童药物选用及护理

在治疗疾病时除掌握所用药物的特点外,还需结合小儿年龄、病种和病情,有针对性地选择药物,注意观察用药效果和毒副反应。

**1. 抗生素的应用及护理** 这是儿科临床最常用的药物之一。在使用中要严格掌握适应证,有针对性地使用,防止滥用抗生素。在使用抗生素时要注意药物的毒副反应及用药的剂量和疗程,如儿童使用氯霉素可抑制造血功能,使用卡那霉素、链霉素可损害听神经及肾脏功能;婴儿长时间滥用广谱抗生素,容易造成肠道菌群失调,甚至引起真菌和耐药性细菌感染。

**2. 退热药的应用及护理** 小儿疾病中,多有发热表现,通常使用对乙酰氨基酚和布洛芬,可反复使用,但剂量不可过大,用药后应注意观察体温及出汗情况,及时补充水分。婴儿期多采取物理降温及多饮水等措施,不宜过早、过多地应用药物。婴幼儿禁用复方解热止痛片(APC),因其对胃有刺激性,可引起白细胞减少、再生障碍性贫血等不良反应,且用药量过大时可因出汗过多、体温骤降而致虚脱。

**3. 镇静止惊药的应用及护理** 在患儿高热、烦躁不安、惊厥时,选用镇静止惊药,使其安静休息,解除惊厥,利于恢复。常用药物有地西泮、苯巴比妥、水合氯醛等,使用中应特别注意观察患儿呼吸情况,以免发生呼吸抑制。

**4. 止咳平喘药的应用及护理** 婴幼儿呼吸道感染时因呼吸道狭窄,黏膜肿胀,分泌物较多,咳嗽反射较弱,痰不易咳出,容易出现呼吸困难。咳嗽时,一般不用镇咳药,而应用祛痰药或雾化吸入法稀释分泌物,配合体位引流排痰,使之易于咳出。哮喘患儿使用氨茶碱平喘时,因该药可引起精神兴奋,易致新生儿及小婴儿惊厥,应慎用,如病情需要使用时应密切观察用药后的反应。

**5. 泻药和止泻药的应用及护理** 儿童便秘一般不用泻药,主要是调整饮食,如多吃水果、蔬菜等,必要时可用开塞露或用缓泻剂。儿童腹泻时一般不主张用止泻药,以免因肠蠕动减慢,增加肠道内毒素的吸收,使全身中毒症状加重。应注意调整饮食,纠正水、电解质平衡紊乱,同时加用活菌制剂,如乳酸杆菌、双歧杆菌等,以调节肠道微生态环境。

**6. 肾上腺皮质激素的应用及护理** 临床应用广泛,可与相关药物配合使用,抗炎、抗毒、抗过敏等。根据需要使用的时间不同,分为短疗程与长疗程。较长期使用,可影响蛋白质、脂肪、糖代谢,抑制骨骼生长,降低机体免疫力。应严格掌握适应证,在诊断未明确时避免滥用,以免掩盖真实病情。剂量和疗程要适当,不可随意减量或突然停药,防止出现反跳现象。水痘患儿禁用,避免感染扩散,加重病情。

## 三、儿童给药方法

给药的方法应以保证用药效果为原则,综合考虑患儿的年龄、病种、病情,选择适当的剂型、给药途径和用药次数,以排除各种不利因素,减少患儿的痛苦。在选择给药途径时,应尽量选用患儿和家长均可以接受的方式。

**1. 口服法** 最常用的给药方法,对患儿身心的不良影响小,只要条件许可,尽量采用口服给药。婴幼儿口服糖浆、水剂、冲剂等较合适,也可将药片捣碎后加糖水吞服,年长儿可用片剂或药丸。

喂药时最好将小儿抱起,使头略抬高,以免呛咳时将药吐出。婴儿可用滴管或去掉针头的注射器给药;若用小药勺给药,则从口角处顺口颊方向慢慢倒入,小药勺仍留在口中,待药液咽下再将小药勺拿开,以防患儿将药液吐出。若患儿不肯咽下时,可用拇指和示指轻轻捏双颊,使之吞咽。

在喂药过程中若患儿出现恶心,应暂停喂药,轻拍其背部或转移注意力,待好转后再喂,防止咳、呛、误吸。如不能避免呕吐时,应将头转向一侧,避免吸入气管。婴儿喂药应在喂奶前或两次喂奶间进行,以免因服药时呕吐而将奶吐出。训练和鼓励幼儿及学龄期儿童自愿服药。

给油类药物(如鱼肝油)时,可用滴管直接滴入小儿口中,吞咽障碍者或新生儿应注意避免强喂油剂,以免发生吸入性肺炎。任何药物不得与食物混合喂服。不主张用奶瓶喂药,以免影响哺乳。

**2. 注射法** 注射法比口服法奏效快,但对患儿刺激大,易造成患儿恐惧,且肌内注射次数过多可造成臀肌萎缩,影响下肢功能,故非病情必需不宜采用。常用注射法有皮内、皮下、肌内和静脉注射。应熟练掌握无痛注射技术,对年长儿注射前应做好解释工作,分散患儿注意力,取得合作,并选取合适姿势,使肌肉放松,易于进针,注射时做到"二快一慢",即进针和拔针要快,推药要慢。对不合作、哭闹挣扎的婴幼儿,可采取"三快"的特殊注射技术,即进针、推药及拔针均快,以缩短时间,防止发生意外。

**3. 外用药** 外用药剂型较多,如水剂、混悬剂、粉剂、膏剂等,其中以软膏为多。根据不同的用药部位,可对患儿手进行适当约束,以免因患儿抓、摸使药物误入眼、口而发生意外。

**4. 直肠给药** 将药栓由肛门塞入直肠,使用的目的是利用塞入药剂,借体温渐渐溶解,再由黏膜吸收而起到刺激排便、治疗直肠黏膜疾病及镇静、降温、镇痛的作用。

**5. 其他方法** 雾化吸入在治疗呼吸道疾病时常用,但需有人在旁照顾。对于神志不清、昏迷、不能吞咽的患儿,可通过鼻饲给药。含剂、漱剂在小儿时期使用不便,故应用较少。

### 四、儿童药物剂量计算

**1. 按体重计算** 这是最常用、最基本的计算方法,多数药物已计算出每千克体重每日或每次的用量。按已知的体重计算比较简单,已得到广泛推广使用。

**2. 按体表面积计算** 按体表面积计算较其他方法更为准确,因其与新陈代谢、肾小球滤过率等生理活动关系更为密切,但计算过程相对复杂。

药物剂量(每日或每次)=每日(次)每平方米体表面积所需药量×患儿体表面积($m^2$)

根据下列公式可计算出儿童的体表面积。

体重在 30 kg 或以下小儿体表面积($m^2$)=0.035×体重(kg)+0.1

体重在 30 kg 以上小儿体表面积($m^2$)=[体重(kg)-30]×0.02+1.05

**3. 按年龄计算** 方法简单易行,用于剂量幅度大、不需十分精确计算剂量的药物,如营养类药物。

**4. 根据成人剂量折算** 仅用于未提供小儿剂量的药物,所得剂量一般偏小欠精确,故不常用。方法如下:

$$小儿剂量=成人剂量×小儿体重(kg)/50$$

# 实训二　儿科常用护理技术

## 一、婴儿沐浴法

**【实训目的】**

(1)促进血液循环,增强皮肤排泄及散热功能。

(2)预防皮肤感染,清洁皮肤,使患儿舒适。

**【实训准备】**

**1. 物品** 棉布类:婴儿尿布、衣服、毛巾被及包布、系带;面巾 1 块、大毛巾 2 块。护理盘:梳子、指甲刀、棉签、弯盘、液体石蜡、50%乙醇、红汞、鱼肝油、爽身粉、肥皂、污水桶,必要时备水温表、碘伏。浴盆：内盛温热水(2/3 满为宜)，冬季水温为 38～40 ℃，夏季为 37～38 ℃，备水时温度稍高 2～3 ℃。另备一壶水，壶内盛 50～60 ℃热水备用。其他：必要时准备床单、被套、枕套、婴儿体重秤等。

**2. 环境** 关闭门窗，调节室温在 24～28 ℃。

**【实训学时】**

1 学时。

**【实训方法与结果】**

（一）实训方法

(1)用治疗车携带用物至床旁，拉下床一侧护栏。

(2)脱去婴儿衣服，根据病情需要测量体重，保留尿布，用大毛巾包裹婴儿身体。

(3)擦洗面部，用单层面巾由内眦向外眦轻轻擦拭婴儿的一只眼睛，清洗面巾或更换面巾部位，以同法擦另一只眼睛，然后擦耳部、面部，擦时禁用肥皂。最后用棉签清洁鼻孔。

(4)擦洗头部，打开大毛巾，抱起患儿，以左手托住婴儿枕部，腋下夹住患儿躯干，左手拇指和中指分别向前折婴儿双耳廓，堵住外耳道口，防止水流入耳内，右手将肥皂涂于婴儿头部，以水冲净并用大毛巾擦干。

(5)用手将肥皂涂于婴儿颈下、胸腹部、颈后、背部、臀部、会阴部、四肢及手脚，护士以左手握住婴儿左肩及腋窝处，使婴儿头部枕于护士肘窝处，右手轻托双腿放入盆内，洗净后用大毛巾擦干，涂爽身粉。

(6)如为女婴，轻轻分开阴唇，先后用清水自上而下擦洗；如为男婴，洗净包皮垢。

(7)换好干净衣服，系好尿布。必要时修剪指甲。梳理头发，检查口腔、脐部等，必要时涂药。

(8)整理床单位，拉好床护栏，清理用物。

（二）实训结果

学生熟练掌握沐浴法。

（三）注意事项

(1)婴儿沐浴宜在喂奶前或喂奶后 1 h 进行，以避免呕吐和溢奶。

(2)沐浴时关闭门窗，调节室温在 27 ℃左右。水温适宜，避免烫伤或受凉。选择碱性弱的香皂，避免损伤婴儿皮肤。

(3)减少暴露，注意保暖，清洁时动作轻快。耳、眼内不得有水或肥皂沫进入。注意观察全身皮肤情况，如发现异常及时报告医生。

(4)婴儿头顶部的皮脂结痂处不可用力清洗，可用液体石蜡浸润，待次日轻轻梳去结痂后再予洗净。

## 二、约束法

**【实训目的】**

(1)限制患儿活动，以利于诊疗。

(2)保护躁动不安的患儿以免发生意外。

【实训准备】

**1. 护士准备**

（1）评估患儿：患儿的病情，有无肢体及其他外伤。

（2）做好家长说服、解释工作，以取得合作。

**2. 物品准备**

（1）全身约束：大毛巾或床单。

（2）手或足约束：约束带。

（3）沙袋约束：2.5 kg沙袋（用便于消毒的橡皮布缝制）、布套。

【实训学时】

1学时。

【实训方法与结果】

（一）实训方法

**1. 全身约束法**（图4-1）

方法一：

（1）折叠大毛巾（或床单）达到能盖住患儿由肩至脚跟部的宽度。

（2）放患儿于大毛巾中间，将大毛巾一边紧裹患儿一侧上肢、躯干和下肢，经胸、腹部至对侧腋窝处，再将大毛巾整齐地压于患儿身下。

（3）大毛巾另一边紧裹患儿另一侧手臂，经胸压于背下，如患儿活动剧烈，可用布带围绕双臂打活结系好。

方法二：

（1）折叠大毛巾（或床单）使宽度能盖住患儿由肩至脚跟部。

（2）将患儿放在大毛巾中央，将大毛巾一边紧紧包裹患儿手臂并从腋下经后背到达对侧腋下拉出，再包裹对侧手臂，多余部分压至身下。

（3）大毛巾另一边包裹患儿，经胸压于背下。

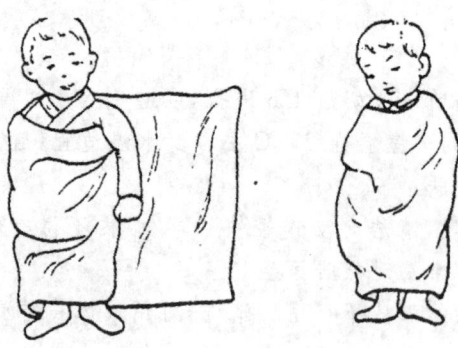

图4-1 全身约束法

**2. 手或足约束法**（图4-2）

（1）置患儿手或足于约束带甲端中间，将乙、丙两端绕手腕或踝部对折后系好，松紧度以手或足不易脱出且不影响血液循环为宜。

（2）将丁端系于床缘上。

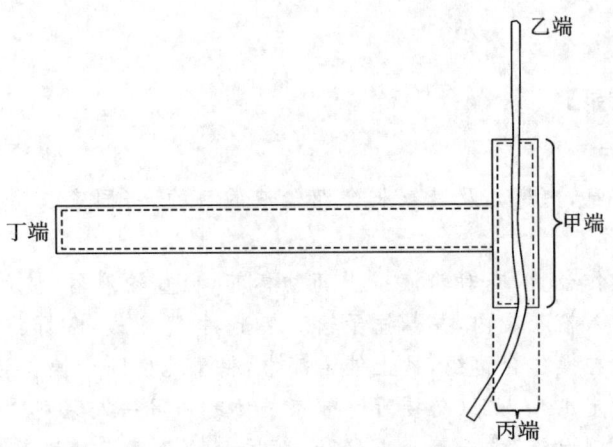

**图 4-2  手足约束带**

**3. 沙袋约束法**  根据需约束固定的部位不同,决定沙袋的摆放位置。

(1)需固定头部、防止其转动时,用两个沙袋呈"人"字形摆放在头部两侧。

(2)需保暖、防止患儿将被子踢开,可将两个沙袋分别放在患儿两肩旁,压在棉被上。

(3)需侧卧、避免其翻身时,将沙袋放于患儿背后。

## (二)实训结果

学生能熟练掌握约束法。

## (三)注意事项

(1)系扎或包裹松紧适宜,避免过紧损伤患儿皮肤、影响血液循环,而过松则失去约束意义。

(2)保持小儿姿势舒适,定时给予短时的姿势改变,减少疲劳。

(3)约束期间,随时注意观察约束部位皮肤颜色、温度,掌握血液循环情况。

## 三、头皮静脉输液法

### 【实训目的】

(1)补充液体、营养,维持内环境平衡。

(2)输入药物,治疗疾病。

### 【实训准备】

**1. 护士**

(1)衣帽整齐,洗手、戴口罩。

(2)认真核对医嘱、药物及患儿信息。

(3)了解患儿年龄、病情、合作程度、意识状态、心理状态、用药情况及头皮静脉情况。

**2. 患儿**  为小婴儿更换尿布,协助幼儿排尿。

**3. 物品**  治疗盘、输液器、输液架、液体及药物、消毒液、棉签、弯盘、胶布、头皮针、剃刀、治疗巾、平整清洁的操作台(铺有垫褥、横单)、小枕头等。

**4. 环境**  室内清洁宽敞,光线充足,操作前半小时停止扫地及更换床单。

**【实训学时】**

1 学时。

**【实训方法与结果】**

**（一）实训方法**

（1）核对患儿信息，向患儿及其家长介绍输液的目的，陪同家长携患儿到操作室，做好解释工作以取得合作。

（2）携用物置操作台上，查对输液袋上药物标签，检查输液器，按常规消毒输液袋插孔处，将输液器针头插入输液袋内，并悬挂于输液架上，排尽空气，备好胶布。

（3）将小枕头放在操作台边缘，枕上铺治疗巾，将患儿横卧于操作台中央，头枕于枕上。如两人操作，一人固定患儿头部（必要时可嘱家长协助），另一人穿刺。

（4）仔细选择穿刺血管，常选用额上静脉、颞浅静脉及耳后静脉等（图 4-3）。根据需要剔去穿刺部位的毛发，消毒皮肤，再次核对，消毒范围≥5 cm，操作者位于患儿头端，一手紧绷皮肤，另一手持针在距静脉最清晰点向后移 0.3 cm 处与皮肤成 5°～15°角沿静脉向心方向平行进针，然后将针头稍挑起，沿静脉走向徐徐刺入，见回血后用胶布妥善固定，并调节滴速。

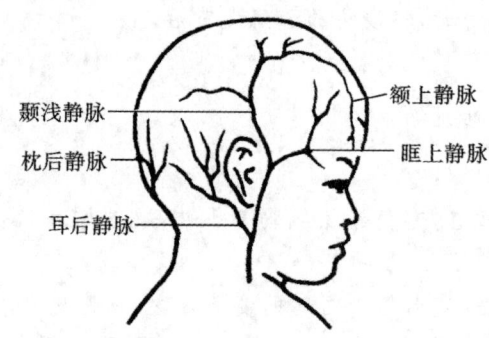

**图 4-3　头皮静脉示意图**

（5）再次核对，整理用物，交代相关注意事项，签字，洗手，做好相关记录。

**（二）实训结果**

学生能熟练掌握头皮静脉输液法。

**（三）注意事项**

（1）严格执行无菌技术操作原则和查对制度，注意配伍禁忌。

（2）操作前、操作中及操作后应向患儿家长做好解释工作，注意区分头皮动静脉，避免误入动脉。若皮肤变白，则进入动脉，应拔出重新穿刺；若皮肤表面无隆起，血色暗红，且点滴顺利时，则穿刺静脉成功。

（3）穿刺过程中注意观察患儿病情变化。

（4）加强巡视，观察穿刺点局部有无红、肿、热、痛，以及有无输液反应发生，根据患儿病情及年龄调整输液速度，输入刺激性药物时，应确保针头在静脉内并妥善固定，防止针头脱落。

## 四、抚触法

**【实训目的】**

(1)增强婴儿肌肉力量和促进关节灵活度的发展。

(2)促进婴儿身心发展。

(3)促进母婴情感交流互动。

**【实训准备】**

(1)物品:毛毯、婴儿润肤油。

(2)环境:选择温暖安静的房间,可以播放一些柔和的音乐。

**【实训学时】**

2学时。

**【实训方法与结果】**

**(一)实训方法**

(1)操作者常选用站姿,保持双肩放松,背部挺直。

(2)倒少量婴儿润肤油于掌内,涂布均匀,按头、胸、腹、四肢、手足、背依次进行抚触。

①头部:双手拇指从婴儿下颌中央向面部两侧以上滑动,呈"微笑"状;两手拇指从面部外侧上推合于额部;两手掌面从前额发际抚向脑后,并停止于两耳后乳突处,轻轻按压。

②胸部:双手分别从胸部的外下侧向对侧的外上方向交叉推进,在胸部形成大的交叉。

③腹部:双手交替横放在婴儿上腹部,从上腹部轻轻施压按摩至下腹部,反复按摩多次,每次保持有一只手接触婴儿腹部,用手从婴儿右下腹向上经中上腹滑向左上腹,推向左下腹,做倒"U"形动作,然后回到右下腹重复按摩几次。

④四肢:涂上婴儿润肤油后,将双手弯成圈状,套在婴儿手臂上由上往下滑动,揉捏肌肉关节,以同样的方法揉捏下肢肌肉关节。

⑤手足:涂上婴儿润肤油后,托住婴儿小手,用拇指指腹从婴儿掌根部滑向指尖,伸展婴儿的手掌,并从指根到指尖揉捏每一个手指,提捏各手指关节。同样方法抚触婴儿的小脚。

⑥背部:婴儿呈俯卧位,涂上润肤油后,两手掌分别于脊柱两侧由中央向两侧滑动;以脊柱为中分线,双手与脊柱成直角,往相反方向重复移动双手。顺序从背部上端开始滑向臀部,再回到肩膀。

**(二)实训结果**

学生掌握婴儿抚触方法。

**(三)注意事项**

(1)注意保暖,防受凉。确保抚触时不受干扰,可播放一些柔和的音乐,帮助彼此放松。

(2)抚触需温暖双手,开始时轻触,随后逐渐增加压力以使婴儿适应。不要让婴儿的眼睛接触婴儿润肤油,在抚触后抱婴儿时防止因婴儿润肤油作用而使婴儿滑脱。

(3)不宜在刚喂乳后或婴儿饥饿的情况下进行抚触,以免引起婴儿的不适和不安。对婴儿每次抚触15 min即可,一般每日进行3次抚触。要根据婴儿的需要进行抚触,一旦感觉婴儿满足了即应停止。

## 能力检测

**思考题**

1. 如何对儿科病房进行护理管理?

2. 作为一名儿科护士,采集健康史时该注意什么?

3. 常用的儿科疼痛评估工具有哪些?

在线答题

（竹婴　周密）

# 第五章
# 营养及营养障碍性
# 疾病患儿的护理

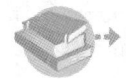

## 学习目标

1. **掌握**：各种喂养方法的优缺点，母乳喂养的护理，人工喂养制品的配制方法；营养障碍性疾病患儿的护理评估、护理诊断、护理措施。

2. **熟悉**：小儿能量与营养素的需要，部分母乳喂养，食物转换的原则和步骤；营养障碍性疾病的临床表现。

3. **了解**：儿童、少年的膳食安排；营养障碍性疾病的病因。

### 案例导入

一个7个月小儿，平常户外活动比较少，人工喂养，没有添加辅助食品，常有多汗、睡眠少、烦躁不安。近日，妈妈发现孩子常常在夜间突然惊醒，不容易安抚。

工作任务：

1. 孩子为什么会出现这些情况？

2. 如何指导妈妈护理孩子？

# 第一节　能量与营养素的需求

人体获得和利用食物维持生长发育等生命活动的过程为营养。营养素是食物中经过消化吸收和代谢能够维持生命活动的物质。营养素分为能量、宏量营养素（蛋白质、脂类、碳水化合物）、微量营养素（矿物质、维生素）及其他膳食成分（纤维素和水）。

## 一、能量的需要

供给人体能量的三大营养素是碳水化合物、脂肪和蛋白质，适宜的能量供应是维持小儿健康的必要前提。小儿能量需要包括以下五个方面。

**1. 基础代谢**　基础代谢所需能量是指在清醒、安静、空腹状态下，于 18～25 ℃环境中人体维持基本生理活动所需的最低能量。小儿以单位体重或体表面积计算，基础代谢的需要量较成人高。婴幼儿时期，基础代谢的能量需要占总能量的 50%～60%。婴儿每日平均约需能量为 230 kJ/kg(55 kcal/kg)，随年龄增长而逐渐减少，7 岁儿童每日约需能量为 184 kJ/kg(44 kcal/kg)，至 12 岁时每日约需能量为 126 kJ/kg(30 kcal/kg)，接近成人。

**2. 食物热力作用**　人体摄取食物而引起的机体能量代谢的额外增多，称为食物的热力作用，主要用于食物消化、吸收、转运、代谢和储存。三大产能营养素中以蛋白质的热力作用最高，以乳类为主要食物的婴儿此项能量所需较高，占总能量的 7%～8%，而吃混合膳食的年长儿此项能量约占总能量的 5%。

**3. 活动消耗**　小儿活动所需能量与活动的强度、活动的时间长短有关，爱哭闹、活动多的小儿能量需要比同年龄安静的小儿多 3～4 倍。婴儿睡眠时间较多，活动量较小，能量消耗较少，婴儿每日需能量 63～84 kJ/kg(15～20 kcal/kg)。随年龄增长，活动量逐渐加大，能量的需要也增加，12～13 岁时，每日约需 126 kJ/kg(30 kcal/kg)。当能量供给不足时，小儿首先表现为活动减少。

**4. 生长所需**　这是小儿特有的能量需要，需要量与小儿的生长速度成正比。婴儿生长发育快，该项能量的需要量多，小于 6 个月的婴儿，体格发育最快，每日所需能量可达 167～209 kJ/kg(40～50 kcal/kg)；6 个月至 1 岁为每日 63～84 kJ/kg(15～20 kcal/kg)，占总能量需要的 25%～30%。

**5. 排泄消耗**　每日摄入的食物中，有一小部分不能被吸收而排出体外，这部分所消耗的能量不超过总能量的 10%。

上述五个方面的总和为小儿能量的总需要量。根据小儿年龄、体重及生长速度估计每日所需的能量：新生儿第 1 周每日约为 250 kJ/kg(60 kcal/kg)，第 2～3 周每日约 418 kJ/kg(100 kcal/kg)，第 2～6 个月每日为 460～502 kJ/kg(110～120 kcal/kg)。常用的估算方法为：1 岁以内婴儿每日约需能量 460 kJ/kg(110 kcal/kg)，以后每增加 3 岁能量需要减少约 42 kJ/kg(10 kcal/kg)，15 岁时为 250 kJ/kg(60 kcal/kg)。总能量的需求存在个体差异，如体重相同的健康儿，瘦长体形者因体内有较多的代谢活跃组织，对能量的需要往往多于肥胖儿。宏量营养素的产能量分别为：1 g 碳水化合物产热 16.8 kJ(4 kcal)；1 g 脂肪产热 37.8 kJ(9 kcal)；1 g 蛋白质产热 16.8 kJ(4 kcal)。

## 二、营养素的需要

### (一)宏量营养素

**1. 蛋白质**　蛋白质是构成人体组织细胞的基本物质，也是体液、酶、激素的重要组成部分，有供能作用，所供的能量占每日总能量的 8%～15%。食物中的蛋白质主要用于机体的生长发育和组织的修复。婴幼儿生长发育旺盛，需要蛋白质相对较多。随着年龄的增长，蛋白质的需要量逐渐减少至成人的水平。婴儿期蛋白质的推荐摄入量为 1.5～3.0 g/(kg·d)。

蛋白质含量丰富的食物有乳类、蛋类、肉类和豆类。动物蛋白一般优于植物蛋白，以乳类和蛋类为佳;大豆蛋白含赖氨酸多,优于谷物。有些氨基酸人体不能合成,必须由食物供给,这类氨基酸称为必需氨基酸,包括异亮氨酸、亮氨酸、赖氨酸、色氨酸、蛋氨酸、苯丙氨酸、苏氨酸及缬氨酸。含必需氨基酸种类多、比例恰当且易于消化吸收的蛋白质称为优质蛋白质,小儿摄入的优质蛋白质应占总蛋白的 50%。为使体内的氨基酸具有合适的比例、必需氨基酸在种类和数量上互相补充、发挥蛋白质互补作用,可几种食物混合食用以便提高食物的生物价值,满足小儿生长发育的需要。

蛋白质摄入过多可出现便秘、食欲不振;蛋白质长期缺乏可出现营养不良、生长迟缓、智力发育障碍、贫血、免疫功能低下、肌肉发育不良及水肿等,严重者可致死亡。

**2. 脂类** 脂类是脂肪、胆固醇、磷脂的总称,是机体第二供能营养素,是人体细胞的重要组成成分,是必需脂肪酸的来源和脂溶性维生素的载体,也是神经系统发育必不可少的物质。人体自身不能合成,必须由食物供给的脂肪酸称为必需脂肪酸,如亚油酸、亚麻酸等,是维持小儿正常生长发育所必需的营养素。缺乏必需脂肪酸,会导致皮肤角化、伤口愈合不良、生长停滞、免疫功能低下等。脂肪所供的能量约占婴儿总能量的 45%(35%~50%),其中必需脂肪酸所供能量应占总能量的 1%~3%。含脂肪丰富的食物有乳类、肉类及各种植物油等,母乳含有丰富的必需脂肪酸。

脂类摄入过多影响食欲,可出现腹泻;脂类长期缺乏,可发生营养不良和脂溶性维生素缺乏等。

**知识链接** ------------------- 必需脂肪酸 -------------------●

**3. 碳水化合物** 碳水化合物是人体能量的主要来源。2 岁以上小儿膳食中碳水化合物所供给的能量占总能量的 55%~65%。若碳水化合物供能大于 80%或小于 40%均不利于健康。碳水化合物主要由谷类、根茎类食物及食糖提供,蔬菜和水果中含量少。

为满足小儿生长发育需要,首先应保证能量供给,其次是蛋白质。碳水化合物、脂类、蛋白质供给的比例应适当,即蛋白质、脂肪、碳水化合物产能之比为(10%~15%):(30%~35%):(50%~60%),否则易发生代谢紊乱。

**(二)微量营养素**

**1. 维生素** 维生素是人体正常生理活动所必需的营养素。大多数在体内不能合成,必须从食物中摄取。维生素参与酶系统的活动或作为其辅酶,调节体内各种代谢过程和生理活动。维生素的种类很多,按其溶解性可分为脂溶性维生素(维生素 A、维生素 D、维生素 E、维生素 K)和水溶性维生素(B 族维生素和维生素 C)两大类。水溶性维生素易溶于水,多余部分可迅速从尿中排泄,不易在体内储存,必须每日供给;脂溶性维生素可储存于体内,不必每日供应,但因排泄较慢,缺乏时症状出现较晚,过量易中毒(表 5-1)。

表 5-1　各种维生素的作用和来源

| 维生素种类 | | 作用 | 主要来源 |
|---|---|---|---|
| 脂溶性维生素 | 维生素 A | 促进生长发育,维持上皮细胞完整性,增加皮肤黏膜抵抗力,为形成视紫质所必需的成分,促进免疫功能 | 肝、牛乳、鱼肝油、胡萝卜素等 |
| | 维生素 D | 调节钙磷代谢,促进肠道对钙磷吸收,维持血液钙、磷浓度,骨骼、牙齿的正常发育 | 肝、鱼肝油、蛋黄,紫外线照射皮肤 |
| | 维生素 K | 由肝脏利用、合成凝血酶原 | 肝、蛋、豆类、青菜,肠内细菌合成 |
| | 维生素 E | 促进细胞成熟与分化,是一种有效的抗氧化剂 | 麦胚油、豆类、蔬菜 |
| 水溶性维生素 | 维生素 $B_1$ | 构成脱羧辅酶的主要成分,为糖代谢所必需,维持神经、心肌的活动功能,调节胃肠蠕动,促进生长发育 | 米糠、麦麸、豆、花生、酵母 |
| | 维生素 $B_2$ | 辅黄酶主要成分,参与机体氧化过程,维持皮肤、口腔和眼的健康 | 肝、蛋、乳类、蔬菜、酵母 |
| | 维生素 $B_6$ | 转氨酶和氨基酸脱羧酶的组成成分,参与神经、氨基酸及脂肪代谢 | 各种食物,亦可在肠道内由细菌合成 |
| | 叶酸 | 其活动形式四氢叶酸参与核苷酸的合成,有造血作用 | 各种食物,绿叶蔬菜,动物肝、肾,酵母中含量高 |
| | 维生素 $B_{12}$ | 参与核酸合成,促进四氢叶酸的形成、细胞及细胞核的成熟,对造血和神经组织代谢有重要作用 | 动物肝、肾、肉等 |
| | 维生素 C | 参与人体的羟化和还原过程,对胶原蛋白、细胞间黏合质、神经递质的合成与类固醇的羟化、氨基酸代谢、抗体及红细胞的生成等均有重要作用。可增强抵抗力,并有解毒作用 | 各种水果、新鲜蔬菜 |

**2. 矿物质**　包括常量元素和微量元素(表 5-2)。

表 5-2　各种矿物质的作用和来源

| 元素种类 | | 作用 | 主要来源 |
|---|---|---|---|
| 常量元素 | 钙 | 为凝血因子,能降低神经肌肉的兴奋,是构成骨髓、牙齿的主要成分 | 绿色蔬菜、乳类、蛋类 |
| | 磷 | 是骨骼、牙齿、细胞核蛋白、各种酶的主要成分,协助糖、脂肪、蛋白质的代谢,参与缓冲系统、维持酸碱平衡 | 肉类、豆类、五谷、乳类 |
| | 镁 | 构成骨骼及牙齿的成分,激活糖代谢酶,与神经肌肉兴奋性有关,为细胞内阳离子,对所有细胞代谢过程都重要,常与钙同时缺乏,导致手足搐搦症 | 谷类、豆类、干果、肉、乳类 |
| | 钾 | 构成细胞质的要素,维持酸碱平衡,调节神经肌肉活动 | 果汁、紫菜、乳、肉 |
| | 钠、氯 | 调节人体液体酸碱性、促进水分交换,保持渗透压平衡 | 食盐、新鲜食物、蛋类 |

续表

| 元素种类 | | 作用 | 主要来源 |
|---|---|---|---|
| 微量元素 | 铁 | 血红蛋白、肌蛋白、细胞色素和其他酶系统的主要成分,帮助氧的运输 | 肝、蛋黄、血、豆、肉类、绿色蔬菜 |
| | 铜 | 对红细胞生成、血红蛋白合成和铁的吸收起很大作用,与许多酶如细胞色素酶、氧化酶的关系密切,存在于人体红细胞、脑、肝等组织内,缺乏时引起贫血 | 肝、肉、鱼、豆类、全谷 |
| | 锌 | 为很多酶的组成成分,如与能量代谢有关的碳酸酐酶、与核酸代谢有关的酶、调节 DNA 的复制转录;促进蛋白质的合成;参与和免疫有关酶的作用 | 鱼、蛋、肉、禽、麦胚、全谷 |
| | 碘 | $T_3$、$T_4$ 的主要成分,缺乏时引起单纯性甲状腺肿及地方性甲状腺功能减退症 | 海带、紫菜、海鱼等 |
| | 硒 | 保护心血管,维护心肌健康,促进生长,保护视力 | 动物肝、肾,肉类、海带 |
| | 钼 | 黄素依赖酶的成分,作为酶的辅助因子发挥作用 | 乳类、内脏、干豆 |
| | 铬 | 葡萄糖耐量因子的重要组成成分,有潜在性胰岛素作用,影响脂肪代谢,增加 RNA 的合成 | 肉类、豆类、畜肝 |
| | 钴 | 以维生素 $B_{12}$ 的成分存在,即与红细胞的成熟有关;影响甲状腺代谢 | 动物肝、肾,海带等 |

1)常量元素 每日膳食需要量在 100 mg 以上者为常量元素。体内除氢、氧、氮、碳四种基本元素外,钠、钙、磷、镁、钾、氯、硫等也为常量元素。在体内具有重要的生理功能,如钠、钾、氯等元素参与水、电解质和酸碱平衡的维持,钙与磷构成骨骼和牙齿的主要成分。

2)微量元素 微量元素体内含量很少,必须通过食物摄入,有一定的生理功能。碘、铁、硒、铜、锌、氟、钼、铬、钴、锰、镍、硅、锡、钒 14 种是人体必需的微量元素。其中铁、锌、碘缺乏症是全世界最主要的微量营养素缺乏病。

（三）其他

**1. 水** 水是机体重要的组成部分,参与体内所有的物质代谢和生理活动。小儿生长发育快,代谢旺盛,需水量相对较多。婴儿每日需水量约为 150 mL/kg,以后每增长 3 岁减少 25 mL/kg,9 岁时每日需水 75 mL/kg,至成人每日为 45~50 mL/kg。

**2. 膳食纤维** 膳食纤维主要来自植物的细胞壁,是不被小肠酶消化的非淀粉多糖,有生理功能的膳食纤维有纤维素、半纤维素、木质素等。膳食纤维有吸收大肠水分、软化大便、增加大便体积、促进肠蠕动等功能。膳食纤维主要从谷类、新鲜蔬菜、水果中供给,小儿的摄入量一般为每日 20~35 g。

# 第二节 小儿喂养与膳食安排

## 一、婴儿喂养

婴儿喂养的方法有母乳喂养、部分母乳喂养和人工喂养三种,以母乳喂养为最佳选择。

（一）母乳喂养

母乳是婴儿最适宜的天然营养品，具有许多优点，应积极宣传并指导乳母坚持母乳喂养。一个健康母亲可提供足月儿正常生长至 6 个月所需要的营养素、能量、液体量。哺乳不仅供给婴儿营养，还提供婴儿生长发育的一些物质如脂肪酶、SIgA 等，直到婴儿体内可以自己合成。

**1. 母乳成分的变化** 初乳为孕后期与产后 4～5 日的乳汁，每日 15～45 mL，质稠，淡黄色，脂肪含量少而蛋白质含量多，富有维生素 A、牛磺酸、微量元素及免疫物质，特别适合新生儿生长发育和抗感染的需要。过渡乳为产后 5～14 日的乳汁，含脂肪最高而蛋白质和矿物质逐渐减少。成熟乳为产后 14 日至 9 个月的乳汁，质较稳定，量随乳儿增长而增加。晚乳为 10 个月后的乳汁，营养成分和总量都减少。每次哺乳过程中，乳汁的成分随时间的推移亦可发生一些变化，若将哺乳过程分为三部分，第一部分乳汁蛋白质含量高而脂肪低，第二部分乳汁蛋白质含量逐渐减少而脂肪含量逐渐增高，第三部分乳汁含脂肪最多（表5-3、表 5-4）。

表 5-3　各期母乳成分

| 营养素 | 初乳/(g/L) | 过渡乳/(g/L) | 成熟乳/(g/L) | 晚乳/(g/L) |
|---|---|---|---|---|
| 蛋白质 | 22.5 | 15.6 | 11.5 | 10.7 |
| 脂肪 | 28.5 | 43.7 | 32.6 | 31.6 |
| 碳水化合物 | 75.9 | 77.4 | 75.0 | 74.7 |
| 矿物质 | 3.08 | 2.41 | 2.06 | 2.0 |
| 钙 | 0.33 | 0.29 | 0.25 | 0.28 |
| 磷 | 0.18 | 0.18 | 0.15 | 0.13 |

表 5-4　各部分母乳成分变化

| 营养素 | 第一部分 | 第二部分 | 第三部分 |
|---|---|---|---|
| 蛋白质 | 11.8/(g/L) | 9.4/(g/L) | 7.1/(g/L) |
| 脂肪 | 17.1/(g/L) | 27.7/(g/L) | 55.1/(g/L) |

**2. 母乳喂养的优点**

1)营养丰富，比例合适，利于消化吸收　母乳的营养成分最能满足婴儿的营养需要及适合婴儿的消化吸收能力，可以减少患营养不良和消化功能紊乱的危险。母乳所含蛋白质、脂肪、糖的比例为1:3:6，比较适宜；钙、磷比例为 2:1，易于吸收。蛋白质以乳清蛋白为主，在胃内形成细小柔软的乳块，易被消化吸收；含必需氨基酸比例适宜，牛磺酸的含量是牛乳的 10～30 倍，牛磺酸能促进婴儿神经系统和视网膜的发育。脂肪以不饱和脂肪酸含量多，除含有亚油酸、亚麻酸外，还含有微量的花生四烯酸和 DHA，胆固醇含量丰富，利于婴儿神经系统的发育；解脂酶较多，使脂肪颗粒易于消化吸收。乳糖含量多，以乙型乳糖为主，利于脑的发育；促进肠道乳酸杆菌生长，从而抑制大肠埃希菌生长，减少腹泻的发生。母乳中还含有较多的消化酶如淀粉酶、乳脂酶等，有助于消化。母乳中铁的含量与牛乳相似，但吸收率(49%)比牛乳(4%)高，故母乳喂养较少发生缺铁性贫血。

2)增强婴儿免疫力 母乳中含有丰富的抗感染物质,具有增强婴儿免疫力的作用。如初乳中含较多的分泌型 IgA(SIgA),对呼吸道、消化道有保护作用。母乳中含有较多的乳铁蛋白,对铁有强大的螯合能力,能夺走大肠埃希菌和白色念珠菌等赖以生长的铁,从而抑制其生长。母乳中有较多的巨噬细胞、淋巴细胞和中性粒细胞等免疫活性物质及较多的溶菌酶和双歧因子,促进乳酸杆菌的生长,抑制大肠埃希菌、痢疾杆菌等细菌生长,有杀菌、抗病毒、抗感染、调理细胞因子的作用。

3)母乳有利于婴儿脑的发育 母乳中含有较多的优质蛋白、必需氨基酸和乳糖,还有对细胞增殖、发育有重要作用的生长调节因子,如牛磺酸、上皮生长因子、神经生长因子等激素样蛋白,能够促进神经系统的发育。

4)良好的心理-社会反应 母乳喂哺时,婴儿与母亲直接接触,通过拥抱、逗引、照顾、对视等增进母婴感情、建立母子间的信任感,并使婴儿获得安全、舒适及愉快感,有利于促进婴儿心智的发育。

5)喂哺简便、经济 母乳的温度适宜,不易污染,乳量随小儿生长而增加。母乳喂养省时、省力又经济。

6)对母亲有利 产后哺乳可刺激母亲的子宫收缩、复原,促进康复。母亲哺乳可使月经推迟,有一定的避孕作用,也可减少乳腺癌和卵巢癌的发生。

**3. 母乳喂养的护理**

1)产前准备 大多数健康孕妇具有哺乳能力,但真正成功的哺乳则需要孕妇做好身、心方面的准备。广泛宣传母乳喂养的优点,让孕妇树立母乳喂养的信心;保证合理的营养、充足的睡眠,防止各种有害因素的影响。

2)乳头保健 孕妇在妊娠后期每日用清水(忌用肥皂或乙醇之类)擦洗乳头;乳头内陷者用两手拇指从不同的角度按乳头两侧,向周围牵拉,每日一次至数次;哺乳后可挤出少许乳汁均匀地涂在乳头上,乳汁中有丰富的蛋白质和抑菌物质对乳头表皮有保护作用。若乳头裂伤时应暂停直接哺乳,用吸乳器将乳汁吸出,消毒后喂小儿。用鱼肝油软膏涂擦乳头,防止感染。经常排乳不畅或每次喂哺后未将乳汁吸空易引起乳汁淤积,发生乳房小硬块(乳核),有胀痛感,应及早进行局部湿热敷及轻轻揉摩将其软化,并用吸乳器将乳汁吸尽,以防乳腺炎的发生。

3)尽早开奶、按需哺乳 吸吮是最主要的条件刺激,是促进泌乳的关键点和始发动力,应尽早开奶(产后 15 min 至 2 h)。尽早开奶可减轻婴儿生理性黄疸和生理性体重下降,预防低血糖的发生。0~2 个月婴儿可按需喂哺,使其吸吮有力,乳头得到多次刺激,乳汁分泌增加。2 个月后可按时喂养,可每 2~3 h 喂 1 次,夜间暂停 1 次。以后随月龄的增长添加转换期食品可逐渐减少哺喂次数。每次哺乳时间为 15~20 min,不宜过长。

4)促进乳房分泌 哺乳前让母亲先湿热敷乳房,促进乳房血液循环。3 min 后,从外侧边缘向乳晕方向轻拍或按摩乳房,促进乳房感觉神经的传导和泌乳,两侧乳房应先后交替进行哺乳,每次哺乳应让乳汁排空。

5)正确的喂哺技巧 正确的喂哺姿势可刺激婴儿的口腔动力,利于吸吮。喂乳前先给婴儿换尿布,母亲清洗双手,清洁乳头、乳晕。授乳时母亲应取舒适姿势,一般宜采用坐位,哺乳一侧的脚稍抬高,斜抱婴儿,使婴儿的头、肩枕于母亲哺乳侧的肘弯,用另一手的示指、中指轻夹乳晕两旁,使婴儿含住大部分乳晕及乳头,能自由地用鼻呼吸。哺乳结束后,应将婴儿竖抱,头部紧靠在母亲的肩上,用手掌轻拍背部,帮助吞咽下的气体排出以防止溢乳。婴儿保持右侧卧位,以防呕吐造成窒息。

6)母乳充足的表现 每次哺乳时能听到吞咽声,婴儿能安静入睡,每日有 1 次量多或少量多次的软便,6 次左右小便。出生后至最初 2 个月可每周称体重一次,以后延长至每 2 周及每个月一次。若小儿体重按正常速度增加,则表示奶量足够。

7)乳母心情愉快 与泌乳有关的多种激素直接或间接地受下丘脑的调节,下丘脑功能与情绪有关,故泌乳受情绪的影响很大。心情压抑可以刺激肾上腺素分泌,使乳腺血流量减少,阻碍营养物质与有关激素进入乳房,从而使乳汁分泌减少。保证孕妇和乳母的心情愉快和充足的睡眠,避免精神紧张,可促进泌乳。

8)掌握禁忌证 母亲感染 HIV 或患有严重疾病(如活动性肺结核、糖尿病、严重心肾疾病等)不宜或暂停母乳喂哺。乳腺炎者暂停患侧哺乳。

**4. 断乳** 随着小儿年龄增长,母乳的量和质已不能完全满足小儿生长发育的需要,小儿可自 4～6 个月开始引入半固体食物,并逐步减少哺乳次数,使母子双方在生理、心理上做好准备,一般 10～12 个月完全断乳。世界卫生组织(WHO)建议母乳喂养至 2 岁。

(二)部分母乳喂养

母乳与配方乳及其他食品共同喂养婴儿为部分母乳喂养。有补授法和代授法两种情况。

**1. 补授法** 因母乳不足,需要每次喂母乳后补充牛乳、羊乳或其他代乳品。

**2. 代授法** 1 日内用代乳品 1 次或数次代替母乳的方法。每日母乳喂养的次数最好不要少于 3 次(以防母乳分泌减少)。

(三)人工喂养

母亲因某种原因不能给婴儿哺喂,需以其他代乳品完全代替母乳喂养的方法称为人工喂养。牛乳、羊乳、马乳等均为代乳品(表 5-5)。

表5-5 母乳与牛乳宏量营养素产能比 单位:%

| 成分 | 母乳 | 牛乳 | 8%糖牛乳 | 理想标准 |
| --- | --- | --- | --- | --- |
| 蛋白质 | 9 | 19 | 13 | 11 |
| 脂肪 | 50 | 52 | 36 | 50 |
| 碳水化合物 | 41 | 29 | 51 | 40～50 |
| 能量 | 280.33 kJ(67 kcal) | 280.33 kJ(67 kcal) | 414.22 kJ(99 kcal) | |

**1. 配方奶粉** 配方奶粉是以牛乳为基础的改造奶制品,使宏量营养素的成分尽量接近人乳,使之适合婴儿的消化能力和肾功能,如改变乳清蛋白与酪蛋白的比例,用不饱和脂肪酸代替饱和脂肪酸;提高糖含量至人乳水平,降低矿物质的含量,调整钙、磷比例,加入缺乏的微量元素和维生素,强化婴儿生长时所需要的微量营养素,使用时按年龄选用。配方奶虽然营养接近母乳,但其缺乏母乳中的免疫活性物质和酶,不能替代母乳,但比鲜牛乳及全脂奶粉更容易消化,营养更全面、更均衡,故在缺乏母乳时首选配方奶粉。

**2. 鲜牛乳** 牛乳是最常用的代乳品,但牛乳和人乳比较有一些缺点和不足,牛乳中含较多的酪蛋白,入胃后凝块较大不易消化;含饱和脂肪酸多,脂肪球大,缺乏脂肪酶,较难消化吸收;乳糖含量较少,且以甲型乳糖为主,易造成大肠埃希菌生长;矿物质较多,不利于消化吸收,易加重肾脏的负担。牛乳中缺乏各种免疫因子,使婴儿易患感染性疾病。故无条件选用配方奶粉而采用牛乳喂养婴儿时,必须进行改造。

1)加水 降低酪蛋白、矿物质含量,减轻婴儿消化道、肾脏负担。根据月(周)龄加不同程度的水稀释。简便配置,即出生后不满2周者可采用2∶1的比例(2份牛乳加1份水);以后逐渐过渡到3∶1或4∶1;满月后即可用全牛乳。

2)加糖 牛乳中糖含量低,通过加糖增加能量,使三大供能物质比例适宜,有利于吸收,软化大便。一般每100 mL牛乳中加糖5~8 g。

3)加热 煮沸3~4 min达到灭菌目的,同时使蛋白质变性,凝块变小,有利于消化。

**3. 奶量摄入的估计(6月龄以内)**

1)配方奶粉摄入量估计 婴儿每日需能量460 kJ/kg(110 kcal/kg),一般市售婴儿配方奶粉100 g供能约2093 kJ(500 kcal),故婴儿配方奶粉约20 g/(kg·d)即可满足需要。按规定配制的配方奶可满足婴儿每日营养素、能量及液体的总需要量。

2)全牛乳摄入量估计 以每日所需总能量和总液量计算,婴儿每日需能量为460 kJ/kg(110 kcal/kg),需水量为150 mL/kg。8%糖牛乳100 mL产热为414.22 kJ(99 kcal),故婴儿需8%糖牛乳约110 mL/(kg·d)。一般婴儿每日鲜牛乳喂哺量以不超过800 mL为宜,能量不够时可增补辅助食品。

例如:体重5 kg,8%的糖牛乳的配制方法如下。

$$婴儿每日需要8\%的糖牛乳量:110×5=550 mL$$
$$每日牛乳以外需水量:150×5-550=200 mL$$

全牛乳喂养时,蛋白质与矿物质浓度较高,应在两次哺喂之间加水,使奶与水量(总液体量)达150 mL/(kg·d)。

**4. 人工喂养的注意事项**

1)选用合适的奶嘴 奶嘴的软硬度与奶嘴孔的大小应适宜,孔的大小以奶瓶倒置时液体呈滴状连续滴出为宜。

2)测试乳液的温度 乳液温度应与体温接近。哺喂前先将乳汁滴于手背,感觉温度适宜即可。

3)避免空气吸入 哺喂时持奶瓶应倾斜,使乳液充满奶嘴,以减少空气吞入,避免溢乳。喂毕抱起轻拍后背,使吞咽的气体排出。

4)加强食具卫生 在无冷藏条件时,乳液应分次配制,确保安全。奶瓶以直式为宜,便于清洗。全部用具均需严格消毒,每次哺喂后先洗净,然后再放入冷水锅中煮沸,再放入奶嘴煮3~5 min。

5)及时调整乳量 婴儿食量存在个体差异,观察小儿食欲及大便的性状,随时调整乳量。小儿获得合理喂养的标志是发育良好,二便正常,喝奶后安静。

6)注意情感交流 喂养时父母(或喂养者)尽量能与婴儿的眼睛对视。

**(四)婴儿食物转换**

随着婴儿年龄增长,消化、吸收和代谢功能日趋完善,单纯乳类喂养不能完全满足6月龄后婴儿生长发育的需求,应由纯乳类的液体食物向固体食物逐渐转换,这个过程称为食物转换(旧称辅食添加)。婴幼儿喂养过程的液体食物喂养阶段、泥糊状食物引入阶段和固体食物进食阶段中,既要考虑营养素摄入,又要考虑喂养或进食行为和饮食环境,使婴幼儿在获得充足和均衡的营养素摄入的同时,养成良好的饮食习惯。

**1. 食物转换原则**

1)由少到多 婴儿食物转换期是对其他食物逐渐习惯的过程,引入的食物应由少到多,首先喂给婴儿少量强化铁的米粉,由1~2勺到数勺,直至一餐。

2)由一种到多种 婴儿接受一种新食物一般需尝试8~10次,3~5日,至婴儿习惯该种口味后再换另一种,以刺激味觉的发育。单一食物逐次引入的方法可及时了解婴儿是否出现食物过敏并确定过敏原。

3)由细到粗 从泥(茸)状过渡到碎末状可帮助学习咀嚼,增加食物的能量密度。

4)由软到硬 食物有一定硬度可促进小儿牙齿萌出和咀嚼功能形成。

**2. 进食技能训练** 食物转换有助于婴儿神经心理发育,引入的过程应注意食物的质和培养小儿的进食技能,如用勺、杯进食可促进口腔动作协调,学习吞咽;从泥(茸)状食物过渡到碎末状食物可帮助学习咀嚼,并可增加食物的能量密度;用手抓食物,既可增加婴儿进食的兴趣,又有利于促进手眼协调和培养小儿独立进食能力。在食物转换过程中,婴儿进食的食物质地和种类逐渐接近成人食物,进食技能亦逐渐成熟。

**3. 食物转换的步骤和方法** 婴儿食物转换方法见表5-6。

表5-6 婴儿食物转换方法

| | 6月龄 | 7~9月龄 | 10~12月龄 |
|---|---|---|---|
| 食物性状 | 泥状食物 | 末状食物 | 碎状、丁块状、指状食物 |
| 餐次 | 尝试,逐渐增加至1餐 | 4~5次奶,1~2餐其他食物 | 2~3次奶,2~3餐其他食物 |
| 乳类 | 纯母乳、部分母乳或配方奶;定时(3~4 h)哺乳,5~6次/日,奶量每日800~1000 mL;逐渐减少夜间哺乳 | 母乳、部分母乳或配方奶;4~5次/日,奶量每日800 mL左右 | 部分母乳或配方奶;2~3次/日,奶量每日600~800 mL |
| 谷类 | 选择强化铁的米粉,用水或奶调配;开始少量(1勺)尝试,逐渐增加到每日1餐 | 强化铁的米粉、稠粥或面条,每日30~50 g | 软饭或面食,每日50~75 g |
| 蔬菜水果类 | 开始尝试蔬菜(瓜类、根茎类、豆荚类)泥1~2勺,然后尝试水果泥1~2勺,每日2次 | 每日碎菜25~50 g,水果20~30 g | 每日碎菜50~100 g,水果50 g |
| 肉类 | 尝试添加 | 开始添加肉泥、肝泥、动物血等动物性食品 | 添加动物肝、动物血、鱼虾、鸡鸭肉、红肉(猪肉、牛肉、羊肉等),每日25~50 g |

续表

|  | 6 月龄 | 7~9 月龄 | 10~12 月龄 |
|---|---|---|---|
| 蛋类 | 暂不添加 | 开始添加蛋黄,每日自 1/4 个逐渐增加至 1 个 | 1 个鸡蛋 |
| 喂养技术 | 用勺喂食 | 可坐在一高椅子上与成人一起进餐,开始学习用手自己进食。可让婴儿手拿条状或指状食物,学习咀嚼 | 学习自己用勺进食;用杯子喝奶;每日和成人同桌进餐1~2 次 |

### 二、儿童、少年的膳食安排

（一）儿童膳食安排

**1. 幼儿膳食安排**

1）幼儿进食特点　①食物摄取量减少。②受心理行为影响。③受家庭成员的影响。④进食技能发育状况不等。⑤食欲波动。

2）幼儿膳食安排　幼儿膳食中营养素、能量摄入及各营养素之间的比例需满足幼儿的生理需要。蛋白质摄入量每日 40 g 左右,其中优质蛋白质应占总蛋白质的 50%。膳食餐次安排需合理,三餐两点为宜,根据习惯,一般以早、中、晚三餐为主,在上午、下午再各安排一次点心。全日热量的分配:早餐占 20%~25%,午餐占 30%~35%,晚餐占 25%~30%,上午、下午两次点心共占 10%~15%。食物品种应多样,食品在烹调过程中,除了应注意色、香、味等感官性状外,还应注意烹调方法以尽量保持其营养价值,利于消化,提高利用率。

**2. 学龄前儿童膳食安排**　与成人饮食接近,考虑食品制作的色、香、味,食谱要经常更换,以促进儿童食欲。

**3. 学龄期儿童膳食安排**　食物种类同成人。因体格和智力发育加快、学习紧张、体力活动加大,对营养素和能量的需求比成人相对多。早餐要保证高营养食品,以增强理解力及记忆力,满足上午脑力消耗及体力活动的需求。提倡课间加餐。

（二）少年的膳食安排

青春期少年体格发育进入第二个生长发育高峰时期,尤其肌肉、骨骼的增长速度快,对各种营养素和总能量的需要量增加,须保证合理的膳食和营养。此外,青春期女孩因月经来潮,应供给足够的铁剂。

# 第三节　蛋白质-能量营养障碍

### 一、蛋白质-能量营养不良

蛋白质-能量营养不良（protein-energy malnutrition,PEM）是由于长期能量和（或）蛋白质摄入不足引起的一种慢性营养缺乏症。蛋白质-能量营养不良多见于3岁以下的婴幼儿，主要表现为体重下降，皮下脂肪减少和皮下水肿，常伴有各系统器官不同程度的功能紊乱。临床上常见三种类型：以能量供给不足为主的消瘦型；以蛋白质供给不足为主的水肿型；介于两者之间的消瘦-水肿型。

【病因和发病机制】

**1. 长期摄入不足** 喂养不当是导致小儿营养不良的主要原因，如母乳不足又未及时添加辅食；奶粉配制过稀；长期以粥、米粉、奶糕等淀粉类食物喂养；长期偏食、挑食、进食不规律等。

**2. 消化吸收障碍** 消化系统疾病及先天畸形，如迁延性腹泻、肠吸收不良综合征、唇裂、腭裂、幽门狭窄等均可影响食物的消化和吸收。

**3. 需要量增多** 急、慢性传染病的恢复期，双胎、早产、生长发育快速时期等均可因需要量增多而造成相对不足。

**4. 消耗量增加** 糖尿病、肾病综合征、发热性疾病、恶性肿瘤、烧伤等均可使蛋白质消耗或丢失增多。

长期能量摄入不足时，体内脂肪大量消耗以维持生命活动的需要，导致血清胆固醇降低、脂肪肝；糖原不足或消耗过多可出现低血糖；蛋白质丢失过多或摄入不足致低蛋白血症，当血清总蛋白浓度<40 g/L，白蛋白浓度<20 g/L，可发生低蛋白性水肿；伴有水、盐代谢异常，以及各系统功能低下。将出现以下病理生理改变。

1) 新陈代谢异常 蛋白质摄入不足或丢失过多致体内血清蛋白下降，血清总蛋白浓度可低于40 g/L，白蛋白浓度可低于20 g/L，引起低蛋白性水肿。脂肪大量消耗致血清胆固醇下降，肝脏为脂肪代谢的重要器官，体内脂肪消耗过多可导致肝脏脂肪浸润及变性。糖原贮存不足或消耗过多致低血糖，重者可引起昏迷甚至猝死。蛋白质-能量营养不良时ATP合成减少，影响细胞膜上钠-钾-ATP酶的运转，易出现低渗性脱水、酸中毒、低钾、低钠、低钙和低镁血症。此外，还可引起体温偏低。

2) 各系统器官功能紊乱 如消化功能紊乱、心肌收缩力减弱、血压偏低、肾的浓缩能力降低、免疫功能下降等组织器官功能低下的表现，极易并发多种感染。

【护理评估】

**1. 健康史** 评估患儿的喂养史、饮食习惯及生长发育情况，注意有无喂养不当、母乳不足，有无不良的饮食习惯；有无消化道解剖或功能异常；有无急、慢性疾病史；是否为双胎、早产。

**2. 身心状况**

1) 临床表现 早期表现是体重不增，继之体重下降，皮下脂肪逐渐减少，顺序为腹部→躯干→臀部→四肢→面颊。各系统器官功能低下，如食欲低下、运动功能发育迟缓、智力发育落后等。合并血浆白蛋白明显降低可有凹陷性水肿。重度营养不良还有重要脏器功能损害，如心功能下降。根据临床表现不同，营养不良可分为三度（表5-7）。

表5-7 营养不良分度

| 项　　目 | Ⅰ度（轻度） | Ⅱ度（中度） | Ⅲ度（重度） |
|---|---|---|---|
| 体重低于正常均值 | 15%～25% | 25%～40% | >40% |

| 项　目 | Ⅰ度（轻度） | Ⅱ度（中度） | Ⅲ度（重度） |
| --- | --- | --- | --- |
| 腹部皮下脂肪厚度 | 0.8～0.4 cm | ＜0.4 cm | 消失 |
| 身高（长） | 正常 | 低于正常 | 明显低于正常 |
| 消瘦 | 不明显 | 明显 | 皮包骨状 |
| 肌张力 | 正常 | 肌肉松弛 | 肌肉萎缩 |
| 精神 | 正常 | 烦躁 | 烦躁或抑制 |
| 皮肤与弹性 | 正常 | 苍白、弹性差 | 多皱纹、弹性消失 |

　　根据患儿体重及身高（长）减少情况,将5岁以下小儿营养不良分为以下三型。①体重低下型:患儿体重低于同年龄、同性别参照人群值的均值减2SD。体重低于均值减2～3SD为中度,低于均值减3SD为重度。此项指标主要反映患儿过去和（或）现在有营养不良,但单凭此项指标不能区分急、慢性。②生长迟缓型:患儿身高（长）低于同年龄、同性别参照人群值的均值减2SD。身高低于均值减2～3SD为中度,低于均值减3SD为重度。此项指标主要反映患儿过去或长期慢性营养不良。③消瘦型:患儿体重低于同性别、同身高（长）参照人群值的均值减2SD。体重低于均值减2～3SD为中度,低于均值减3SD为重度。此项指标主要反映患儿近期、急性营养不良。

　　2)并发症　营养不良患儿易出现各种并发症:①营养性贫血（最常见）,主要与铁、叶酸、维生素 $B_{12}$、蛋白质等造血原料缺乏有关。②多种维生素和微量元素缺乏,常见的有维生素 A 缺乏和锌缺乏。③感染,如上呼吸道感染、支气管肺炎、鹅口疮、结核病、尿路感染等;特别是婴儿腹泻,可迁延不愈,加重营养不良,形成恶性循环。④自发性低血糖,若不及时诊治,可致死亡。

　　3)心理-社会状况评估　父母的育儿知识水平以及对疾病性质、发展、预后及防治知识的认知程度;家庭亲子关系、家族经济状况及父母是否称职;家长是否因不了解疾病的相关知识而产生焦虑,是否因缺乏营养、喂养知识以及家庭经济状况差等而产生愧疚感。

　　4)辅助检查　血清白蛋白浓度降低是最重要的改变,因半衰期长而不灵敏。胰岛素样生长因子 1（IGF-1）水平下降,是诊断较好指标（反应灵敏,不易受其他因素的影响）。血清酶活性、血糖、血清胆固醇、维生素和电解质水平皆可下降。生长激素水平升高。

　　5)治疗原则及主要措施　采取综合性治疗,包括祛除病因,治疗原发病;调整饮食,补充营养物质;促进和改善消化、代谢功能;控制继发感染;治疗并发症。

【常见护理诊断/问题】

**1. 营养失调:低于机体需要量**　与热量和（或）蛋白质摄入不足或消耗过多有关。

**2. 有感染的危险**　与机体免疫功能低下有关。

**3. 生长发育迟缓**　与营养素缺乏,不能满足生长发育需求有关。

**4. 知识缺乏**　家长缺乏营养及喂养知识。

【护理目标】

患儿住院期间不发生感染、不发生皮肤破损。体重、身高恢复正常,家长掌握了营养及喂养知识。

【护理措施】

**1. 一般护理**

（1）调整饮食：根据患儿消化能力和病情逐步进行饮食调整，遵循循序渐进、由少到多、由稀到稠、逐渐增加的原则。轻度营养不良可从每日 250～330 kJ/kg(60～80 kcal/kg)开始，中、重度从每日 167～230 kJ/kg(40～55 kcal/kg)开始，逐步少量增加；若消化吸收能力好，可逐步增加到 502～712 kJ/kg(120～170 kcal/kg)，并按实际体重计算所需能量，直到体重恢复、体重与身高(长)数值接近正常后，恢复供给正常生理需要量。蛋白质摄入量从每日1.5～2.0 g/kg 开始，逐步增加到每日 3.0～4.5 g/kg。鼓励母乳喂养，人工喂养者从稀释奶开始，适应后逐步增加奶量和浓度。待食欲和消化功能恢复后，添加适合小儿年龄的高蛋白、高能量、富含各种维生素及矿物质的食物。

（2）促进消化、改善食欲。

（3）预防感染：保持室内适宜的温、湿度；注意饮食卫生；做好皮肤、口腔护理；采取保护性隔离措施，避免交叉感染。

**2. 病情观察**　观察进食及食物的耐受情况，每周测一次体重，每月测一次身长，定期测量皮下脂肪厚度，以判断治疗效果。重度营养不良者在夜间或清晨易发生自发性低血糖，突然表现为面色苍白、神志不清、脉搏减慢、呼吸暂停、体温不升，一般无抽搐，可致死亡，急救可静脉输入 25%～50%葡萄糖溶液。

**3. 用药护理**　给予胃蛋白酶、胰酶和 B 族维生素等助消化；可用苯丙酸诺龙促进机体蛋白质合成，并能增加食欲；食欲差者用胰岛素注射以增强饥饿感、提高食欲；锌制剂可提高味觉敏感度以增加食欲。病情重者选用葡萄糖、氨基酸、脂肪乳等静脉输注，输液时速度宜慢，液量不宜多；低蛋白血症者可静脉输注白蛋白。

**4. 健康教育**　向家长讲解饮食调整的方法；介绍常见病因及预防方法；指导纠正小儿不良的饮食习惯；加强体格锻炼，预防感染性疾病。

【护理评价】

重点评价患儿消化吸收功能是否逐渐好转，体重、身高增加的程度。

## 二、儿童肥胖症

儿童单纯性肥胖症是由于长期能量摄入超过人体的消耗，使体内脂肪过多积聚，体重超过一定范围的营养障碍性疾病。儿童肥胖的诊断以同性别、同身高(长)正常儿童体重均值为标准，超过 20%者即为肥胖。肥胖症可发生于任何年龄，最常见于婴儿期、5～6 岁和青春期。儿童肥胖的发生率在我国呈逐步增多趋势。肥胖不仅影响小儿的健康，还成为成人冠心病、高血压、糖尿病、胆石症、痛风等疾病以及猝死的诱因，应引起社会和家庭的重视。

【病因】

**1. 能量摄入过多**　这是本病的主要原因，如长期摄入淀粉类、高脂肪的食物过多，超过机体代谢需要，剩余能量就会转化为脂肪而储存于体内。

**2. 活动量过少**　摄食不多，缺乏适当的活动和体育锻炼也可引起肥胖。肥胖儿童大多不喜爱运动，从而形成恶性循环。

**3. 遗传因素** 目前认为肥胖与多基因遗传有关。父母均肥胖其子女肥胖发生率高达 70%～80%;父母一方肥胖其子女肥胖发生率为 40%～50%;父母正常的后代发生肥胖者仅为 10%～14%。

**4. 其他因素** 进食过快、疾病、精神创伤及心理异常等因素亦可导致小儿过食而出现肥胖。

【护理评估】

**1. 健康史** 询问小儿的饮食习惯、食量、运动量和运动时间。了解小儿有无引起肥胖的内分泌疾病和遗传因素。

**2. 身心状况**

1)临床表现 肥胖患儿食欲旺盛且喜吃甜食、油炸食物和高脂肪食物。肥胖患儿因行动不便而不喜爱运动,运动时动作笨拙。明显肥胖的患儿易出现疲乏、气短或腿痛等。严重肥胖者可因脂肪过度堆积而限制胸廓扩展及膈肌运动,导致肺通气不良,引起低氧血症、红细胞增多、发绀,严重时心脏扩大、心力衰竭,甚至死亡,称为肥胖低通气综合征。

体格检查可见患儿皮下脂肪丰满,分布均匀,腹部膨隆下垂。严重肥胖者可因皮下脂肪过多,使腹、臀、大腿处皮肤出现白色或紫色皮纹。少数肥胖患儿走路时双下肢负荷过度而致膝外翻和扁平足。常有假性乳房增大,男性肥胖患儿可见阴茎隐匿在阴阜脂肪垫中而被误诊为阴茎发育不良。

2)肥胖的分度 体重超过同性别、同身高小儿正常标准的 10%～19% 为超重;超过 20% 即可诊断为肥胖;超过 20%～29% 为轻度肥胖;超过 30%～49% 为中度肥胖;超过 50% 为重度肥胖。

3)心理-社会状况 患儿因体态肥胖,担心被人讥笑而不愿与其他儿童交往,常出现自卑、胆怯、孤僻等心理障碍。评估家长对肥胖的病因及其危害性的了解程度。

4)辅助检查 血清甘油三酯、胆固醇多增高,严重肥胖患儿血清 β 脂蛋白增高;胰岛素增高;血生长激素水平降低,生长激素刺激试验的峰值也较正常小儿低;肝脏 B 超检查示脂肪肝。

5)治疗原则及主要措施 饮食疗法和运动疗法是最主要的措施,不宜用药物治疗和手术治疗。

【常见护理诊断/问题】

**1. 营养失调:高于机体需要量** 与摄入高能量食物过多和(或)运动过少有关。

**2. 社交障碍** 与肥胖造成心理障碍有关。

**3. 自我形象紊乱** 与肥胖引起自身形体改变有关。

**4. 知识缺乏** 患儿及其家长缺乏合理营养的知识。

【护理目标】

患儿的身高和体重均恢复正常,没有出现自卑、胆怯、孤僻等心理障碍,患儿及其家长已经掌握了合理营养的知识。

【护理措施】

**1. 一般护理** 饮食疗法和运动疗法是两项最主要的措施,其目的是减少产能量性食物的摄入和促进机体对能量的消耗,使体内过剩脂肪不断减少,从而使体重逐步下降。

1)控制饮食  限制患儿每日的能量摄入量,使其低于机体消耗的总能量,但须满足儿童的基本营养及生长发育需要,避免影响其正常生长发育。多采用低脂肪、低碳水化合物和高蛋白质食谱。鼓励患儿多吃体积大、饱腹感明显而能量低的蔬菜类食物(如萝卜、青菜、黄瓜、番茄、莴苣、竹笋等),加适量的豆制品、瘦肉、鱼、蛋等。培养良好的饮食习惯,提倡少吃多餐,细嚼慢咽,杜绝过饱,不吃夜宵和零食等。

2)增加运动  适当的运动能促使脂肪分解,减少胰岛素分泌和脂肪合成,增加蛋白质合成,促进肌肉发育。应选择有效且易于坚持的运动项目,提高运动兴趣,如晨跑、散步、踢球、游泳等。每日运动时间不少于 30 min,运动量以患儿运动后轻松愉快、不感到疲劳为度。鼓励家庭成员共同参与运动,提高患儿对运动的兴趣。

**2. 心理护理**  引导患儿认识自身形体改变,消除因肥胖带来的自卑心理,积极参与社交活动。让患儿参与制订控制饮食的计划和运动计划,提高坚持饮食控制和运动锻炼的兴趣。

**3. 健康教育**  向患儿及其家长介绍肥胖症的相关知识,鼓励并使他们树立信心,坚持饮食和运动疗法。宣传科学喂养知识,培养小儿良好的饮食习惯,避免营养过剩。告诫患儿家长不能采用成人肥胖的药物疗法和手术治疗儿童肥胖症。

**【护理评价】**

患儿的身高和体重是否恢复正常,出现的自卑、胆怯、孤僻等心理障碍是否消失,患儿及其家长是否掌握了合理营养的知识。

# 第四节  维生素 D 缺乏症

## 一、维生素 D 缺乏性佝偻病

维生素 D 缺乏性佝偻病简称佝偻病,是由于体内缺乏维生素 D 导致钙、磷代谢失常,引起正在生长的骨骼不能正常钙化、造成以骨骼病变为特征的一种全身慢性营养性疾病。本病多见于 3 个月至 2 岁的小儿,是我国小儿保健重点防治的四大疾病之一。

**知识链接**    维生素 D 的来源、转化和生理功能

**【病因和发病机制】**

**1. 围生期维生素 D 不足**  母亲严重营养不良、肝肾疾病、慢性腹泻,早产、双胎均可致婴儿体内维生素 D 储存不足。

**2. 日光照射不足**  小儿户外活动少、居住高层建筑区、大气污染、北方寒冷季节长和日照时间短等因素,可致内源性维生素 D 生成不足,这是引起维生素 D 缺乏的主要原因。

**3. 摄入不足** 天然食物中含维生素 D 少,即使纯母乳类喂养,婴儿户外活动少又未添加鱼肝油,也易患佝偻病。

**4. 需要量增多** 早产、双胎及婴儿早期生长迅速,对维生素 D 需要量大,若不及时补充,易发生佝偻病。重度营养不良患儿因生长迟缓患佝偻病者不多。

**5. 疾病影响** 肝、胆、胃肠疾病可影响维生素 D 吸收,严重肝肾疾病影响维生素 D 羟化,导致 $1,25-(OH)_2D$ 生成量不足引起佝偻病。长期服用抗惊厥药物可加速维生素 D 的分解,糖皮质激素可对抗维生素 D 对钙的转运。

当维生素 D 缺乏使肠道吸收的钙、磷减少和血钙降低,致甲状旁腺功能代偿,甲状旁腺激素分泌增加以使骨钙释出,使血钙浓度维持在正常或接近正常水平;甲状旁腺激素抑制肾小管重吸收磷,使血磷降低,导致钙、磷代谢失调。出现骨样组织钙化受阻,成骨细胞代偿性增生,局部骨样组织堆积(方颅、肋骨串珠、佝偻病手镯或脚镯),碱性磷酸酶分泌增加;骨质疏松,负重发生弯曲(郝氏沟、膝内翻、膝外翻);出现骨化障碍,如颅骨软化、前囟关闭延迟、出牙异常等骨骼病变,见图 5-1。

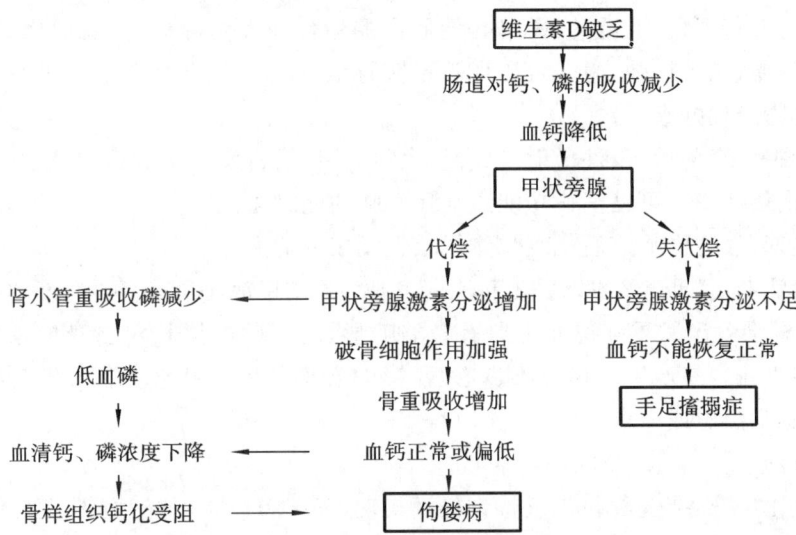

图 5-1 维生素 D 缺乏性佝偻病和手足搐搦症的发病机制

**【护理评估】**

**1. 健康史** 评估患儿母亲妊娠情况、出生史、日光照射情况、喂养史、出生状况,以及疾病和用药史。

**2. 身心状况**

1)临床表现 维生素 D 缺乏性佝偻病多见于婴幼儿,主要表现为生长最快部位的骨骼改变、并可影响肌肉发育和神经兴奋性的改变。临床上常将其分为四期:初期(早期)、活动期(激期)、恢复期和后遗症期。

(1)初期:维生素 D 缺乏性佝偻病多自 3 个月左右开始发病,多为神经兴奋性增高的表现,如易激惹、烦躁、睡眠不安、夜间啼哭等。常伴多汗,与室温和季节无关,患儿因头部多汗刺激头皮,常摇头擦枕而出现枕秃。

(2)活动期(激期):患儿除有神经兴奋性增高外,主要表现为骨骼生长障碍、运动功能及智力发育迟缓、肌肉韧带松弛。

骨骼改变:骨骼生长发育障碍为佝偻病激期的特征性改变。①头部:3～6个月婴儿易出现颅骨软化,重者可出现乒乓球感(用手指轻压颞部或枕部可感觉颅骨内陷);8～9个月婴儿易发生方颅(额骨和顶骨双侧骨样组织增生呈对称性隆起),严重时呈鞍状或十字状颅形;前囟增大或闭合晚;出牙延迟或出牙顺序颠倒,牙釉质缺乏并易患龋齿。②胸部:胸部骨骼生长发育障碍多见于1岁左右小儿。肋骨与肋软骨交界处的骨骺端,因骨样组织堆积而膨大呈钝圆形隆起,上下排列如串珠状,称佝偻病串珠(最明显的是第7～10肋);膈肌附着处的肋骨因长期受膈肌牵拉而内陷,形成沿肋骨走向的横沟,称肋膈沟,又叫郝氏沟;第7、8、9肋骨与胸骨相连处软化内陷,胸骨柄前突,形成鸡胸;胸骨剑突部向内凹陷,可形成漏斗胸。以上胸廓畸形均可影响肺呼吸功能。③四肢:6个月以上小儿腕、踝部骨骺处因骨样组织堆积而形成钝圆形的环状隆起,称为手镯或脚镯征;1岁左右站立行走负重且骨质软化,可引起下肢弯曲,形成"O"形腿或"X"形腿。严重时轻微外伤引起长骨骨折。④其他:久坐者可致脊柱后突或侧弯畸形,重症患儿可出现扁平骨盆或三角骨盆。

运动功能发育迟缓:严重的低血磷,使肌肉的糖代谢发生障碍,全身肌肉松弛,肌张力降低和肌力减弱、韧带松弛,患儿可出现头颈软弱无力,坐、站、走等较正常儿落后。腹肌张力低下,腹部膨隆如蛙腹。

神经、精神发育落后:条件反射形成慢,表情淡漠,语言发育落后等,免疫功能低下容易感染。重症佝偻病患儿可见消化功能紊乱和心肺功能障碍。

(3)恢复期:经适当治疗后,症状、体征减轻或接近消失。

(4)后遗症期:多见于2岁以后儿童,此期其他表现均正常,仅遗留不同程度的骨骼畸形。

2)心理-社会状况 重症患儿可留有骨骼畸形,随年龄的增长对自身形象和运动能力的认知,重症患儿容易产生自卑等不良心理,影响心理健康及社会交往。家长因担心患儿骨骼畸形而感到焦虑或内疚。

3)辅助检查

(1)血生化检查:维生素D缺乏性佝偻病初期,25-(OH)D$_3$下降,血钙可正常或稍低,血磷降低,钙磷乘积稍小,碱性磷酸酶正常或增高;激期血钙降低,血磷明显降低,钙磷乘积明显减小,碱性磷酸酶增高;恢复期及后遗症期血生化趋于好转至正常。

(2)X线检查:维生素D缺乏性佝偻病初期,常无明显骨骼改变,X线检查可正常或临时钙化带稍模糊;激期长骨钙化带模糊或消失,呈毛刷样、杯口样改变,干骺端增宽,骨密度减低,可有骨干弯曲畸形或青枝骨折。恢复期骨骼X线改变有所改善,出现不规则的钙化线,渐至正常。后遗症期骨骺干骺端病变消失。

4)治疗原则及主要措施 治疗目的在于控制病情活动,防止骨骼畸形。治疗应以口服维生素D为主,一般剂量为每日50～100 μg(2000～4000 U),视临床和X线骨片改善情况,2～4个月后改为维生素D预防量每日10 μg(400 U)。重症或不能口服者可一次肌内注射维生素D$_3$ 7500～15000 μg,3个月后改为预防量。注意加强营养,膳食中钙摄入不足时应适当补充钙剂。

【常见护理诊断/问题】

**1. 营养失调:低于机体需要量** 与日光照射不足和维生素 D 摄入不足有关。

**2. 生长发育迟缓** 与体内钙磷代谢异常有关。

**3. 潜在并发症** 如骨骼畸形、维生素 D 中毒。

**4. 有感染的危险** 与免疫功能低下有关。

**5. 知识缺乏** 患儿家长缺乏佝偻病的预防及护理知识。

【护理目标】

患儿营养恢复正常,生长发育速度恢复正常,没有出现维生素 D 中毒的潜在并发症,骨骼畸形减轻,家长掌握佝偻病的预防及护理知识。

【护理措施】

**1. 一般护理**

1)户外活动 定期进行户外活动,直接接受阳光照射。越早越好,出生后 2～3 周即可开始,活动时间每次可从数分钟开始逐渐延长至 1 h 以上。夏季气温太高,应避免太阳直射,可在阴凉处活动,尽量多暴露皮肤。因紫外线不能透过玻璃,冬季在室内活动时应开窗照射。母乳喂养的婴儿每周户外活动 2 h,仅暴露面部和手,可维持 25-(OH)D_3 在正常范围的低值。

2)加强营养 提倡母乳喂养,及时添加辅食,给予富含维生素 D 和钙的食物。

**2. 心理护理** 解释本病的原因及预后,缓解家长的焦虑和内疚心理,帮助家长树立信心,积极配合治疗。

**3. 病情观察** 观察有无维生素 D 中毒症状,如厌食、倦怠、烦躁,甚至呕吐、腹泻、顽固性便秘和体重下降等,及时通知医生,配合治疗。

**4. 对症护理**

1)预防感染 保持室内空气清新,温度和湿度适宜;加强皮肤护理,保持皮肤清洁,勤换尿布、衣被和枕套;尽量少带患儿去公共场所,防止交叉感染。

2)预防骨骼畸形 衣着柔软、宽松以免影响骨骼发育;预防脊柱后突或侧弯畸形应避免早坐、久坐;预防下肢畸形应避免早站、久站和早行走;护理操作要轻柔,不能重压和强力牵拉,以免发生骨折。

3)后遗症的护理 已有骨骼畸形的患儿,可采取主动和被动运动的方法矫正。胸廓畸形,可做俯卧位抬头展胸运动;下肢畸形可做肌肉按摩,"O"形腿按摩外侧肌,"X"形腿按摩内侧肌,以增加肌张力,矫正畸形。严重骨骼畸形者需行外科手术矫治。

**5. 健康教育**

(1)宣传有关佝偻病的护理知识,指导患儿进行户外活动、晒日光浴,指导患儿父母按摩患儿肌肉矫正畸形。

(2)向孕妇及患儿家长介绍佝偻病的预防知识,鼓励孕妇多户外活动和晒太阳,选择富含维生素 D、钙、磷和蛋白质的食物,在妊娠后 3 个月酌情给予维生素 D 预防量口服。小儿出生后尽早进行户外活动,多晒太阳。鼓励母乳喂养,及时给小儿添加辅食。新生儿出生后 2 周开始服用预防量维生素 D(400～800 U/d)至 2 岁;早产儿、双胎儿及北方冬季日照时间短者,可遵医嘱适当增加剂量。如果饮食中含钙量不足,应同时补充钙剂。

知识链接 ---------- 维生素 D 治疗的注意事项 ----------●

【护理评价】

患儿营养是否恢复正常,生长发育速度是否恢复正常,是否出现维生素 D 中毒等潜在并发症,家长是否掌握佝偻病的预防及护理知识。

## 二、维生素 D 缺乏性手足搐搦症

维生素 D 缺乏性手足搐搦症(tetany of vitamin D deficiency)又称佝偻病性低钙惊厥。主要是由于维生素 D 缺乏,而甲状旁腺代偿功能不足,导致血清中钙离子降低,神经肌肉兴奋性增高,出现惊厥、喉痉挛或手足搐搦等症状。维生素 D 缺乏性手足搐搦症多见于 6 个月以内的小婴儿。

【病因和发病机制】

维生素 D 缺乏时,血钙下降而甲状旁腺不能代偿性分泌增加;血钙继续降低,血钙浓度低于 1.75 mmol/L(7.0 mg/dL)或血清钙离子浓度低于 1.0 mmol/L(4 mg/dL)时,引起神经肌肉兴奋性增高,出现抽搐。血钙降低的主要因素有:①日照突然增多或维生素 D 治疗之初,骨脱钙减少,肠吸收钙相对不足,大量钙沉积于骨而致血钙暂时下降。②食用含磷过高的奶制品,血磷升高致血钙下降。③感染、发热、饥饿时,组织分解释放磷也可导致血磷升高,血钙降低。

【护理评估】

**1. 健康史**　评估患儿是否有维生素 D 缺乏病史;有无近期接受日光照射突然增加或大剂量补充维生素 D;是否合并有发热、感染、饥饿;是否食用含磷过高的乳制品;是否存在碱中毒或是否用过碱性药物。

**2. 身心状况**

1)本病典型状况　表现为惊厥、喉痉挛、手足搐搦发作,并伴有程度不同的佝偻病表现。

(1)症状:①惊厥:最常见的症状,表现为突然发生面肌、四肢抽动,两眼上翻,神志不清,面色发绀,持续数秒到数分钟。发作停止后,意识恢复,精神萎靡而入睡,醒后活泼如常。发作次数不等,可数日 1 次或 1 日数次,不发热。②手足抽搐:多见于较大婴儿、幼儿,突发手足痉挛呈弓状。③喉痉挛:喉部肌肉及声门突发痉挛,易窒息死亡。

(2)体征:本病无症状时,可通过刺激神经肌肉引出下列体征。①面神经征:用指尖或叩诊锤轻击颧弓与口角间的面颊部,引起同侧眼睑和口角抽动者为阳性,新生儿可呈假阳性。②陶瑟征:用血压计袖带包裹上臂,使血压维持在收缩压和舒张压之间,5 min 之内该手出现痉挛状为阳性。③腓反射:用叩诊锤叩击膝下外侧腓骨上方的腓神经处,引起足向外侧收缩者为阳性。

2)心理-社会状况 评估患儿家长对该病的相关知识的认知程度,尤其是急救知识的掌握程度,是否存在无助和恐惧心理。了解患儿家庭经济状况及居住环境。

3)辅助检查 当血钙浓度低于 1.75 mmol/L 或血清钙离子浓度低于 1.0 mmol/L 时,即会出现上述症状(正常血清钙离子浓度为 2.25~2.27 mmol/L)。

4)治疗原则及主要措施 急救处理是关键。立即吸氧,保证呼吸道通畅;控制惊厥与喉痉挛,使用镇静剂 10%水合氯醛保留灌肠,或地西泮肌内或缓慢静脉注射;同时补钙剂,一般采用 10%葡萄糖酸钙 5~10 mL 加入 10%葡萄糖液稀释后缓慢静脉注射或静脉滴注;症状控制后给予维生素 D 制剂。

【常见护理诊断/问题】

**1. 有窒息的危险** 与惊厥、喉痉挛发作有关。

**2. 有受伤的危险** 与惊厥、手足搐搦有关。

**3. 营养失调:低于机体需要量** 与维生素 D 缺乏、血钙水平下降有关。

**4. 知识缺乏** 患儿家长缺乏有关护理知识。

【护理目标】

患儿不发生窒息和受伤等与惊厥、手足搐搦有关危险表现,患儿家长掌握了相关的急救与护理知识。

【护理措施】

**1. 一般护理** 定期户外活动,提倡母乳喂养,及时添加辅食,给予富含维生素 D 和钙的食物。

**2. 心理护理** 做好安慰解释工作,耐心解释本病的原因及预后,缓解家长的焦虑和恐惧心理,消除家长顾虑,帮助其树立信心。

**3. 病情观察** 密切观察惊厥、喉痉挛的发作情况;观察患儿的生命体征和神志;注意有无抽搐后脑水肿表现。

**4. 对症护理**

1)控制惊厥、解除喉痉挛 遵医嘱立即使用镇静剂、钙剂、吸氧。具体如下:①常用地西泮肌内或静脉注射,每次 0.1~0.3 mg/kg,或 10%的水合氯醛每次 40~50 mg/kg 保留灌肠;静脉注射镇静剂时速度要缓慢,静脉注射地西泮时,注射速度为每分钟 1 mg,以免抑制小儿呼吸中枢,引起呼吸骤停。②10%的葡萄糖酸钙 5~10 mL 加入 10%~25%的葡萄糖溶液 10~20 mL 缓慢静脉注射(10 min 以上)或滴注,并监测心率,以免因血钙骤升发生心搏骤停;静脉注射钙剂时应避免药液外渗,不可皮下或肌内注射,以免造成局部坏死;必要时每日可重复 2~3 次。③惊厥控制后可改为口服钙剂,10%的氯化钙每日 5~10 mL,用 3~5 倍糖水稀释后服用,以减少对胃的刺激,服用 3~5 日后改用葡萄糖酸钙或乳酸钙,以防引起高氯性酸中毒。④症状控制后按佝偻病治疗方法予以补充维生素 D。

2)防止窒息和外伤 惊厥发作时就地抢救,保持室内安静,迅速解开衣扣,头偏向一侧,清除口鼻分泌物,保持呼吸道通畅,避免吸入窒息。喉痉挛发作时须将舌头轻轻拉出口外,在上下牙间放置牙垫,以防舌头咬伤。必要时进行人工呼吸或加压给氧,做好气管插管或气管切开的术前准备。

**5. 健康教育**

(1)介绍预防小儿维生素 D 缺乏的相关知识。

(2)教会家长对患儿惊厥、喉痉挛发作时的急救处理方法。

(3)做好出院指导:指导家长合理安排小儿日常生活,合理喂养,每日坚持有一定时间的户外活动,遵医嘱补充维生素 D 和钙剂。

**【护理评价】**

患儿是否发生窒息和受伤等危险,家长是否掌握了相关的急救与护理知识。

# 第五节　小儿锌缺乏症

锌缺乏症是指体内因长期缺乏微量元素锌所引起的疾病,临床表现主要是以食欲减退、生长发育迟缓、异食癖以及皮炎为主。

**知识链接**　　　　　　　　锌在人体的作用

**【病因】**

锌对人体多种生理功能起着重要作用,参与多种酶的合成,加速生长发育,增强创伤组织再生能力,增强抵抗力,促进性功能。锌缺乏可导致的全身各系统功能紊乱。引起锌缺乏的原因主要有以下几种。

**1. 摄入不足**　动物性食物、坚果类食物含锌丰富,而其他植物性食物含锌少,长期素食者都易缺锌。

**2. 吸收障碍丢失过多**　腹泻可妨碍锌的吸收。谷类食物中的植酸和粗纤维妨碍锌吸收。牛乳中锌含量与母乳相似,但吸收率低,长期单纯牛乳喂养易引起缺锌。反复出血、溶血、大面积烧伤及应用金属螯合剂等可导致锌丢失过多而引起锌缺乏。

**3. 需要量增加**　生长发育迅速的婴儿、营养不良恢复期及创伤修复过程中,机体对锌的需要量增加,若不及时补充,可发生锌缺乏。

**【护理评估】**

**1. 健康史**　主要询问小儿喂养方法及食欲情况,有无慢性腹泻、反复出血、大面积烧伤等病史及用药情况。

**2. 身心状况**

1)临床表现

(1)食欲减退:缺锌使味觉敏感度下降,食欲减退。

(2)生长发育落后:表现为体格矮小、性发育延迟和性腺功能减退。

(3)蛋白质代谢障碍:缺锌可使核酸、蛋白质合成障碍,出现伤口愈合不良、毛发干枯易脱落、皮炎等。

(4)免疫功能降低:易反复发生感染。

(5)神经系统受损:缺锌时间过长可影响小儿行为、智力发育,小儿出现注意力不集中、学习困难、智力发育迟滞等。

(6)其他:如反复出现口腔溃疡、地图舌、夜盲、贫血等。

2）辅助检查

（1）空腹血清锌浓度：正常最低值为 $11.47\ \mu mol/L(75\ \mu g/dL)$。

（2）餐后血清锌浓度反应试验（PICR）：测空腹血清锌浓度（$A_0$）作为基础水平，给予标准饮食（按每日总热量的 20% 计算，其中蛋白质占 $10\%\sim15\%$，脂肪占 $30\%\sim35\%$，糖占 $50\%\sim60\%$），2 h 后复查血清锌浓度（$A_2$），根据公式 $PICR=(A_0-A_2)/A_0\times100\%$ 计算，若 PICR＞15% 提示缺锌。此方法较一次性血清缺锌测定准确。

3）治疗原则及主要措施

（1）饮食治疗：鼓励患儿多吃富含锌的食物，如肉类、全谷、甲壳类动物、豆类等。初乳含锌很丰富。

（2）补充锌剂：常用葡萄糖酸锌补充。

（3）病因治疗：治疗原发病。

**知识链接** ----------- 锌缺乏症最新进展与展望 ----------●

【常见护理诊断/问题】

**1. 营养失调：低于机体需要量** 与锌摄入不足、吸收障碍、丢失过多、需要量增加有关。

**2. 有感染的危险** 与缺锌引起免疫功能低下有关。

**3. 生长发育迟缓** 与锌缺乏致生长激素分泌减少、核酸及蛋白质合成障碍有关。

**4. 知识缺乏** 患儿家长缺乏小儿喂养知识及营养知识。

【护理目标】

患儿不发生感染，生长发育速度恢复正常，家长掌握小儿喂养及营养知识。

【护理措施】

**1. 改善营养、促进生长发育** 提倡母乳喂养，合理引入换乳期食物，供给含锌丰富的食物如肝、鱼、瘦肉等，培养良好的饮食习惯，不偏食、不挑食。

**2. 遵医嘱合理用药** 口服锌制剂，常用葡萄糖酸锌，每日剂量为锌元素 $0.5\sim1\ mg/kg$（相当于葡萄糖酸锌 $3.5\sim7\ mg/kg$），连服 $2\sim3$ 个月。

**3. 避免感染** 保持室内空气新鲜，注意皮肤、口腔护理，防止交叉感染。

**4. 健康教育** 给家长讲解引起锌缺乏的原因，以配合治疗和护理。

【护理评价】

患儿是否发生感染，生长发育是否恢复正常，家长是否掌握小儿喂养及营养知识。

在线答题

（周密）

# 第六章
# 新生儿及新生儿疾病
# 患儿的护理

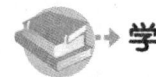 **学习目标**

1. **掌握**：新生儿与早产儿的概念、新生儿与早产儿的特点及护理要点；新生儿常见疾病的护理评估、护理措施。
2. **熟悉**：新生儿分类；新生儿的检查方法；常见新生儿疾病的治疗和用药。
3. **了解**：新生儿疾病的发病机制、辅助检查。

# 第一节  新生儿分类

新生儿（neonate，newborn）指从脐带结扎到生后满 28 日内的婴儿。新生儿是胎儿的继续，与产科密切相关。因此，又是围生医学（perinatology）的一部分。围生期（perinatal period）是指产前、产时和产后的一个特定时期。我国将围生期定义为自妊娠 28 周（胎儿体重约 1000 g）至生后 7 日。围生期的婴儿称为围生儿，由于经历了宫内迅速生长、发育，以及从宫内向宫外环境转换阶段，因此，其死亡率和发病率相对人的其他年龄阶段较高，尤其是出生后 24 h 内。国际上常以新生儿死亡率和围生期死亡率作为衡量一个国家卫生保健水平的标准。

根据胎龄、出生体重、出生体重和胎龄的关系及出生后周龄等可进行如下分类。

## 一、根据胎龄分类

胎龄（gestational age，GA）是从母亲最后 1 次正常月经第 1 日起至分娩时为止，通常以周表示。

**1. 足月儿**  37 周≤GA＜42 周的新生儿。

**2. 早产儿**  GA＜37 周的新生儿。

**3. 过期产儿** GA≥42 周的新生儿。

## 二、根据出生体重分类

出生体重(birth weight,BW)指出生 1 h 内的体重。

**1. 低出生体重(low birth weight,LBW)儿** BW<2500 g。其中 BW<1500 g 称为极低出生体重(very low birth weight,VLBW)儿,BW<1000 g 称为超低出生体重(extremely low birth weight,ELBW)儿。低出生体重儿中大多是早产儿,也有小于胎龄儿。

**2. 正常出生体重(normal birth weight,NBW)儿** 2500 g≤BW≤4000 g。

**3. 巨大(macrosomia)儿** BW>4000 g,包括正常和有疾病者。

## 三、根据出生体重和胎龄的关系分类

**1. 小于胎龄(small for gestational age,SGA)儿** BW 在同胎龄儿平均体重的第 10 百分位以下的新生儿。

**2. 适于胎龄(appropriate for gestational age,AGA)儿** BW 在同胎龄儿平均体重的第 10~90 百分位之间的新生儿。

**3. 大于胎龄(large for gestational age,LGA)儿** BW 在同胎龄儿平均体重的第 90 百分位以上的新生儿(图 6-1)。

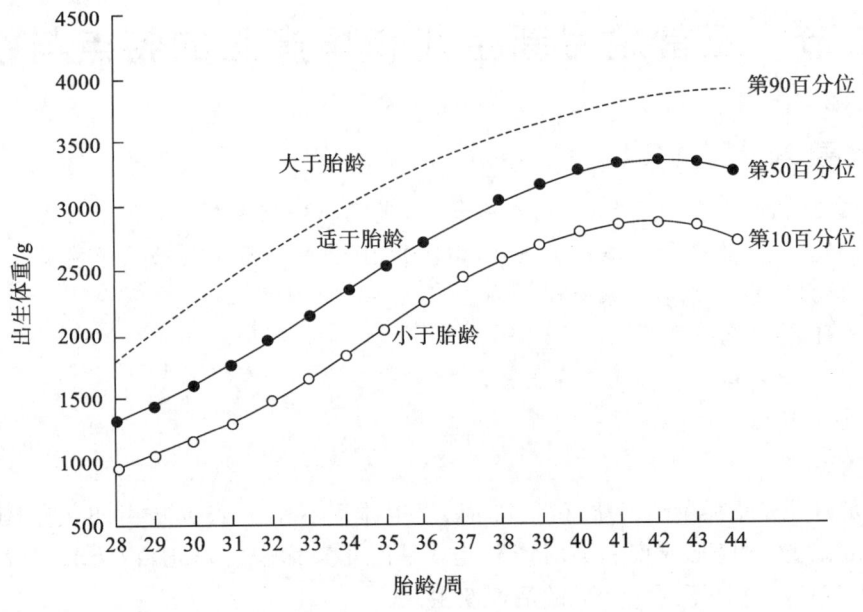

图 6-1 根据出生体重和胎龄的关系分类

## 四、根据出生后周龄分类

**1. 早期新生儿** 出生后 1 周以内的新生儿,也属于围生儿。其发病率和死亡率在整个新生儿期最高,需要加强监护和护理。

**2. 晚期新生儿** 出生后第 2 周至第 4 周末的新生儿。

## 五、高危儿

高危儿(high risk infant)指已发生或可能发生危重疾病而需要特别监护的新生儿。常见于以下情况。

**1. 母亲疾病史** 母亲有糖尿病、感染、慢性心肺疾病、吸烟、吸毒或酗酒史;母亲为 Rh 阴性血型;母亲过去有死胎、死产或性传播疾病史等。

**2. 母孕史** 母亲年龄>40 岁或<16 岁,孕期有阴道流血、妊娠高血压、先兆子痫、子痫、羊膜早破、胎盘早剥、前置胎盘等。

**3. 分娩史** 难产、手术产、急产、产程延长、分娩过程中使用镇静和止痛药物史等。

**4. 新生儿** 窒息、多胎儿、早产儿、小于胎龄儿、巨大儿、宫内感染和先天畸形等。

**知识链接** ----------- NICU 收治对象 --------------●

# 第二节　正常足月新生儿和早产儿的特点与护理

**案例导入**

产妇王某,5 日前自然生产,产下一女婴,现已出院回到家中,今日社区护士上门家访,正碰上王某抱着婴儿准备上医院,询问原因,得知今早王某给孩子换尿布发现有血性分泌物,一家人都处于惊慌状态。

工作任务:

1. 向产妇解释这一状况是否正常。

2. 指导产妇如何应对这一状况。

正常足月儿是指胎龄≥37 周和<42 周,出生体重不小于 2500 g 并不大于 4000 g,身长在 47 cm 以上,无畸形或疾病的活产婴儿。早产儿又称未成熟儿,指胎龄<37 周,出生体重低于 2500 g,身长不到 47 cm 的活产新生儿。

我国早产儿的发生率为 5%~10%,其死亡率为 12.7%~20.8%,且胎龄越小、体重越轻,死亡率越高,尤其是 1000 g 以下的早产儿。因此,预防早产对于降低新生儿死亡率和儿童的伤残率均具有重要意义。母孕期感染、吸烟、酗酒、吸毒、外伤,母亲生殖器畸形、过度劳累及多胎等是引起早产的原因。另外,种族和遗传因素与早产也有一定的关系。

## 一、正常足月儿和早产儿特点

### (一)正常足月儿与早产儿的外观特点

正常足月儿与早产儿的外观特点如表 6-1 所示。

表 6-1 正常足月儿与早产儿的外观特点

| 部位 | 足月儿 | 早产儿 |
|---|---|---|
| 皮肤 | 红润、皮下脂肪丰满和毳毛少 | 绛红、水肿和毳毛多 |
| 头部 | 头大(占全身比例 1/4)、头发分条清楚 | 头更大(占全身比例的 1/3)、头发细而乱 |
| 耳壳 | 软骨发育好、耳舟成形、直挺 | 软、缺乏软骨、耳舟不清楚 |
| 指、趾 | 达到或超过指、趾端 | 未达指、趾端 |
| 跖纹 | 足纹遍及整个足底 | 足底纹理少 |
| 乳腺 | 结节 4 mm,平均 7 mm | 无结节或结节<4 mm |
| 外生殖器 | 男婴睾丸已降至阴囊,女婴大阴唇遮盖小阴唇 | 男婴睾丸未降或未全降,女婴大阴唇不能遮盖小阴唇 |

### (二)正常足月儿与早产儿的生理特点

**1. 呼吸系统** 胎儿在母体宫内通过胎盘得到氧气和排出二氧化碳,不需要肺的呼吸,但有微弱的呼吸运动。分娩后新生儿在第一次吸气后紧接着啼哭,肺泡张开,开始呼吸。由于呼吸中枢发育不成熟,呼吸节律常不规律,呼吸频率较快,为 40~45 次/分。由于胸腔较小,肋间肌较弱,胸廓运动较浅,呼吸主要靠膈肌的升降,呈腹式呼吸。新生儿呼吸道管腔狭窄,黏膜柔嫩,血管丰富,纤毛运动差,易致气道阻塞、感染、呼吸困难及拒乳。

早产儿呼吸中枢及呼吸器官发育不成熟;肺泡数量少,气体交换率低;呼吸肌发育不全,咳嗽反射弱。因此,早产儿呼吸浅快不规则,易出现周期性呼吸、呼吸暂停或青紫。呼吸暂停是指呼吸停止大于 20 s,同时心率小于 100 次/分,伴有发绀、四肢肌张力下降等。早产儿因肺泡表面活性物质缺乏,易发生呼吸窘迫综合征。

**2. 循环系统** 出生后血液循环动力学发生重大变化:①脐血管的结扎,胎盘-脐血液循环终止。②出生后呼吸建立,肺膨胀,肺血管阻力减小,肺血流增加。③回流至左心房血量明显增多,体循环压力上升。④卵圆孔功能上关闭。⑤动脉导管闭锁。严重肺炎、酸中毒、低氧血症时,肺血管压力升高,当压力等于或超过体循环时,可致卵圆孔、动脉导管重新开放,出现右向左分流(持续胎儿循环或持续肺动脉高压)。新生儿的血液分布,多集中在躯干、内脏,而四肢较少,故四肢易发冷,末梢易出现青紫。新生儿心率波动范围较大,平均为 120~140 次/分;血压平均为 70/50 mmHg(9.3/6.7 kPa)。早产儿心率偏快,血压较低,部分可伴有动脉导管开放。临床上早产儿易出现严重发绀、低氧血症,且吸入高浓度氧也不能减轻发绀。

**3. 消化系统** 足月儿出生时吞咽功能已经完善,但食管下部括约肌松弛,胃呈水平位,幽门括约肌较发达,易发生溢乳甚至呕吐。消化道面积相对较大,管壁薄、通透性高,有利于营养物质的吸收,但肠腔内毒素和消化不全产物也容易进入血液循环系统,引起中毒症状。消化道已能分泌充足的消化酶,但淀粉酶除外,因此不宜过早喂淀粉类食物。足月儿在出生后 12 h 内开始排胎便,胎便由胎儿肠道分泌物、胆汁及咽下的羊水等组成,呈糊状,为墨绿色,2~3 日排完。若出生后 24 h 仍不排胎便,应排除肛门闭锁或其他消化道畸形。肝内葡萄糖醛酸转移酶的量及活力不足,是出现生理性黄疸的主要原因。

早产儿吸吮力差,吞咽反射弱,易呛乳而发生乳汁吸入。胃贲门括约肌松、胃容量小,易发生胃食管反流和溢乳。各种消化酶不足,尤其是胆酸分泌少,脂肪的消化吸收较差。缺氧、缺血或喂养不当等可引起坏死性小肠炎。由于胎粪形成较少及肠蠕动差,胎粪排出常延迟。肝功能更不成熟,生理性黄疸较足月儿更重,持续时间更长,且易发生核黄疸。肝脏合成蛋白能力差,糖原储备少,易发生低蛋白血症、水肿和低血糖。

**4. 泌尿系统** 新生儿肾稀释功能虽与成人相似,但其肾小球滤过率低,浓缩功能差,故不能迅速有效地处理过多的水和溶质,易发生水肿或脱水。肾排磷功能较差,因此易发生低钙血症。新生儿一般在出生后 24 h 内开始排尿,少数在 48 h 内排尿,一周内每日排尿可达 20 次。

早产儿肾浓缩功能更差,易出现低钠血症。葡萄糖阈值低,易发生糖尿。碳酸氢根阈值低、肾小管排酸能力差,用普通牛乳喂养时,因蛋白质含量和酪蛋白含量均较高,可引起晚期代谢性酸中毒。因此,人工喂养的早产儿应采用早产儿配方奶粉。

**5. 血液系统** 足月儿出生时血液中红细胞数和血红蛋白较高,以后逐渐下降。血红蛋白中胎儿血红蛋白占 70%~80%,后渐被成人血红蛋白替代。出生时白细胞数较高,第 3 日开始下降。血小板数与成人相似。

早产儿白细胞和血小板稍低于足月儿。由于红细胞生成素水平低、先天性铁储存不足、血容量增加等导致早产儿“生理性贫血”出现早。早产儿维生素 K 储存不足,致凝血因子缺乏,易引起出血,特别是肺出血和颅内出血。

**6. 神经系统** 新生儿脑相对较大,但脑沟、脑回仍未完全形成。脊髓相对较长,其末端约在第 3、4 腰椎水平。足月儿大脑皮层兴奋性低,睡眠时间长,觉醒时间一昼夜仅为 2~3 h,常出现不自主和不协调动作。

新生儿出生时已具备多种暂时性原始反射。

1)觅食反射 用左手托婴儿呈半卧位,右手示指触其一侧面颊,婴儿反射性地转头向该侧。

2)吸吮反射 将乳头或奶嘴放入婴儿口内,会出现有力的吸吮动作。

3)握持反射 将物品或手指置入婴儿手心中,婴儿立即将其握紧。

4)拥抱反射 新生儿取仰卧位,拍打床面后其双手张开,上肢屈曲内收,双手握拳呈拥抱状。

正常情况下,上述反射生后数月自然消失。如新生儿期这些反射减弱或消失,或数月后仍不消失,常提示有神经系统疾病。此外,正常足月儿腹壁和提睾反射不稳定,出现克尼格征、巴宾斯基征、佛斯特征阳性属正常现象,偶可出现阵发性踝阵挛。

早产儿神经系统成熟度与胎龄有关,胎龄越小,原始反射越难引出或反射不完全。早产儿易发生缺氧,导致缺氧缺血性脑病。另外,由于早产儿脑室管膜下存在发达的胚胎生发层组织,易导致颅内出血。

**7. 体温** 新生儿体温调节中枢功能尚不完善,皮下脂肪薄,体表面积相对较大,容易散热。寒冷时无寒战反应而靠棕色脂肪化学产热。新生儿适宜中性温度,中性温度是指能维持正常体核温度及皮肤温度的最适宜环境温度,在此温度下机体耗氧量最少,蒸发散热量最少,新陈代谢最低。新生儿中性温度与日龄和出生体重有关。室温过高、进水少及散热不足,可使体温增高,发生脱水热;室温过低时则可引起低体温、低氧血症、低血糖和代谢性酸中毒或寒冷损伤。

早产儿体温调节功能更差,棕色脂肪含量少,基础代谢低,产热少。而体表面积相对大,皮下脂肪少,易散热;同时汗腺发育不良和缺乏寒冷发抖反应。因此,早产儿体温易随环境温度变化而变化,且常因寒冷而导致硬肿症的发生。

**8. 能量及体液代谢** 新生儿每日总热量需要为 418~502 kJ/kg。早产儿吸吮力弱,消化功能差,在出生后数周内常不能达到上述需要量,因此需肠道外营养。

刚出生的婴儿体内含水量占体重的 70%~80%,且与出生体重及日龄有关,出生体重越低、日龄越小,含水量越高,故新生儿需水量因出生体重、日龄,环境温度、湿度及临床情况而异。出生后第 1 日需水量为每日 60~100 mL/kg,以后每日增加 30 mL/kg,直至每日 150~180 mL/kg。足月儿钠的需要量为 1~2 mmol/(kg·d)。刚出生婴儿 10 日内一般不需补钾,以后需要量为 1~2 mmol/(kg·d)。

**9. 免疫系统** 新生儿非特异性免疫和特异性免疫功能均不成熟;皮肤黏膜薄嫩易损伤;脐带残端未闭合,细菌易进入血液;呼吸道纤毛运动差,胃酸、胆酸少,杀菌力差;网状内皮系统和白细胞的吞噬作用较弱;血清补体水平较成人低。故新生儿易发生感染。新生儿可通过胎盘从母体获得免疫球蛋白 IgG,因此,对一些传染病如麻疹有免疫力不易感染。但免疫球蛋白 IgA 和 IgM 不能通过胎盘传给新生儿,因此,新生儿易患消化道、呼吸道感染和革兰阴性细菌感染。

早产儿的非特异性和特异性免疫功能发育极不完善,皮肤娇嫩,屏障功能弱;体液免疫和细胞免疫功能低下,抵抗能力极弱,极易发生感染,且病情重,预后差。

**10. 常见的几种特殊生理状态**

1)生理性体重下降 新生儿出生数日内,由于进食少、水分丢失较多、胎粪排出,导致体重下降,但一般不超过出生体重的 10%,10 日左右恢复到出生时体重。

2)生理性黄疸 由于新生儿胆红素的代谢特点,50%~60% 的足月儿和 80% 的早产儿可出现生理性黄疸。具体参见本章第六节。

3)"马牙"和"螳螂嘴" 在口腔上腭中线和齿龈部位,有黄白色、米粒大小的小颗粒,是由上皮细胞堆积或黏液腺分泌物积留形成的,俗称"马牙",数周后可自然消退;两侧颊部各有一隆起的脂肪垫,俗称"螳螂嘴",利于吸吮乳汁。以上均属正常现象,不可挑破,以免发生感染。

4)乳腺肿大和假月经 新生儿出生后 3~5 日可出现乳腺增大,如蚕豆或核桃大小,2~3 周消退,切忌挤压,以免感染;部分女婴出生后 5~7 日阴道流出少许血性分泌物,可持续 1 周。上述现象均因来自母体的雌激素中断所致。

5)新生儿红斑及粟粒疹 出生后 1~2 日,在头部、躯干及四肢常出现大小不等的多形性斑丘疹,称为新生儿红斑,1～2日后自然消失。出生后3周内,可因皮脂腺堆积在鼻尖、鼻翼、颜面部形成小米粒大小黄白色皮疹,称为新生儿粟粒疹,脱皮后自然消失。

## 二、常见护理诊断/问题

**1. 有体温失调的危险** 与体温调节中枢发育不完善有关。
**2. 不能维持自主呼吸** 与早产儿呼吸中枢和肺发育不成熟有关。
**3. 有窒息的危险** 与呛奶、呕吐有关。
**4. 有感染的危险** 与免疫功能不足及皮肤黏膜屏障功能差有关。
**5. 知识缺乏** 家长缺乏正确护理新生儿的知识。

## 三、护理目标

(1)新生儿的体温维持正常。
(2)新生儿的呼吸道畅通。
(3)新生儿不发生感染。
(4)新生儿不发生窒息。
(5)家长能说出正确喂养方法和护理要点。

## 四、护理措施

新生儿自母体娩出,需适应宫外环境。新生儿,特别是出生后1周内的新生儿发病率、死亡率极高。因此,除对新生儿常见的几种特殊生理状态应正确认识和对待以外,照顾或护理新生儿时还要注意以下几点。

### (一)保持呼吸道通畅

新生儿娩出后、开始呼吸前,应迅速清除口、鼻腔的黏液及羊水,保持呼吸道通畅,以免引起吸入性肺炎或窒息。经常检查鼻腔是否通畅,及时清除鼻腔内的分泌物。避免物品阻挡新生儿口、鼻或压迫其胸部。保持新生儿于适宜的体位,一般取右侧卧位,如仰卧时避免颈部前屈或过度后仰;俯卧时,头偏向一侧,应有专人看护防止窒息。

早产儿易发生缺氧和呼吸暂停,出生后应及时清除呼吸道分泌物,随时保持呼吸道通畅。有缺氧症状者给予吸氧,一般主张间断、低流量给氧,可采用经皮测氧仪来调整吸入氧浓度,血氧饱和度控制在90%～95%,吸入高浓度氧或吸氧时间过长可引起早产儿视网膜病和慢性肺部疾病。出现呼吸暂停者可给予拍打足底、托背等来刺激呼吸,必要时可遵医嘱应用药物或人工呼吸机以维持呼吸。因此,早产儿室应备有输液泵、吸引器、供氧设施、新生儿复苏囊、喉镜、气管导管等,以备抢救用。

### (二)维持体温稳定

新生儿出生后应立即擦干身体,用温暖的毛毯包裹,以减少辐射、对流及蒸发散热,并应采取保暖措施,使婴儿处于中性温度中,维持理想体温35.5～36.5 ℃。此外,接触新生儿的手、仪器、物品等均应预热。新生儿室应阳光充足、空气流通,室温宜维持在22～24 ℃,相对湿度在55%～65%。新生儿脸上有汗、体温超过37.5 ℃(无疾病时)且有不安、烦躁等异常,表示保暖过度,应减少衣被或松开包裹;新生儿手脚发冷、体温在36 ℃以下时表示保暖不足，应适当增高室温，加衣被或采取其他保暖措施。

早产儿室温应保持在 24～26 ℃，相对湿度在 55%～65%。根据早产儿日龄、体重及病情，采取不同的保暖措施，并加强体温监测。一般体重小于 2 kg 者，应尽早置于事先预热到中性温度的温箱中保暖。中性温度与胎龄、体重有密切关系（表 6-2）。无温箱设备，可用其他保暖方法，如远红外保暖床、热水袋等。护理过程中尽量缩短操作时间。

表 6-2　不同出生体重新生儿的中性温度

| 出生体重 /kg | 中性温度 | | | | | |
|---|---|---|---|---|---|---|
| | 37 ℃ | 36 ℃ | 35 ℃ | 34 ℃ | 33 ℃ | 32 ℃ |
| <1.0 | 1 日内 | 1 日后 | 2 周后 | 3 周后 | 4 周后 | 6 周后 |
| 1.0～1.5 | —— | —— | 10 日内 | 10 日后 | 3 周后 | 5 周后 |
| 1.5～2.0 | —— | —— | —— | 10 日内 | 10 日后 | 4 周后 |
| 2.0～2.5 | —— | —— | —— | 2 日内 | 2 日后 | 3 周后 |
| 2.5 以上 | —— | —— | —— | —— | 2 日内 | 2 日后 |

（三）合理喂养

正常足月儿出生后半小时左右即可让母亲抱起让其吸吮乳房，以促进乳汁分泌，提倡按需哺乳。无法母乳喂养者先试喂 5%～10% 葡萄糖水，如无消化道畸形及吸吮吞咽功能良好者可给予配方乳，每 3 h 1 次，每日 7～8 次。人工喂养者，定时测量体重，监测新生儿的营养状况。

早产儿生长发育快，所需营养物质多，而胃容量小，消化功能差，食管下端括约肌张力低，容易溢乳，需细心喂养。尽早开奶，以防止低血糖。提倡母乳喂养，无母乳者，宜选早产儿配方乳。喂乳量根据早产儿耐受力而定，以不发生胃潴留及呕吐为原则（表 6-3）。吸吮力差、吞咽不协调者可用滴管、胃管喂养或静脉输入营养物质，补液与喂养时间交叉，尽可能减少血糖浓度波动。每日详细记录出入量、准确测量体重，以便分析、调整喂养方案，满足生长发育需要。

表 6-3　早产儿喂乳量与间隔时间

| 出生体重/g | <1000 | 1000～1499 | 1500～1999 | 2000～2499 |
|---|---|---|---|---|
| 开始量/mL | 1～2 | 3～4 | 5～10 | 10～15 |
| 每日隔次增加量/mL | 1 | 2 | 5～10 | 10～15 |
| 哺乳间隔时间/h | 1 | 2 | 2～3 | 3 |

早产儿维生素 K 依赖凝血因子不足，出生后应及时补充维生素 K，预防发生出血症。同时，还需补充维生素 A、维生素 C、维生素 D、维生素 E 和铁剂等物质。

（四）预防感染

**1. 严格执行消毒隔离制度**　新生儿室应阳光充足，空气新鲜，采取湿式清洁法。严格控制入室人数，尽量避免探视。接触新生儿前后应洗手，护理和操作时应严格执行无菌操作。

室内每日用紫外线照射消毒,物品应定期更换消毒。工作人员每季度做1次咽拭子培养,患病或带菌者暂时调离新生儿室。

**2. 皮肤黏膜护理**

(1)勤洗澡,保持皮肤清洁。体温稳定后,每日沐浴1次。

(2)勤换尿布,每次大便后用温水清洗会阴部及臀部,防止尿布皮炎发生。

(3)保持脐部清洁干燥。脐带一般在出生后3~7日脱落。脐带脱落前应注意脐部有无渗血,保持脐部不被污染。脐带脱落后应注意观察脐窝内有无分泌物及肉芽肿,有分泌物者可先用3%的过氧化氢棉签擦拭,然后再用0.2%~0.5%碘伏棉签擦拭,并保持干燥。如有肉芽组织,可用硝酸银烧灼局部。注意观察有无脐疝。

(4)注意新生儿眼、耳、口、鼻的卫生,不宜擦洗口腔黏膜。

(5)应选用吸水性强、柔软布类尿布或纸质尿布,衣服宜宽大、质软,不用纽扣。

**(五)密切观察病情**

新生儿病情变化快,应密切观察体温、呼吸、脉搏等生命体征,同时还应注意哭声、精神反应、吃奶情况、反射、面色、皮肤颜色、肢体末梢温度及大小便等情况,发现异常应及时报告医生,并做好相应的护理。除做好常规记录外,还必须做到有异常变化随时记录。配制液体时,剂量要绝对精确。在输液过程中,最好使用输液泵,严格控制输液速度,定时巡回记录,防止高血糖、低血糖的发生。

**(六)健康教育**

**1. 促进母婴感情建立** 提倡母婴同室,鼓励母乳喂养。鼓励父母参与新生儿护理,促进感情交流。

**2. 宣传有关育儿保健知识** 与家长交流时,介绍保暖、喂养、皮肤护理、添加辅食的原则及顺序等知识。

**3. 预防接种** 按期做好预防接种(卡介苗、乙肝疫苗等)。

**4. 新生儿筛查** 护理人员应了解新生儿筛查的相关知识,对疑有先天性甲状腺功能减退症、苯丙酮尿症等先天代谢缺陷者,应建议早期进行筛查。

**知识链接** 早产儿发展性照顾

**五、护理评价**

评价患儿体温是否正常,呼吸道是否通畅,是否发生感染,能否得到充足的营养,患儿家长是否了解正确的护理要点等。

# 第三节 新生儿窒息

**案例导入**

张某,怀孕 37 周,因胎膜早破 6 h,胎儿出现"宫内窘迫"而急诊行剖宫产,产下一子。新生儿出现不哭,喘息,全身皮肤苍白,四肢松弛。立即实施抢救。

工作任务:

1. 如何对该患儿进行护理评估?

2. 列出护理诊断及主要护理措施。

新生儿窒息(asphyxia of newborn)是指婴儿出生后不能建立正常的自主呼吸而导致低氧血症、高碳酸血症和代谢性酸中毒。新生儿窒息可出现于妊娠期,但绝大多数出现于产程开始后。窒息的本质是缺氧。窒息引起胎儿或新生儿脑损伤,导致缺氧缺血性脑病和颅内出血等严重并发症,是新生儿伤残和死亡的重要原因之一。

【病因】

凡能导致胎儿或新生儿缺氧的因素均可引起窒息。

**1. 孕母因素** 孕母患有慢性或严重疾病,如严重贫血,心、肾疾病,糖尿病等,孕母有妊娠高血压综合征等。

**2. 胎盘因素** 前置胎盘、胎盘早剥、胎盘功能不足等。

**3. 脐带因素** 脐带绕颈、脱垂、打结及脐带过短等。

**4. 胎儿因素** 早产儿,小于胎龄儿,巨大儿,各种畸形儿,如先天性心脏病、后鼻孔闭锁等。

**5. 分娩因素** 头盆不称、宫缩无力,手术产,孕妇使用镇静剂或麻醉剂等。

【护理评估】

**1. 健康史** 详细询问妊娠期孕母身体状况,有无妊娠高血压综合征及胎盘异常等情况。了解胎儿在母体宫内发育情况,是否有胎儿宫内缺氧的早期表现,如胎心增快、胎动增加等。评估患儿出生时的情况,如分娩方式、羊水是否清亮及 Apgar 评分(包括 1 min 评分和 5 min 评分)等,了解是否出现窒息及窒息的严重程度。

**2. 身心状况**

1)临床表现

(1)胎儿宫内窒息:胎儿发生宫内窒息时,早期胎动增加,胎心率增快,胎心率大于或等于 160 次/分;晚期胎动减少或消失,胎心率减慢,胎心率小于 100 次/分,心律不规则,胎粪排出污染羊水。

(2)胎儿出生时窒息:Apgar 评分法是目前临床上用来评价新生儿窒息程度的简易方法(表 6-4)。评分 8~10 分为正常,4~7 分为轻度窒息,0~3 分为重度窒息。Apgar 评分须在生后 1 min 内进行,不正常者 5 min 后必须再评分。1 min 评分仅是窒息诊断和分度的依据,5 min 评分及 10 min 评分有助于判断复苏效果及预后。1 min Apgar 评分不是决定是否开始复苏的指标,临床上不能等评价结果出来再抢救,以免延误抢救时间。

表 6-4　新生儿 Apgar 评分法

| 体征 | 评分标准 | | | 生后评分 | |
| --- | --- | --- | --- | --- | --- |
| | 0 | 1 | 2 | 1 min | 5 min |
| 皮肤颜色 | 青紫或苍白 | 身体红,四肢青紫 | 全身红 | | |
| 心率 | 无 | <100 次/分 | >100 次/分 | | |
| 弹足底或插鼻管反应 | 无反应 | 有些动作、如皱眉 | 哭,打喷嚏 | | |
| 肌张力 | 松弛 | 四肢略屈曲 | 四肢活动 | | |
| 呼吸 | 无 | 慢、不规则 | 正常,哭声响 | | |

（3）多器官功能损害:部分患儿因窒息、缺氧缺血可引起多器官功能损害,具体如下:①中枢神经系统有缺氧缺血性脑病和颅内出血。②呼吸系统有羊水或胎粪吸入综合征、肺透明膜病、呼吸暂停等。③心血管系统有心源性休克、持续胎儿循环、心肌炎和心力衰竭等。④泌尿系统有肾功能不全、肾衰竭及肾静脉血栓形成等。⑤消化系统有应激性溃疡、坏死性小肠结肠炎、黄疸加重或时间延长等。⑥代谢方面有低血糖或高血糖、低钙及低钠血症等。⑦血液系统:弥散性血管内凝血、血小板减少等。

2）心理-社会状况　评估患儿父母对本病的病因、临床表现、护理和预后等疾病相关知识的了解程度,评估患儿家庭的居住环境和经济状况等。由于本病的病情重、预后差,应了解家长是否因患儿的病情和担心患儿的预后而出现焦虑、恐惧等心理。

3）辅助检查

（1）血气分析:可有 $PaCO_2$ 升高,pH 和 $PaO_2$ 降低,出现不同程度低氧血症和混合性酸中毒。

（2）血生化检查:血糖、血钙、血尿素氮、血肌酐、肝功能、心肌酶测定。

【常见护理诊断/问题】

**1. 自主呼吸障碍**　与缺氧致低氧血症和高碳酸血症有关。

**2. 体温过低**　与缺氧、环境温度低有关。

**3. 恐惧**　与知识缺乏、病情危重、预后不良有关。

> **课堂互动:**
> 　　足月新生儿,出生后 3 min,心率 80 次/分,呼吸浅慢,全身皮肤青紫,四肢松弛无力,喉反射消失。该新生儿为(　　)。
> 　　A. 轻度窒息
> 　　B. 青紫型窒息
> 　　C. 正常呼吸
> 　　D. 重度窒息
> 　　E. 急性窒息

【护理目标】

（1）患儿建立良好的自主呼吸。

（2）患儿体温正常。

（3）患儿及其家属恐惧消失。

【护理措施】

**1. 做好复苏准备工作**

（1）加强环境管理，严格进行消毒及清洁工作。

（2）预先准备产房、手术室（温度 27～31 ℃，相对湿度 50%～60%，预热远红外辐射台）。

（3）准备好复苏器械及急救药品。

**2. 协助复苏** 将患儿置于远红外线辐射台上，擦干全身，摆好体位，立即按以下程序进行抢救。

1）通畅气道（A）

（1）安置体位：将患儿置于仰卧位，肩部垫高 2～3 cm，颈部稍后伸。

（2）清除分泌物：立即清除口、鼻、咽及气道分泌物，吸引时间不超过 10 s，先吸口腔，再吸鼻腔。

2）建立呼吸（B）

（1）触觉刺激：拍打或弹足底、摩擦患儿背部促使呼吸出现。经触觉刺激后，如出现正常呼吸，心率＞100 次/分，肤色红润或仅手足青紫者，可予观察。

（2）正压通气：触觉刺激后若无自主呼吸建立或心率＜100 次/分，应立即用复苏器加压给氧；面罩应密闭遮盖下颌尖端、口、鼻，但不盖住眼睛；通气频率为 40～60 次/分，吸呼比为 1：2，压力以可见胸廓起伏、听诊呼吸音正常为宜。30 s 后再评估，如心率＞100 次/分，出现自主呼吸，可予以观察；如无规律性呼吸，或心率＜100 次/分，须进行气管插管正压通气。

3）恢复循环（C） 气管插管正压通气 30 s 后，心率＜60 次/分或心率为 60～80 次/分不再增加，应同时进行胸外心脏按压。双拇指法：操作者双拇指并排或重叠于患儿胸骨体下 1/3 处，其他手指围绕胸廓托在后背；中、示指法：操作者一手的中、示指按压胸骨体下 1/3 处，另一手支撑患儿背部；按压频率为 90 次/分（每按压 3 次，正压通气 1 次），按压深度为前后胸直径的 1/3，按压放松过程中，手指不离开胸壁；按压有效时可摸到股动脉搏动。胸外心脏按压 30 s 后评估心率恢复情况。

4）药物治疗（D）

（1）建立有效的静脉通道。

（2）正确执行医嘱，保证药物应用：经胸外心脏按压 30 s 不能恢复正常循环时，静脉或气管内注入 1：10000 肾上腺素 0.1～0.3 mL/kg；如心率仍小于 100 次/分，可根据病情酌情用纠酸、扩容剂，有休克时可给予多巴胺或多巴酚丁胺；若母亲在婴儿出生前 6 h 内有应用麻醉药史，可静脉或气管内注入盐酸纳洛酮。

5）评价（E） 复苏过程随时评价呼吸及心搏情况，根据病情采取措施。

**3. 复苏后监护**

1）保暖 贯穿整个过程，维持患儿体温 36.5 ℃。

2）保持呼吸道通畅 观察呼吸情况，保持呼吸道通畅，保证有效供氧。

3)供给营养和液体　延迟开奶时间,注意有无呕吐、腹泻、腹胀和便血。喂养困难者可给予静脉营养。

4)消毒隔离　严格无菌操作。疑有感染可能、曾行气管插管者,均应酌情选用有效抗生素预防感染。

5)加强监护　监护的主要内容为体温、神志、肌张力、心率、血压、尿量、皮肤颜色和窒息所导致的神经系统症状等。认真观察并做好相关记录,发现问题及时通知医生。

**4. 用药护理**

1)支持疗法　供氧,维持血气和pH在正常范围,纠正酸中毒和电解质紊乱;维持全身和各脏器足够的血液灌注,使血压和心率维持在正常范围;维持血糖在正常高值(5.0 mmol/L)。

2)控制惊厥、治疗脑水肿　见本章第四节。

3)促进神经细胞代谢药物　胞磷胆碱、脑活素、复方丹参注射液、1,6-二磷酸果糖等。

**5. 心理护理**　安慰患儿家长,并耐心细致地解答病情,解释所有的处理过程及其原理,取得家长的理解、信任,从而减轻家长的恐惧心理和焦虑程度,以得到家长的最佳配合。

**【护理评价】**

评价患儿体温是否正常,是否建立有效自主呼吸,呼吸道是否通畅,患儿家长恐惧心理是否得到减轻等。

# 第四节　新生儿缺氧缺血性脑病

**案例导入**

患婴,男,出生1天8小时,因"抽搐1次"入院。其母有妊娠高血压综合征,孕$40^{+2}$周,$G_2P_1$,经阴道分娩,羊水清,出生体重3.5 kg,Apgar评分1 min 3分,5 min 6分。查体:神志不清,刺激不哭,皮肤黏膜中度黄染,前囟紧张,双瞳孔等大,对光反射迟钝,呼吸平稳,心音低钝,腹软,四肢肌张力高,原始反射减弱。

工作任务:

1. 如何对该患儿进行护理评估?

2. 列出主要的护理诊断及护理措施。

新生儿缺氧缺血性脑病(hypoxic ischemic encephalopathy,HIE)是由于各种围生期因素引起的缺氧和脑血流减少或暂停而导致胎儿或新生儿的脑损伤,是新生儿窒息后的严重并发症。其病情重,病死率高,并可产生永久性神经功能缺陷,如智力障碍、癫痫、脑性瘫痪等,临床上以意识障碍、肌张力改变为特征。

**【病因】**

**1. 缺氧**　围生期窒息,反复呼吸暂停,严重的呼吸系统疾病,右向左分流型先天性心脏病等。其中围生期窒息是引起新生儿缺氧缺血性脑病的主要原因。

**2. 缺血**　心搏停止或严重的心动过缓,重度心力衰竭或周围循环衰竭等。

**【护理评估】**

**1. 健康史** 了解有无围生期窒息、反复呼吸暂停及呼吸系统疾病、严重先天性心脏病、严重循环系统疾病及严重颅内疾病等病史。

**2. 身心状况**

1) 临床表现 新生儿缺氧缺血性脑病主要表现为意识障碍、肌张力及原始反射的改变，出现惊厥、脑水肿、颅内压增高等神经系统症状。惊厥常在 12～24 h 发生，脑水肿、颅内压增高在 24～72 h 最明显，临床分为轻、中、重三度。HIE 临床分度见表 6-5。

表 6-5 HIE 临床分度

| 分度 | 轻度 | 中度 | 重度 |
|---|---|---|---|
| 意识 | 过度兴奋 | 嗜睡、迟钝 | 昏迷 |
| 肌张力 | 正常 | 减低 | 消失 |
| 拥抱反射 | 稍活跃 | 减弱 | 消失 |
| 吸吮反射 | 正常 | 减弱 | 消失 |
| 惊厥 | 无 | 常有 | 多见，频繁发作 |
| 中枢性呼吸衰竭 | 无 | 无或轻 | 常有 |
| 瞳孔改变 | 正常 | 无或缩小 | 不对称或扩大、光反射消失 |
| 前囟张力 | 正常 | 正常或稍饱满 | 饱满、紧张 |
| 病程及预后 | 兴奋症状在 24 h 内最明显，3 日内逐渐消失，预后好 | 症状大多在 1 周末消失，10 日后仍不消失者可能有后遗症 | 病死率高，多在 1 周内死亡，存活者症状可持续数周，后遗症可能性较大 |

2) 辅助检查

(1) 头颅 B 超、CT、MRI：CT 对脑水肿、颅内出血有确诊价值，MRI 有助于判断预后。

(2) 脑电图检查：有助于临床确定脑病变严重程度、判断预后和对惊厥的诊断。

3) 心理-社会状况 评估患儿父母对本病的病因、临床表现、护理和预后等疾病相关知识的了解程度，评估患儿家庭的居住环境和经济状况等。由于本病的病情重、预后差，应了解家长是否因患儿的病情和担心患儿的预后而出现焦虑、恐惧等心理。

**【常见护理诊断/问题】**

**1. 低效性呼吸型态** 与缺氧缺血致呼吸中枢损害有关。

**2. 潜在并发症** 颅内压升高、呼吸衰竭。

**3. 有失用综合征的危险** 与缺氧缺血导致的后遗症有关。

**【护理目标】**

(1) 患儿意识清醒，生命体征稳定，肌张力正常，各种反射存在，前囟平坦。

(2) 脑损伤程度降到最低限度，减少后遗症的发生。

**【护理措施】**

**1. 给氧** 及时清除呼吸道分泌物，保持呼吸道通畅。选择合适的给氧方式，根据患儿缺氧情况，可给予鼻导管吸氧或头罩吸氧，如缺氧严重，可考虑气管插管及机械辅助通气。

**2. 监护** 严密监护患儿的呼吸、血压、心率、血氧饱和度等，注意观察患儿的神志、瞳孔、前囟张力及抽搐等症状,观察药物反应。

**3. 亚低温治疗** 采用人工诱导方法将体温下降 2～4 ℃,减少脑组织的基础代谢,保护神经细胞。可采用全身性或选择性头部降温,全身性降温能迅速、稳定地将脑部温度降到预期的温度,但易出现新生儿硬肿症。

亚低温治疗包括降温、维持和复温三个阶段。在进行亚低温治疗的过程中,给予持续的动态心电监护、肛温监测、$SpO_2$ 监测、呼吸监测及每小时测量血压,同时观察患儿的面色、反应、末梢循环状况,24 h 出入液量,并做好详细记录。在护理过程中应注意心率的变化,如出现心率过缓或心律失常,应及时报告医生是否停止亚低温治疗。

**4. 用药护理** 详见本章第五节。

**5. 早期康复干预** 对疑有功能障碍者,将其肢体固定于功能位。早期给予患儿动作训练和感知刺激的干预措施,促进脑功能的恢复。向患儿家长耐心、细致地解答病情,以取得理解;恢复期指导家长掌握康复干预的措施,以得到家长最佳的配合并坚持定期随访。

【护理评价】

评价患儿意识是否清醒,生命体征是否稳定,肌张力是否正常,各种反射是否存在,前囟是否平坦。脑损伤程度是否降到最低限度,后遗症是否发生。

# 第五节　新生儿颅内出血

新生儿颅内出血(intracranial hemorrhage of the newborn)主要是由缺氧或产伤引起的一种脑损伤。新生儿颅内出血以早产儿多见,病死率高,存活者常留有神经系统后遗症。

【病因】

缺血缺氧和产伤是引起新生儿颅内出血的两大原因。近年来由于产科技术的进步,产伤引起的颅内出血减少,缺氧所致的新生儿颅内出血相对占多数。缺血缺氧可直接损伤毛细血管内皮细胞,使其通透性增加,血液外渗,出现室管膜下出血、脑实质点状出血、蛛网膜下出血。产伤以足月儿、巨大儿多见,因胎头过大、头盆不称、臀位产、急产、高位产钳、吸引器或产钳助产、负压吸引器助产等,使头部受挤压、牵拉而引起颅内血管撕裂。出血部位以硬脑膜下多见。此外,胎龄 32 周以下的早产儿、快速输入高渗液体、血压波动过大、机械通气不当、血管发育不良、血管畸形或全身出血性疾病也可引起新生儿颅内出血。

【护理评估】

**1. 健康史**

(1)了解患儿母亲孕期的健康状况是否患严重贫血、心力衰竭、妊娠高血压等。

(2)了解患儿出生情况是否有难产、窒息、胎位异常等异常产史。

(3)了解新生儿出生后神经系统症状,是否有烦躁不安、双眼凝视、脑性尖叫或惊厥等兴奋症状;是否出现嗜睡、昏迷、肌张力低下、拥抱反射消失及呼吸抑制等症状。

**2. 身心状况**

1)临床表现　新生儿颅内出血患儿多于出生后 1～2 日出现症状,颅内出血的症状和体征主要与出血部位和出血量有关。轻者可无症状,大量出血者可在短期内死亡。表现为反复的呼吸暂停,昏迷,顽固性惊厥,持续性颅内压升高。具体表现如下。

(1)神志改变:激惹、嗜睡或昏迷。

(2)呼吸改变:增快或减慢,不规则或暂停。

(3)颅内压力增高:前囟隆起、骨缝增宽、抽搐、脑性尖叫等。

(4)眼征:凝视、斜视、眼球震颤及转动困难等。

(5)瞳孔对光反射:反应迟钝或消失,瞳孔大小不等或散大。

(6)肌张力:增高、减弱或消失。

(7)其他:不明原因的苍白、贫血和黄疸。

2)心理-社会状况 由于本病后遗症发生率较高,预后不甚乐观,尤其是早产儿颅内出血病死率和后遗症发生率均较高,家长可能会出现焦虑、悲伤、失望等反应。因此,护理者应细心观察家长的心理反应,如紧张、恐惧等。

3)辅助检查

(1)脑脊液检查:急性期脑脊液均匀血性,镜下可见皱缩红细胞,蛋白含量明显升高,糖含量降低,5～10 日时最明显,同时乳酸含量低。1 周后脑脊液为黄色,可持续 4 周左右。

(2)影像学检查:头颅 B 超对颅脑中心部位病变分辨率高,应为首选;蛛网膜下腔、后颅窝和硬膜外等部位出血不易发现,需 CT、MRI 确诊。

【常见护理诊断/问题】

**1. 低效性呼吸型态** 与呼吸中枢抑制有关。

**2. 有窒息的危险** 与惊厥、昏迷有关。

**3. 体温调节无效** 与感染、体温调节中枢受损有关。

**4. 营养失调:低于机体需要量** 与吸吮反射减弱及呕吐有关。

**5. 潜在并发症** 颅内压增高。

【护理目标】

(1)患儿的神志清醒,惊厥停止,前囟平坦。

(2)患儿的呼吸型态正常,无呼吸暂停。

(3)患儿的呼吸道畅通,生命体征稳定。

(4)患儿能得到所需的营养和水分。

(5)家长紧张、焦虑心情减轻,能配合治疗。

【护理措施】

**1. 一般护理**

1)保持安静 患儿应绝对静卧休息,尽量减少对患儿的移动和刺激,将各项护理操作和治疗集中进行,动作要轻、准、稳、快,静脉穿刺最好用留置针,以减少穿刺次数,防止加重颅内出血。抬高患儿头肩部 15°～30°,并予侧卧位,整个躯体应与头部保持同一侧,始终保持头呈正中位。

2)饮食护理 病重者应适当推迟喂乳时间,禁食期间按医嘱静脉补液,但液量要少,输液速度宜慢,最好在 24 h 内均匀输入,有条件时可用输液泵输注,以便准确控制输液速度。

3)维持体温稳定 体温过高时应予物理降温,体温过低时可采用远红外辐射床、温箱或热水袋等保暖器具,保持患儿体温稳定。

**2. 病情观察** 严密观察患儿生命体征的变化,如呼吸、神志、瞳孔、肌张力及前囟情况,定时测量头围,及早发现颅内压增高征象,及时通知医生,并做好抢救准备。

**3. 合理用氧** 及时清除呼吸道分泌物,保持呼吸道通畅;根据缺氧程度给予用氧,注意用氧的方式和浓度,维持 $PaO_2$ 在 $7.9 \sim 10.6$ kPa($60 \sim 80$ mmHg)。

**4. 用药护理** 按医嘱正确使用药物,确保疗效。

1)控制惊厥 首选苯巴比妥,负荷量 $20$ mg/kg,于 $15 \sim 30$ min 静脉滴注,若不能控制惊厥,$1$ h 后可加用 $10$ mg/kg;每日维持量为 $3 \sim 5$ mg/kg。顽固性抽搐者加用安定静脉滴注或加用水合氯醛灌肠。

2)治疗脑水肿 避免输液过量是预防和治疗脑水肿的基础。颅内压增高时首选利尿剂呋塞米(速尿)静脉注射,每次 $0.5 \sim 1$ mg/kg,每日 $2 \sim 3$ 次。重者有脑疝发生时可选用 $20\%$ 的甘露醇,每次 $0.25 \sim 0.5$ g/kg,每 $6 \sim 8$ h 静脉注射一次,一般不主张用糖皮质激素。

3)应用止血药物 可输新鲜血、血浆、血小板,用维生素 $K_1$、止血敏等。

4)避免脑灌注过高或过低 低血压时用多巴胺,也可同时加用多巴酚丁胺。

5)脑代谢激活剂 出血停止后可给予胞磷胆碱、脑活素、脑复康等。

**5. 健康教育** 向家长介绍本病的预防和治疗知识,解答患儿家长的问题,减轻其紧张和恐惧心理。注意孕期保健、减少分娩时损伤和窒息,及时对高危儿进行抢救,防止医源性损伤。告诉家长患儿疾病可能产生的预后,指导家长做好患儿的智力开发和功能训练。

**【护理评价】**

评价患儿意识是否清醒,惊厥是否停止,前囟是否平坦;患儿的呼吸道是否畅通、呼吸型态是否正常;患儿的生命体征是否稳定;患儿能否得到所需的营养和水分;家长紧张、焦虑心情是否减轻,能否配合治疗。

# 第六节 新生儿黄疸

## 案例导入

小明,男,足月顺产,母乳喂养,出生后第 3 日出现面部皮肤发黄,精神好、吃奶好,今日来门诊就诊。

工作任务:

1. 小明出现了什么问题?

2. 如何进行护理评估?

新生儿黄疸(neonatal jaundice)又称新生儿高胆红素血症,是因为新生儿时期胆红素(大部分为未结合胆红素)在体内积聚而引起皮肤、巩膜或黏膜黄染的现象。新生儿黄疸可分为生理性黄疸和病理性黄疸两大类,部分病理性黄疸可引起胆红素脑病(核黄疸),病死率高,存活者多留有后遗症。

**【病因和分类】**

**1. 生理性黄疸**　由新生儿胆红素代谢特点决定。50%～60%足月儿和80%早产儿在出生后可出现暂时性的高胆红素血症。

1）胆红素生成较多　新生儿每日生成的胆红素约为8.8 mg/kg,是成人(3.8 mg/kg)的2倍,其原因是:①新生儿出生时红细胞数量多,出生后由于血氧分压升高,红细胞大量破坏。②新生儿红细胞寿命短,为80～100日(成人120日),形成胆红素的周期短。③新生儿肝脏和其他组织中所形成的旁路胆红素数量多。

2）转运胆红素能力不足　胆红素进入血液循环,与白蛋白结合后,运送到肝进行代谢。与白蛋白联结的胆红素为结合胆红素,不能透过血脑屏障。早产儿胎龄越小,白蛋白含量越低,其联结的胆红素的量就越少。新生儿常有不同程度的酸中毒,也可减少胆红素与白蛋白的结合。

3）肝功能不成熟　①新生儿肝脏内摄取胆红素的Y、Z蛋白含量低,5～10日后才达成人水平。②新生儿肝细胞内尿苷二磷酸葡萄糖醛酸转移酶(UDPGT)含量低,且活性不足,形成结合胆红素的功能差。③排泄结合胆红素的能力差,易引起胆汁淤积。

4）肠肝循环特点　新生儿刚出生时肠道内无正常菌群,不能将进入肠道的胆红素转化为尿胆原和粪胆原,且新生儿肠道内β-葡萄糖醛酸苷酶活性较高,可将结合胆红素转化成未结合胆红素,导致未结合胆红素又被肠壁重吸收经门静脉而回到肝脏。

**2. 病理性黄疸**　在一些感染或非感染因素下,胆红素产生增加,肝脏摄取、结合胆红素能力不足,使血中游离胆红素浓度过高,则产生病理性黄疸。当胆红素升高明显时,未结合胆红素会通过血脑屏障,常引起下丘脑、大脑基底节和第四脑室处的脑细胞变性、受损及坏死,导致胆红素脑病,出现严重的神经系统症状。

1）感染性因素　细菌、病毒感染,如新生儿败血症、尿路感染、肝炎综合征等是新生儿高胆红素血症的重要原因。

2）非感染性因素　新生儿溶血症、先天性胆道闭锁、母乳性黄疸、遗传代谢性疾病(红细胞葡萄糖-6-磷酸脱氢酶(G-6-PD)缺乏症)、药物性黄疸(维生素K、磺胺等所致)等。

**知识链接**　- - - - - - - - - - - - - - - - - 母乳性黄疸 - - - - - - - - - - - - ●

**【护理评估】**

**1. 健康史**　母亲有无不明原因的流产、死胎等病史;患儿出生胎龄,有无使用磺胺类、水杨酸类等药物史;出生后有无感染,胎便排出的时间、喂养情况等;母亲及患儿血型;黄疸出现的时间及进展情况,有无其他伴随症状如发热、贫血、水肿、大便变浅等。

**2. 身心状况**　测量生命体征,观察黄疸的程度,检查有无水肿、贫血、肝脾大等,皮肤有无感染病灶,观察患儿吸吮力、反应等的变化。

1)临床表现

(1)生理性黄疸:足月儿一般在出生后 2～3 日出现黄疸,4～5 日最明显,10～14 日消退,早产儿可延迟到 3～4 周;一般状况良好,肝功能正常。

(2)病理性黄疸:①出生后 24 h 内出现黄疸。②黄疸程度重,血清胆红素浓度>205.2 $\mu$mol/L(12 mg/dL),或每日上升>85 $\mu$mol/L(5 mg/dL)。③黄疸持续不退或退而复现,足月儿>2 周,早产儿>4 周。④血清结合胆红素>26 $\mu$mol/L(1.5 mg/dL)。

(3)胆红素脑病:血清未结合胆红素浓度超过 342 $\mu$mol/L(20 mg/dL)时,可通过血脑屏障出现胆红素脑病。一般发生在出生后 2～7 日,早产儿多见。胆红素脑病典型临床表现如表 6-6 所示。

表 6-6　胆红素脑病典型临床表现

| 临床分期 | 临床表现 | 持续时间 |
|---|---|---|
| 警告期 | 反应低下、吸吮无力、肌张力下降及各种反射减弱 | 0.5～1.5 日 |
| 痉挛期 | 肌张力增高、发热、抽搐、呼吸不规则 | 0.5～1.5 日 |
| 恢复期 | 肌张力恢复、体温正常、抽搐减少 | 2 周 |
| 后遗症期 | 手足徐动症、听力下降、眼球运动障碍、牙釉质发育不良、智力落后 | 终生 |

(4)不同病因所致黄疸的临床特点:①新生儿溶血症:母婴血型不合,母血中血型抗体通过胎盘进入胎儿循环,发生同种免疫反应导致胎儿、新生儿红细胞破坏而引起的溶血。以 ABO 血型不合最常见(多为母亲 O 型,婴儿 A 型或 B 型),其次为 Rh 血型不合(母亲为 Rh 阴性,婴儿为 Rh 阳性)。大多出生后 24 h 内出现黄疸并进行性加重,常伴有贫血、肝脾大、水肿等。血清未结合胆红素明显增高,严重者可发生胆红素脑病。②先天性胆道闭锁:多于出生后 2 周开始出现黄疸并进行性加重,肝进行性增大,大便颜色由黄色变成白色,血清结合胆红素增高明显。患儿 3 个月后会出现肝硬化。③新生儿肝炎:多为宫内病毒感染所致,以巨细胞病毒最常见。常在出生后 1～3 周或更晚出现黄疸,病重时粪便色浅或灰白,尿色深黄,患儿食欲下降、可伴呕吐,肝脏轻度至中度肿大,血清结合胆红素增高。

2)心理-社会评估　评估家长对于黄疸的认识程度,是否知道存在生理性黄疸,是否知道病理性黄疸对小儿的影响及程度;关注家长的心理状态,了解重症患儿家长是否有恐惧、焦虑等心理。

3)辅助检查　配合医生及时采集血液、尿液标本送检,并了解患儿血清胆红素、血型、特异性抗体等的检查结果,判断引起黄疸的原因。

(1)血清总胆红素浓度测定,血清直接和间接胆红素浓度测定。

(2)血红蛋白、血细胞比容、网织红细胞、G-6-PD、红细胞直接抗人球蛋白试验、患儿血清游离抗体(抗 A 或抗 B 及 IgG)检查等鉴别病理性黄疸的原因。

(3)肝胆超声和核素显像:检查肝脏大小,胆道发育状况。

4)治疗要点

(1)针对病因采取相应的措施,治疗原发疾病。

（2）降低血清胆红素：给予蓝光疗法；早期喂养，诱导肠道正常菌群建立，保持大便通畅，减少肠肝循环。

（3）保护肝脏：不用损害肝脏及可能引起溶血、黄疸的药物，必要时采取换血疗法。

（4）控制感染、注意保暖、供给充足营养、及时纠正酸中毒和缺氧。

（5）适当用酶诱导剂，输血浆和白蛋白，降低游离胆红素浓度。

**【护理诊断】**

**1. 潜在并发症**　胆红素脑病、心力衰竭。

**2. 知识缺乏**　患儿家长缺乏对黄疸的认识及护理知识。

**【护理目标】**

（1）黄疸减轻/患儿不发生胆红素脑病，或者发生时能及时发现。

（2）家长能正确认识黄疸的类型，并正确护理。

**【护理措施】**

**1. 观察病情，做好相关护理**

（1）密切观察病情，加强孕期监测；注意监测体温、脉搏、呼吸、心率及尿量等的变化；注意观察皮肤、巩膜、大小便的色泽变化，以判断黄疸出现的时间、进展速度及程度；注意观察神经系统的表现，如拒食、嗜睡、肌张力减退等现象。早期发现胆红素脑病，立即通知医生，并做好抢救准备。

（2）保持室内安静，减少不必要的刺激；做好患儿的保暖措施，避免低体温时游离胆红素的增高；提早哺乳，可刺激肠蠕动以利于胎粪排出。

**2. 正确执行医嘱，降低血胆红素浓度，防止胆红素脑病发生**

（1）遵医嘱给予白蛋白和酶诱导剂（常用苯巴比妥，也可加用尼可刹米）。纠正酸中毒（常用5%的碳酸氢钠），以利于白蛋白联结胆红素，减少胆红素脑病的发生。

（2）实施光照疗法（蓝光疗法）和换血疗法，并做好相关护理。

（3）纠正缺氧，防止低血糖、低体温等。

（4）根据不同补液内容调整相应的速度，切忌快速输入高渗性药物。快速输入高渗性药物，容易使血脑屏障暂时开放，导致已与白蛋白联结的胆红素进入脑组织，从而加重胆红素脑病。

**3. 心理护理**　注意向患儿家长讲解胆红素脑病可能导致的后遗症，以引起家长的重视；理解患儿家长心情，积极与他们沟通，向他们介绍本病的相关知识，努力缓解患儿家长紧张、焦虑的情绪，鼓励家长探视和参与照顾患儿。

**4. 健康教育**　黄疸是新生儿期最常见的症状，既可以是生理现象，又可以是多种疾病的一种表现，应向家长介绍进行初步判断的方法，耐心解答家长提出的问题，向家长解释患儿的病情、治疗效果及可能出现的预后。对曾因新生儿溶血病有过死胎、流产史的家庭，应做好产前咨询及孕期保健。对可能留有后遗症的患儿，要提醒家长早期进行功能锻炼。红细胞G-6-PD缺乏的患儿，禁食蚕豆及其制品，衣物保存时禁放樟脑丸。

# 第七节　新生儿败血症

**案例导入**

患婴，男，出生 2 天，以"反应差，不吃 1 天"入院。孕 35 周早产，自然分娩，无窒息，体重 1.7 kg。查体：体温不升，反应差，皮肤黄染，面色灰暗，前囟平软，肺部听诊正常，心音稍钝，腹软，脐周红肿，脐窝有少许脓性分泌物，肝右肋下 2.5 cm，原始反射弱。血白细胞计数 $4.5×10^9/L$。

工作任务：

1. 如何对该患儿进行护理评估？

2. 列出主要护理诊断及护理措施。

新生儿败血症(neonatal septicemia)是指新生儿期某种致病菌侵入新生儿血液循环系统，并在血液中生长繁殖、产生毒素而造成的全身性感染，是新生儿时期常见的严重感染性疾病，其发病率和死亡率高。

**【病因和发病机制】**

**1. 病原菌**　致病菌种类较多，随地区不同而异，我国仍以葡萄球菌、大肠埃希菌为主，近年来由于各种导管、气管插管技术的广泛使用，表皮葡萄球菌、克雷伯杆菌、铜绿假单胞菌等条件致病菌有增多趋势。

**2. 感染途径**　感染可发生在产前、产时或产后。产前感染与孕妇存在明显的感染有关，尤其是羊膜腔的感染更易引起发病；产时感染与胎儿通过产道时被细菌感染有关；产后感染往往与细菌经脐部、皮肤黏膜损伤处、呼吸道及消化道等部位的侵入有关，其中以脐部侵入最为常见。

**3. 身体因素**　新生儿免疫功能不完善，皮肤黏膜屏障功能差，淋巴结发育不全，补体在血液中含量少，白细胞在应激状态下杀菌力降低，T 淋巴细胞对特异性抗原反应差，细菌一旦侵入易致全身感染。

**【护理评估】**

**1. 健康史**　了解母亲有无生殖系统、呼吸系统感染史；了解有无宫内窒迫、产时窒息、胎膜早破等病史；了解患儿出生时的情况；评估患儿体温变化情况，有无发热或体温不升现象；注意观察患儿皮肤损伤情况，有无感染性病灶，特别是脐部和皮肤有无破损或化脓；注意评估患儿的一般状况，如有无拒乳、少哭、少动、反应低下等情况，有无黄疸和肝脾大、出血倾向及休克等现象。

**2. 身心状况**

1)临床表现

(1)类型：可分为早发型和晚发型。①早发型：出生后 7 日内出现症状，感染发生在产前或产时，常由母亲垂直传播引起；病原菌以大肠埃希菌为主；常呈暴发性多器官受累，病死率较高。②晚发型：出生 7 日以后发病，感染发生在产时或产后，病原菌以葡萄球菌、条件致病菌为主;常有脐炎、肺炎或脑膜炎等局灶性感染。

(2)症状、体征:无特征性表现。一般表现为反应低下、食欲不佳、哭声低弱,以后可出现精神萎靡及不吃、不哭、不动、体温不升、体重不增("五不现象")等症状。有下列表现时应高度怀疑败血症:①黄疸,表现为黄疸迅速加重或退而复现。②出血倾向,皮肤黏膜淤点、淤斑,消化道出血、肺出血等。③肝脾大,一般为轻度至中度肿大。④休克征象。⑤中毒性肠麻痹。⑥合并症,感染可波及各器官,出现肺炎、脑膜炎、肝脓肿、化脓性关节炎等。

2)心理-社会状况 了解家长对新生儿败血症的认识程度,护理新生儿知识和技能的掌握情况;评估患儿居住环境、家庭卫生习惯及经济条件。了解家长的心理状况,评估其焦虑或恐惧的程度。

3)辅助检查

(1)外周血象:血白细胞总数多升高,有核左移和中毒颗粒。

(2)病原学检查:血培养,直接涂片找细菌,病原菌抗体检测等有助于明确诊断。

(3)人类 C 反应蛋白(CRP)、触珠蛋白(Hp)等在急性感染早期即可增加,其中 CRP 反应最灵敏,在感染 6~8 h 即上升,8~60 h 达高峰,感染控制后可迅速下降。

(4)鲎试验:鲎试验用于检测血和体液中细菌内毒素,阳性提示有革兰阴性菌感染。

4)治疗要点

(1)针对病原菌选择有效的抗生素,早期、联合、足量、静脉给药,疗程要足,一般应连续给药 10~14 日。

(2)对症、支持治疗:保暖、给氧、纠正酸中毒及电解质紊乱;及时处理局部感染灶;保证能量及水的供给;必要时输新鲜血、粒细胞、血小板,早产儿可静脉注射免疫球蛋白。

【常见护理诊断/问题】

**1. 体温调节无效** 与感染有关。

**2. 皮肤完整性受损** 与脐炎、脓疱疮等感染灶有关。

**3. 营养失调:低于机体需要量** 与摄入不足、消耗增多有关。

**4. 潜在并发症** 化脓性脑膜炎、感染性休克等。

【护理目标】

(1)患儿体温维持在正常范围。

(2)患儿获得充足营养,体重增长正常。

(3)患儿局部感染病灶得以清除、皮肤保持完整。

(4)患儿无化脓性脑膜炎等并发症发生。

【护理诊断】

**1. 维持体温稳定** 患儿体温易波动,除感染因素外,还易受环境因素影响。发热时可给予物理降温及多喂水,一般不予药物降温。体温过低时,应及时采取保暖措施。

**2. 观察病情变化** 密切观察病情变化,如患儿出现面色青灰、哭声低弱、呕吐、脑性尖叫、前囟饱满、两眼凝视、眼睑或面肌小抽动等,提示有脑膜炎的可能;注意观察有无气促、口唇发绀、口吐白沫等肺炎症状的表现;如患儿出现面色青灰、皮肤发花、四肢厥冷、脉搏细弱、皮肤有出血点等,应考虑感染性休克或弥散性血管内凝血,应立即与医生取得联系,并做好抢救准备。

**3. 保证营养供给** 保证营养物质的供给,坚持母乳喂养,少量多次,细心哺喂。不能进食者,可行鼻饲或通过静脉补充能量和水。

**4. 清除局部病灶** 清除脐炎、脓疱疮、皮肤破损等局部病灶,促进皮肤早日愈合,防止感染蔓延扩散。

**5. 遵医嘱及时、正确地给药** 注意药物毒副反应。

**6. 健康教育** 向患儿家长解释病情、治疗效果及预后。指导家长正确喂养和护理患儿,加强营养,增强体质,增强机体抵抗力。指导母亲加强新生儿皮肤护理,保持清洁卫生。

【护理评价】

评价患儿体温是否维持在正常范围;患儿是否获得充足营养;患儿局部感染病灶是否得以清除、皮肤是否保持完整;患儿是否出现化脓性脑膜炎等并发症。

# 第八节 新生儿寒冷损伤综合征

新生儿寒冷损伤综合征(neonatal cold injure syndrome)又称新生儿冷伤,主要因受寒引起,临床特征为低体温和多器官功能损伤,严重者出现皮肤和皮下脂肪变硬及水肿,此时又称为新生儿硬肿症。

【病因和发病机制】

**1. 新生儿体温调节与皮下脂肪特点**

(1)新生儿体温调节中枢发育不成熟,体表面积相对较大,且血管丰富,皮下脂肪层少,易散热,造成低体温。

(2)新生儿主要靠棕色脂肪产热,而早产儿棕色脂肪储存量少,产热量少,在感染、窒息和缺氧时棕色脂肪产热不足,以致体温过低。

(3)新生儿皮下脂肪中饱和脂肪酸含量大,其熔点高,寒冷时易凝固造成皮肤硬肿。

**2. 寒冷损伤** 寒冷环境或保暖不当,导致新生儿体温下降,继而引起外周小血管收缩,皮肤血流量减少,出现手足发冷和微循环障碍,导致皮肤毛细血管通透性增加,出现水肿;低体温持续存在和(或)硬肿面积扩大,使缺氧和代谢性酸中毒加重,易引起多器官功能损伤。

**3. 其他** 严重感染、早产、颅内出血和红细胞增多症易发生体温调节和能量代谢紊乱,出现低体温和皮肤硬肿。

因此,寒冷、早产,感染、窒息是引起新生儿寒冷损伤综合征的主要原因。

【护理评估】

**1. 健康史** 询问患儿低体温、皮肤硬肿的出现时间及变化情况,是否有拒乳、不哭、少尿、反应低下等情况;了解患儿胎龄、分娩方式、Apgar 评分、出生体重、喂养及保暖等情况;出生后是否有感染、缺氧的病史。

**2. 身心状况**

1)临床表现 多见于出生后 1 周以内的新生儿,以早产儿多见,多发生在寒冷季节,夏季发生的大多由严重感染或窒息引起。

（1）一般表现：患儿出现反应低下，吸吮能力差或拒乳，哭声低弱或不哭活动减少，心率减慢，可出现呼吸暂停等。

（2）低体温：体核温度（肛门内 5 cm 处温度）常低于 35 ℃，严重者低于 30 ℃。

（3）皮肤硬肿：由皮脂硬化和水肿形成，其特点为皮肤发硬、水肿，紧贴皮下组织，颜色暗红，按之如橡皮样，水肿者指压有凹陷。硬肿发生顺序：小腿→大腿外侧→整个下肢→臀部→面颊→上肢→全身。硬肿范围的估算依据为头颈部 20%、双上肢 18%、前胸及腹部 14%、背部及腰骶部 14%，双下肢 26%、臀部 8%。

（4）多器官功能损害：早期可有心率缓慢、心音低钝、微循环障碍等表现，严重者可出现休克、弥散性血管内凝血、急性肾衰竭和肺出血等多器官功能衰竭表现，甚至威胁患儿的生命。

（5）临床分度：根据临床表现，可将新生儿寒冷损伤综合征分为轻度、中度、重度（表 6-7）。

表 6-7 新生儿寒冷损伤综合征临床分度

| 分度 | 肛温/℃ | 腋-肛温差 | 硬肿范围/(%) | 全身情况及器官功能改变 |
| --- | --- | --- | --- | --- |
| 轻度 | ≥35 | >0 | <20 | 无明显改变 |
| 中度 | <35 | ≤0 | 20～50 | 反应差、明显功能低下 |
| 重度 | <30 | <0 | >50 | 休克、弥散性血管内凝血、肺出血、急性肾衰竭 |

2）心理-社会状况　应了解患儿居住环境及家庭经济状况，患儿家长对本病的病因及护理知识知晓程度等。因患儿病情严重，家长可能产生内疚、焦虑、恐慌等心理。

3）辅助检查

（1）血气分析、血糖、电解质、肾功能等。

（2）凝血酶原时间、凝血时间、纤维蛋白原检测、血小板检测等。

（3）心电图、胸部 X 线摄片。

4）治疗要点

（1）复温：低体温患儿治疗的关键，复温的原则是循序渐进，逐步复温。

（2）保证热量和液体均衡：供给充足的热量有助于复温和维持正常体温，但有明显心肾功能损害者应注意严格控制输液速度和液体入量。

（3）控制感染：感染者根据血培养和药敏试验结果应用抗生素。

（4）纠正器官功能紊乱：对心力衰竭、休克、凝血障碍、弥散性血管内凝血等给予相应的治疗。

【常见护理诊断/问题】

**1. 体温过低**　与体温调节功能不足、保暖不当、寒冷、感染等因素有关。

**2. 皮肤完整性受损**　与皮肤硬化、水肿等有关。

**3. 营养失调：低于机体需要量**　与吸吮无力、热量摄入不足等有关。

**4. 有感染的危险**　与免疫力低下有关。

**5. 潜在并发症**　肺出血、弥散性血管内凝血等。

**6. 知识缺乏** 家长缺乏正确保暖和育儿知识。

【护理目标】

(1)患儿在 12～24 h 体温逐渐恢复正常。

(2)患儿皮肤硬肿逐渐消退。

(3)患儿能摄入充足的能量和营养素,体重增长正常。

(4)患儿住院期间不发生继发感染及肺出血等并发症。

(5)患儿家长能正确采取保暖措施,正确喂养和护理患儿。

【护理措施】

**1. 复温** 复温是低体温患儿治疗和护理的关键,目的是在体内产热不足的情况下,通过提高环境温度以恢复和保持正常体温。复温的原则:循序渐进,逐步升温。复温过程中注意观察患儿生命体征和尿量,注意温箱的温度和湿度,监测血糖、电解质及肾功能指标等。

(1)轻、中度硬肿症(肛温＞30 ℃,腋肛温差为正值):用温箱复温,将患儿置于预热至30 ℃的温箱中,每小时监测肛温 1 次,根据患儿体温恢复情况调节温箱温度在 30～34 ℃。一般在6～12 h 可恢复正常体温。

(2)重度硬肿症(肛温＜30 ℃,腋肛温差为负值):将患儿置于比肛温高 1～2 ℃的温箱中开始复温,以后每 1 h 监测肛温、腋温 1 次,并每小时提高箱温 1～1.5 ℃(箱温小于34 ℃),一般在 12～24 h 恢复正常体温。

(3)若无上述条件,也可采用母亲将患儿抱在怀中及应用热水袋、火炕、电热毯等方式复温。

**2. 补充热量和液体** 充足的能量有助于复温和维持正常体温。能量供给从每日210 kJ/kg开始,随体温上升逐渐增加至每日 419～502 kJ/kg。有明显心、肾功能损害者,应严格控制输液速度及液体量,液体量按每日 60～80 mL/kg 计算。细心喂养,能吸吮者可经口喂养,吸吮无力者可用鼻饲或静脉提供营养。

**3. 控制感染** 做好消毒隔离,加强皮肤护理,遵医嘱给予抗生素治疗。

**4. 密切观察病情** 注意体温、脉搏、呼吸、硬肿范围及程度、尿量、有无出血点等,详细记录护理单,备好抢救药物和设备(氧气、吸引器、复苏囊、呼吸器等);纠正器官功能紊乱,对心力衰竭、休克、凝血障碍、弥散性血管内凝血、肾衰竭和肺出血等,应给予相应护理。如发现患儿出现面色突然青紫、呼吸增快、肺部啰音增多,要考虑肺出血,应立即将患儿头偏向一侧,保持呼吸道通畅,及时向医生汇报,积极抢救。

**5. 心理护理** 及时向家长讲解患儿病情,解答家长的问题,告知家长轻、中度患儿预后都较好;重度患儿要告知家长医生会尽力治疗,提高家长的信心,但患儿出现病情危重时要及时向家长讲解。患儿有吸吮能力时,可进行母乳喂养,可缓解家长的焦虑。

**6. 健康教育** 向家长介绍有关新生儿寒冷损伤综合征的预防知识,讲解有关出生后新生儿的保暖、喂养、预防感染等护理工作的重要性和方法;加强新生儿护理,指导患儿家长家庭简易的保暖方法。

课堂互动：

新生儿寒冷损伤综合征主要的护理措施是（　　）。

A. 正确复温　　　　B. 供给能量　　　　C. 保证体液量

D. 控制感染　　　　E. 防止脑水肿

# 第九节　新生儿糖代谢紊乱

## 一、新生儿低血糖

新生儿低血糖是指新生儿的血糖低于所需要的血糖浓度。一般指足月儿出生 3 日内全血血糖 $<1.67$ mmol/L（30 mg/dL），3 日后小于 2.2 mmol/L（40 mg/dL）；低出生体重儿出生 3 日内 $<1.1$ mmol/L（20 mg/dL），1 周后小于 2.2 mmol/L（40 mg/dL）。一般认为凡全血血糖 $<2.2$ mmol/L（40 mg/dL）都诊断为新生儿低血糖。

【病因和发病机制】

**1. 葡萄糖储存不足**　早产儿、小于胎龄儿肝糖原贮存不足是引起低血糖的主要原因。

**2. 葡萄糖消耗增多**　新生儿期出现感染、缺氧、酸中毒等时，儿茶酚胺分泌增加，糖的消耗增多，使血糖下降；新生儿溶血症、胰岛细胞增生症、母亲患糖尿病的新生儿等都与高胰岛素血症有关。

**3. 先天性内分泌疾病和代谢缺陷病**　如糖原贮积症、半乳糖血症、先天性氨基酸和脂肪代谢缺陷。

【护理评估】

**1. 健康史**　应注意评估有无引起新生儿低血糖的各种高危因素，如是否为早产儿、小于胎龄儿，有无寒冷损伤及新生儿溶血，是否患感染性疾病及先天性心脏病等，母亲是否患糖尿病、妊娠高血压，家族中是否有遗传代谢性疾病，有无延迟喂奶等。

**2. 身心状况**

1）临床表现　大多数低血糖者无症状或缺乏特异性症状，表现为反应低下、多汗、苍白、阵发性发绀、喂养困难、嗜睡、呼吸暂停、青紫、哭声异常、颤抖、震颤，甚至惊厥等。经补充葡萄糖后症状消失，血糖恢复正常。新生儿期一过性低血糖症多见，如低血糖反复发作需考虑由先天性内分泌疾病和代谢缺陷引起。

2）辅助检查

（1）血糖测定：出生后血糖监测是早期发现新生儿低血糖的主要方法。高危儿应在出生后 4 h 内反复监测血糖，以后每隔 4 h 复查，直至血糖浓度稳定。

（2）其他检查：对持续性低血糖者，可进一步测定血胰岛素、胰高血糖素、TSH、生长激素及皮质醇等含量，以明确是否患有先天性内分泌疾病或代谢缺陷病。

3）心理-社会状况　了解患儿家长对本病病因、护理、预后知识的了解程度，评估其家长有无焦虑等情绪改变。

4)治疗要点　对可能发生低血糖者,出生后1h开始喂糖水;无症状低血糖者可进食葡萄糖,如无效改为静脉输注葡萄糖;对有症状患儿都应静脉输注葡萄糖。对反复或持续低血糖者可结合病情加用胰高血糖素肌内注射或氢化可的松静脉点滴,同时积极治疗原发疾病。

**【常见护理诊断/问题】**

**1. 营养失调:低于机体需要量**　与摄入不足、消耗增加有关。

**2. 潜在并发症**　呼吸暂停。

**【护理目标】**

(1)患儿得到充足的营养。

(2)患儿无呼吸暂停等并发症发生。

**【护理措施】**

**1. 合理喂养**　正常新生儿出生后应尽早喂养,根据病情给予10%葡萄糖溶液或吸吮母乳。高危儿尽快建立静脉通道,保证葡萄糖溶液输入。

**2. 配合治疗**　遵医嘱积极配合治疗。

1)无症状性低血糖并能进食者　可先进食,并密切监测血糖,低血糖不能纠正者可静脉输注葡萄糖,按 $6\sim8$ mg/(kg·min)速率输注,每小时监测微量血糖1次,并根据血糖值调节输注葡萄糖的速率,稳定24h后逐渐停用。

2)症状性低血糖　需要静脉输注葡萄糖溶液,并且密切监测血糖。可先给予一次剂量的10%葡萄糖溶液 200 mg/kg(2 mL/kg),按每分钟1 mL 静脉注射;以后改为 $6\sim8$ mg/(kg·min),以防低血糖反跳。每1h监测血糖1次,并根据血糖值调节输注葡萄糖的速率,正常24h后逐渐减慢输注速率,48~72h停用。顽固性低血糖持续时间较长者可加用氢化可的松,或口服泼尼松(强的松)。血糖正常后逐渐减量。极低体重早产儿对糖耐受性差,输注葡萄糖时应注意输注速度。

3)持续性低血糖　提高葡萄糖输注速率。还可静脉注射胰高血糖素。高胰岛素血症可用二氮嗪,胰岛素细胞增生症则须作胰腺次全切除,先天性代谢缺陷患儿给予特殊饮食疗法。

**3. 病情观察**

1)血糖监测　定期监测血糖,并根据血糖值及时调整葡萄糖输注量及速度,用输液泵控制并每小时观察记录1次。

2)观察病情变化　注意有无震颤、多汗、呼吸暂停等,有呼吸暂停者应及时报告医生并急救处理。

**4. 健康教育**　指导母亲避免可预防的高危因素(如寒冷损伤、感染、窒息等),高危儿在出生时应监测血糖。宣传育儿知识,有高危因素的新生儿出生后应尽早开奶。不能经胃肠道喂养者可给10%葡萄糖溶液静脉滴注。

**【护理评价】**

评估患儿是否得到充足的营养;患儿有无呼吸暂停等并发症发生。

## 二、新生儿高血糖

新生儿高血糖指全血血糖>7.0 mmol/L(125 mg/dL)或血浆糖>8.40 mmol/L(150

mg/dL)。

【病因和发病机制】

**1. 医源性** 发病率高,常见于早产儿和极低出生体重儿。由输注葡萄糖溶液浓度过高、速度过快或机体不能耐受所致。

**2. 药物性** 治疗呼吸暂停使用氨茶碱时激活了肝糖原分解,抑制了糖原合成。

**3. 应激性** 在感染、窒息、寒冷等应急状态下,肾上腺能受体兴奋,儿茶酚胺释放增加及胰岛反应差均可导致高血糖症。

**4. 真性糖尿病** 新生儿期少见。

【护理评估】

**1. 健康史** 评估患儿是否为早产儿、极低出生体重儿,有无严重感染、窒息、寒冷损伤等危重情况,了解用药情况。

**2. 身心状况**

1)临床表现 轻者可无症状,血糖显著增高者表现为口渴、烦躁、多尿、体重下降、惊厥等。新生儿糖尿病可出现尿糖阳性、尿酮体阴性或阳性。

2)心理-社会状况 了解患儿家长对本病病因、临床表现、护理知识的了解程度,评估有无焦虑及其程度。

3)治疗原则 减少葡萄糖用量和减慢葡萄糖输注速率;治疗原发病,纠正脱水及电解质紊乱;高血糖不易控制者可考虑用胰岛素输注并做血糖监测。

【常见护理诊断/问题】

**1. 有体液不足的危险** 与多尿有关。

**2. 有皮肤完整性受损的危险** 与多尿、糖尿有关。

【护理措施】

**1. 维持血糖稳定** 严格控制葡萄糖溶液输注的量及速度,监测血糖变化。

**2. 密切观察病情** 注意患儿体重和尿量的变化,遵医嘱及时补充电解质溶液,以纠正电解质紊乱。

**3. 做好臀部护理** 勤换尿布,保持会阴部清洁、干燥。


# 第十节 新生儿低钙血症


新生儿低钙血症指新生儿出生后,来自母亲的钙来源突然中止,血钙水平开始下降,血清总钙低于 1.75 mmol/L(7 mg/dL),血清游离钙低于 0.9 mmol/L(3.5 mg/dL)。新生儿低钙血症是引起新生儿惊厥的常见原因之一,主要与暂时的生理性甲状旁腺功能低下有关。

【病因和发病机制】

妊娠期胎儿可通过胎盘从母体获得钙,故胎儿血钙通常不低。妊娠晚期母亲血甲状旁腺激素(PTH)水平高,分娩时胎儿脐血总钙和游离钙均高于母血水平,使新生儿甲状旁腺功能受到暂时抑制(分泌 PTH 少)。出生后,新生儿不能继续从母体获得钙,外源性钙摄入不足,同时新生儿 PTH 水平较低,骨钙不能动员入血,引起低钙血症发生。

**1. 早期低血钙** 出生 72 h 内发生的低血钙,常见于早产儿、小于胎龄儿、糖尿病及妊娠高血压综合征母亲所生婴儿。有难产史、窒息、感染及产伤史的新生儿也易发生低钙血症。

**2. 晚期低血钙** 出生 72 h 后发生的低血钙,主要发生于牛乳喂养的足月儿。因牛乳含磷量较高(人乳磷浓度为 150 mg/L,牛乳磷浓度为 1000 mg/L),且牛乳中钙与磷的比低(人乳中钙与磷的比为 2.25∶1;牛乳为 1.35∶1),不利于钙的吸收。同时新生儿肾小球滤过率低,而肾小管对磷的重吸收能力较强,导致了高磷酸盐血症和低钙血症。

**3. 永久性甲状旁腺功能不全** 较少见,具有持久的甲状旁腺功能低下和高磷酸盐血症。永久性甲状旁腺功能不全多为散发性的,由于新生儿甲状旁腺先天缺如或发育不全所致,为 X 连锁隐性遗传。常合并胸腺缺如、免疫缺损、小颌畸形和主动脉弓异常,称 Di George综合征。

**【护理评估】**

**1. 健康史** 应注意评估有无引起新生儿低钙血症的各种高危因素,如是否为早产儿、小于胎龄儿,母亲是否患糖尿病、妊娠高血压,有无妊娠期钙及维生素 D 摄入不足史,有无产伤、窒息、感染等病史,是否为牛乳喂养。

**2. 身心状况**

1)临床表现 症状轻重不一,多发生于出生后 5～10 日。主要是神经、肌肉兴奋性增高的表现,呈现惊跳、手足搐搦、震颤、惊厥等。常伴有不同程度的呼吸改变、心率增快和发绀;或因胃肠平滑肌痉挛引起严重呕吐、便血等胃肠症状;最严重的症状是喉痉挛和呼吸暂停。早产儿在出生后较早即出现血钙降低,其降低程度一般与胎龄成反比,但常缺乏体征,这与早产儿血浆蛋白低下、常伴有酸中毒使血清游离钙相对较高等因素有关。

2)辅助检查

(1)血生化检测:血清总钙＜1.75 mmol/L(7 mg/dL),血清游离钙＜0.9 mmol/L(3.5 mg/dL),血清磷＞2.6 mmol/L(8 mg/dL),碱性磷酸酶多正常。必要时需测母体血钙、磷和 PTH 水平。

(2)心电图检查:可见 QT 间期延长,早产儿＞0.2 s,足月儿＞0.19 s 提示低钙血症。

3)心理-社会状况 家长缺乏新生儿低钙血症的有关知识,早期容易忽略病情,病情较重时会使家长产生自责和焦虑。

4)治疗要点 静脉或口服补钙。甲状旁腺功能不全者除补钙外,加服维生素 D。晚期低血钙患儿应给予母乳或钙磷比适合的配方乳。

**【常用护理诊断/问题】**

**1. 营养失调:低于机体需要** 与体内钙、磷代谢紊乱有关。

**2. 潜在并发症** 惊厥。

**【护理目标】**

新生儿血钙恢复正常,不出现惊厥。

**【护理措施】**

**1. 遵医嘱补钙**

(1)10％葡萄糖酸钙每次 1～2 mL/kg,以 5％～10％葡萄糖溶液稀释一倍缓慢静脉注射(1 mL/min),避免注入过快引起心脏停搏和呕吐等毒性反应。静脉补钙时,应密切监测心率和心律变化,必须注意保持心率>80 次/分,否则应暂停。

（2）静脉用药过程中应避免药液外溢至血管外引起组织坏死。一旦发现药液外渗,应立即停止注射并拔针,局部用 25％～50％硫酸镁湿敷。

（3）惊厥停止后改为口服钙维持。口服补钙时,不能与牛乳混合在一起,应在两次喂奶间给药,以免影响钙的吸收。

（4）做好急救准备：准备好氧气、吸引器、气管插管、气管切开等急救物品。

**2. 遵医嘱补镁** 补充钙剂后惊厥仍不能控制者,应检查血镁。若血镁<0.6 mmol/L(1.4 mg/dL),可用 25％硫酸镁,每次 0.4 mL/kg 肌内注射。

**3. 遵医嘱补充维生素 D** 甲状旁腺功能不全患儿需长期口服钙剂治疗,同时用维生素 $D_2$（每日 10000～25000 U）；或二氢速变固醇每日 0.05～0.1 mg；或 1,25-$(OH)_2D_3$,每日 0.25～0.5 μg。治疗过程中应定期监测血钙水平,调整维生素 D 的剂量。

**4. 健康教育** 宣传育儿知识,鼓励母乳喂养,多参加户外活动。在不允许母乳喂养的情况下,应给予配方奶喂养,保证钙的摄入。或在牛乳喂养期间,注意补充钙剂和维生素 D。

# 实训三 温箱使用技术

**【实训目的】**

创造一个温度和湿度均适宜的环境,使患儿体温保持稳定,以提高未成熟儿的成活率,避免低温造成缺氧、低血糖、硬肿、生长迟缓等一系列不良后果。

**【实训准备】**

**1. 物品** 温箱（图 6-2）：将 50 ℃蒸馏水加入温箱湿化器水槽中至水位线。接通电源,打开电源开关将预热温度调至 28～32 ℃,预热 2 h 左右。温箱避免放置在阳光直射、有对流风或取暖设备附近,以免影响温箱内温度控制。

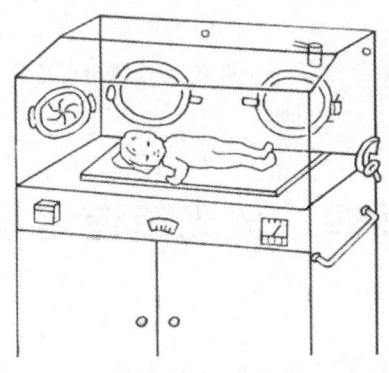

图 6-2 温箱

**2. 环境** 调节室温高于 23 ℃,以减少辐射热的损失。

**【实训学时】**

1 学时。

**【实训方法与结果】**

**1. 实训方法**

(1)检查温箱,温箱水槽内加入蒸馏水。

(2)接通电源,先将温箱预热至所需的温湿度。温箱的温度应根据患儿体重及出生日龄而定(表 6-2),维持在适中温度,湿度一般为 60%～80%。若患儿体温不升,箱温应设置为比患儿体温高 1 ℃。预热时间需 30～60 min。

(3)温箱达到预定温度,核对患儿后,将患儿放入温箱内,若使用温箱的肤控模式调节箱温时,应将温度探头置于患儿腹部较平坦处,通常用胶布固定探头于腹部,一般设置控制探头肤温在 36～36.5 ℃。

(4)最初 2 h,应 30～60 min 监测体温 1 次,体温稳定后 1～4 h 测 1 次体温,准确记录箱温和患儿体温。

(5)患儿情况稳定,体重达 2 kg,或体重虽未达 2 kg,但一般情况良好,并且在 32 ℃温箱内,患儿穿单衣能维持正常体温,可出温箱。患儿出箱后,应对温箱进行终末清洁消毒处理。

**2. 实训结果**　学生能熟练掌握温箱使用方法。

**3. 注意事项**

(1)温箱所在房间室温应维持在 22～26 ℃,以减少辐射散热,避免放置在阳光直射、有对流风或取暖设备附近,以免影响箱内温度。

(2)注意保持患儿体温,腋窝温度需维持在 36.5～37.5 ℃,使用肤控模式时应注意探头是否脱落,造成患儿体温不升的现象,导致箱温调节失控。

(3)一切护理操作应尽量在箱内集中进行,如喂奶、换尿布、清洁皮肤、观察病情及检查等,并尽量减少开门次数及时间,以免箱内温度波动。

(4)接触患儿前,必须洗手,防止交叉感染。

(5)注意观察温箱状态及患儿情况,如温箱发出报警信号,应及时查找原因,妥善处理,严禁骤然提高温箱温度,以免患儿体温上升造成不良后果。

(6)保持温箱的清洁,每日清洁温箱,并更换蒸馏水,每周更换温箱 1 次,彻底清洁、消毒,定期进行细菌培养。

# 实训四　蓝光箱使用技术

**【实训目的】**

治疗新生儿高胆红素血症,降低血清胆红素浓度。

**【实训准备】**

**1. 评估患儿**　了解日龄、体重、黄疸、胆红素检查结果、生命体征、反应等。

**2. 物品准备**　遮光眼罩、光疗箱、光疗灯或光疗毯,光疗灯管和反射板应清洁无灰尘,光疗箱需预热至适中温度。

**3. 护士准备** 操作前洗手。

**4. 环境** 干净、温湿度变化较小、无阳光直射。

【实训学时】

1 学时。

知识链接 ········· 光照疗法 ·········

【实训方法与结果】

**1. 实训方法**

(1)核对医嘱,做好解释工作。

(2)核对患儿,将患儿全身裸露,以增加照射皮肤面积,用尿布遮盖会阴部,尿布应尽量缩小面积,或用柔软的带子将折叠或裁剪的尿布穿过患儿会阴后系于腰间,男婴注意保护阴囊;佩戴遮光眼罩,避免光线损伤患儿的视网膜,光疗箱或光疗灯附近若有其他患儿,也应用遮挡设备,以免对其他患儿造成影响(图6-3)。

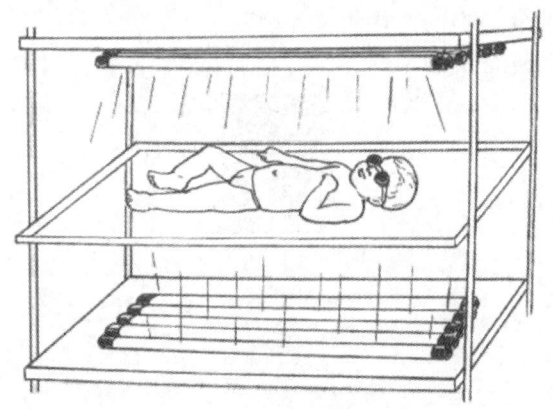

**图 6-3 婴儿光疗图**

(3)将患儿放入已预热好的光疗箱中,记录入箱时间。

(4)单面光疗每 2 h 更换体位 1 次,仰卧位、侧卧位、俯卧位交替照射,俯卧位照射时应有专人巡视,以免口鼻受压影响呼吸。

(5)监测患儿体温,每 2～4 h 测体温 1 次或根据病情、体温情况随时测量,根据体温调节箱温,如体温超过 38.5 ℃或低于 35 ℃,要暂停光疗。

(6)观察患儿精神反应、呼吸、脉搏、皮肤颜色和完整性、大小便,四肢张力有无变化及黄疸进展情况并做好记录。

(7)患儿出箱后清洁消毒光疗设备,记录出箱时间及灯管使用时间。

**2. 实训结果**　学生掌握光疗操作步骤,能为患儿提供正确的光疗护理。

**3. 注意事项**

(1)入箱前须对患儿皮肤进行清洁,禁忌在皮肤上涂粉剂和油类。

(2)光疗过程中,应随时观察患儿眼罩、会阴遮盖物有无脱落,注意皮肤有无破损。

(3)光疗过程中患儿出现烦躁、嗜睡、高热、皮疹、呕吐、拒奶、腹泻及脱水等症状时,及时与医生联系,并妥善处理。

(4)光疗时间超过 24 h 会造成体内核黄素缺乏,应同时或光疗后补充核黄素,以防止继发的红细胞谷胱甘肽还原酶活性降低引起的溶血。

(5)保持灯管及反射板清洁,每日擦拭,防止灰尘影响光照效果。

(6)遵照设备说明书调节灯管与患儿的距离,使用时间达到设备规定时限时必须及时更换设备。

## 能力检测

**思考题**

产妇李某,5 日前自然生产,产下一女婴,现已出院回到家中,今日社区护士上门家访,正碰上李某抱着孩子准备上医院,询问原因,得知今晨李某给孩子换尿布发现有血性分泌物,一家人都处于惊慌状态。

请回答:

1. 该女婴出现血性分泌物的原因可能是什么?

2. 如何对产妇李某进行护理指导?

在线答题

(李媛媛)

# 第七章
# 消化系统疾病患儿的护理

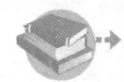
## 学习目标

1. **掌握**：婴幼儿腹泻的护理评估、护理诊断及护理措施；常见水、电解质和酸碱平衡紊乱的临床表现；补液方法及其护理。
2. **熟悉**：小儿消化系统的解剖生理特点；口炎的护理评估、护理措施；儿科常用的溶液及其配制方法。
3. **了解**：小儿体液代谢特点；肠套叠的护理评估、护理措施。

# 第一节  小儿消化系统解剖生理特点

## 一、口腔

足月儿出生时已具有较好的吸吮和吞咽功能，早产儿则较差。婴幼儿口腔黏膜薄嫩，血管丰富，唾液腺发育不够完善，因此容易受损和发生局部感染。3个月以下婴儿因唾液中淀粉酶含量低，故不宜喂哺淀粉类食物；3～4个月时婴儿唾液分泌开始增加；5～6个月时明显增多，婴儿口底浅，不能及时吞咽所分泌的全部唾液，常发生生理性流涎。

## 二、食管

婴儿的食管呈漏斗状，黏膜柔嫩，腺体缺乏、弹力组织及肌肉组织不发达，食管下端贲门括约肌发育差，控制能力弱，易发生胃食管反流，一般在8～10个月时症状消失。食管长度新生儿为8～10 cm，1岁时为12 cm，5岁时为16 cm，学龄期儿童为20～25 cm，可作为小儿插胃管时的参考。

## 三、胃

婴儿胃呈水平位，当开始行走时其位置渐变为垂直位，由于贲门和胃底部肌张力低，而幽门括约肌发育较好,尤其吸奶时吞咽过多的空气后,故易发生溢乳或呕吐。新生儿胃容量为 30～60 mL,1～3 个月时胃容量为 90～150 mL,1 岁时胃容量为 250～300 mL,哺乳开始不久幽门即开放,胃内容物逐渐进入十二指肠,故实际哺乳量常超过上述胃容量。胃排空时间随食物种类不同而异,水为 1.5～2 h,母乳为 2～3 h,牛乳为 3～4 h;早产儿胃排空更慢,易发生胃潴留。

## 四、肠

婴儿肠道相对比成人长,为身长的 5～7 倍,黏膜血管丰富,肠壁通透性高,有利于消化吸收,但肠内毒素、过敏原及消化不全产物等也易通过肠黏膜吸收进入体内,引起全身感染和变态反应性疾病。婴幼儿肠壁肌层发育差,肠系膜柔软而长,固定差,易发生肠扭转和肠套叠。

## 五、肝

小儿年龄越小,肝脏相对越大,婴幼儿肝脏在右肋缘下可触及 1～2 cm,6～7 岁后则不能触及。婴儿肝结缔组织发育较差,肝细胞再生能力强,故不易发生肝硬化,但肝功能不成熟,解毒能力差,在感染、中毒、缺氧等情况下易发生肝肿大和变性。婴儿期胆汁分泌较少,影响脂肪的消化和吸收。

## 六、胰腺

婴儿出生时胰液分泌量少,3～4 个月时随着胰腺的发育而增多,但 6 个月以内婴儿胰淀粉酶活性较低,1 岁后才接近成人。婴儿胰脂肪酶和胰蛋白酶的活性均较低,对脂肪和蛋白质的消化吸收能力较差,易发生消化不良。

## 七、肠道细菌

胎儿消化道内无细菌,出生后数小时细菌经口、鼻、肛门侵入肠道,主要在结肠和直肠。肠道菌群因食物成分影响而异,母乳喂养儿以双歧杆菌为主,人工喂养儿和混合喂养儿肠内的大肠埃希菌、嗜酸杆菌、双歧杆菌及肠球菌所占比例几乎相等。正常肠道菌群对侵入肠道的致病菌有一定的拮抗作用,而婴幼儿肠道正常菌群脆弱,易受各种因素影响而致菌群失调,导致消化功能紊乱。

**知识链接**　　　　　　　肠道菌群知多少

## 八、健康婴儿粪便

食物进入消化道至粪便排出时间因年龄及喂养方式而不同:母乳喂养儿约 13 h,人工喂养儿约 15 h,成人平均 18～24 h。婴儿正常粪便的特点见表 7-1。

**表 7-1 婴儿正常粪便的特点**

| 类型 | 粪便颜色 | 性状 | 气味 | 次数 | 其他 |
|---|---|---|---|---|---|
| 人乳喂养儿粪便 | 黄色或金黄色 | 均匀糊状 | 有酸味,不臭 | 每日 2～4 次 | 呈酸性反应 |
| 人工喂养儿粪便 | 淡黄色 | 较干稠 | 有臭味 | 每日 1～2 次 | 呈中性或碱性反应 |
| 混合喂养儿粪便 | 黄色 | 较软 | 有臭味 | 每日 1～2 次 | 母乳加牛奶喂养者 |

# 第二节 口 炎

口炎(stomatitis)是指口腔黏膜的炎症,若病变仅局限于舌、齿龈、口角,也可称为舌炎、齿龈炎或口角炎。口炎全年可发病,多见于婴幼儿。

**【病因】**

本病多由病毒、细菌、真菌等感染引起。可单独发生,亦可继发于全身疾病,如急性感染、腹泻、营养不良、B 族维生素和维生素 C 缺乏症等。口腔不卫生、食具消毒不严或各种疾病导致机体抵抗力下降等因素均可导致口炎的发生。

不同病原体感染可导致不同的口炎发生,鹅口疮为白色念珠菌感染引起,好发于新生儿及营养不良、腹泻、长期使用广谱抗生素或糖皮质激素的患儿;疱疹性口炎为单纯疱疹病毒Ⅰ型感染引起,多见于 1～3 岁婴幼儿,传染性较强,可在群居儿童中引起小流行。溃疡性口炎为金黄色葡萄球菌、链球菌、肺炎链球菌或大肠埃希菌、铜绿假单胞菌等细菌感染引起,多见于婴幼儿,常发生于急性感染、长期腹泻等疾病导致患儿抵抗力低下时,口腔不清洁更有利于细菌繁殖而致病。

**【护理评估】**

**1. 健康史** 向家长了解患儿有无口腔疼痛,疼痛部位、时间、程度及伴随症状;有无急性感染、营养不良、腹泻等疾病;有无长期使用广谱抗生素、糖皮质激素;有无口腔不洁、食具消毒不严、用力擦拭口腔、饮食过热或辛辣的食物等。

**2. 身心状况**

1)临床表现

(1)鹅口疮:口腔黏膜出现白色乳凝块样小点或小片状物,可逐渐融合成大片,不易擦去,若强行剥离后局部潮红、粗糙,可有溢血,常累及颊黏膜、齿龈、舌面、上腭等处。患处不痛、不流涎、不影响吃奶,一般无全身症状。重者病变可累及呼吸道、消化道等,可出现低热、拒食、吞咽困难、声音嘶哑或呼吸困难。

(2)疱疹性口炎:起病时发热,体温 38～40 ℃,齿龈红肿,触之易出血,继而在口腔黏膜上出现单个或成簇的小疱疹,直径 2～3 mm,周围有红晕,迅速破溃后形成溃疡,表面覆盖黄白色纤维素性渗出物,有时累及软腭、舌和咽部。局部疼痛明显,患儿可表现拒食、流涎、烦躁,常伴有颌下淋巴结肿大。病程 1～2 周。本病应与疱疹性咽峡炎鉴别。

(3)溃疡性口炎:发病初期口腔黏膜充血水肿,继而可见多个大小不一的糜烂点或溃疡灶,边缘较规则,散在或融合成片,表面覆盖有较厚的纤维素性炎性渗出物形成的灰白色或黄白色假膜,假膜易被剥离,出现溢血的创面;口腔的各部位均可发生。局部疼痛、烦躁、拒食、流涎、哭闹,常伴高热、局部淋巴结肿大。严重者由于发热和进食减少可出现脱水、酸中毒及电解质紊乱等症状。病程 1 周左右。

2)心理-社会状况　评估患儿家长对本病的病因、护理方法的了解程度,有无焦虑。评估疱疹性口炎患儿所在的集体托幼机构有无采取预防措施,患儿对住院、治疗有无恐惧。

3)辅助检查

(1)血常规:溃疡性口炎可有白细胞总数和中性粒细胞计数增高。

(2)病原学检查:鹅口疮患儿可取白膜少许放玻片上,加 10％氢氧化钠溶液 1 滴,在显微镜下可见真菌菌丝和孢子。溃疡性口炎患儿取假膜涂片可见大量细菌。病毒分离是疱疹病毒感染的可靠依据。

【常见护理诊断/问题】

**1. 口腔黏膜受损**　与口腔不洁、理化因素刺激、病原体感染等有关。

**2. 疼痛**　与口腔黏膜糜烂、溃疡有关。

**3. 体温过高**　与感染有关。

**4. 营养失调:低于机体需要量**　与疼痛引起拒食有关。

**5. 知识缺乏**　与家长缺乏口炎预防和护理知识有关。

【护理目标】

(1)患儿口腔黏膜恢复完整性。

(2)患儿疼痛缓解。

(3)患儿体温恢复正常。

(4)患儿正常饮食,无营养失调发生。

(5)患儿家长掌握口炎的相关预防和护理知识。

【护理措施】

**1. 口腔护理**　根据病因选择不同溶液清洁口腔后涂药,年长儿可用含漱剂;鹅口疮患儿用 2％碳酸氢钠溶液清洗口腔。鼓励患儿多饮水,进食后漱口,减少口腔细菌繁殖,保持口腔黏膜湿润和清洁。流涎较多者,应及时清除分泌物,保持口周皮肤清洁、干燥,防止出现湿疹或糜烂。

**2. 用药护理**

(1)遵医嘱正确用药,鹅口疮患儿患处涂 10 万～20 万 U/mL 制霉菌素鱼肝油混悬溶液,每日 2～3 次。疱疹性口炎患儿局部可涂锡类散等,预防继发感染可涂 2.5％金霉素鱼肝油。溃疡性口炎患儿可涂 2.5％～5％金霉素鱼肝油。

(2)正确涂药,涂药前用无菌干棉球或纱布放在颊黏膜腮腺管口处或舌系带两侧,以隔断唾液,防止药物被冲掉;然后用干棉球将病变表面水分吸干后涂药。涂药后应嘱患儿闭口 10 min,再取出棉球或纱布,并嘱患儿不可立即饮水、进食或漱口。动作要轻、准、快,以免加重患儿的疼痛。小婴儿可直接涂药。

**3. 饮食护理** 选择高蛋白、高热量、富含维生素的温凉流质或半流质饮食,食物宜甜、不宜咸,少量多餐,避免食用过热、酸、辣、咸、硬的食物。疼痛严重影响进食者,可在进食前局部涂2%利多卡因;不能进食者,可给予肠道外营养,以保证能量和水分的供给。

**4. 发热护理** 密切观察患儿体温变化,体温超过38.5 ℃时,给予物理降温,必要时进行药物降温。

**5. 心理护理** 与患儿及其家长沟通,讲解口炎的病因与转归,消除患儿或家长的恐惧、焦虑心理,使他们增加对医务人员的信任感,树立战胜疾病的信心。

**6. 健康教育** 教育孩子养成良好的饮食卫生习惯,纠正吮指、不刷牙等不良习惯。年长儿应教会其进食后漱口,避免用力或粗暴擦伤口腔黏膜。宣传均衡营养对提高机体抵抗力的重要性,避免挑食、偏食,培养良好的饮食习惯。指导家长食具专用,患儿用过的食具应煮沸消毒或高压灭菌消毒。给家长解释引起口炎的原因,并教会家长口炎的护理方法。

# 第三节 婴幼儿腹泻

## 案例导入

患儿,男,8个月。因腹泻、发热3日,少尿1日入院。患儿3日前因无明显诱因出现流涕、低热,而后出现腹泻,每日大便8～12次,呈蛋花汤样,有少许黏液,无腥臭味。近一日来尿量明显减少。查体:体温38.5 ℃,体重7.0 kg,精神差,皮肤弹性差,口唇干红,眼窝及前囟明显凹陷。两肺呼吸音清,未闻啰音。心音稍钝,心律整齐。腹稍胀,肠鸣音活跃。四肢凉。肛门周围皮肤发红。血常规检查示白细胞$10.0 \times 10^9$/L。大便镜检可见较多脂肪颗粒,未见红细胞、白细胞。

工作任务:

1. 如何对该患儿进行护理评估?

2. 请列出该患儿目前主要的护理诊断/问题。

3. 应如何护理该患儿?

婴幼儿腹泻(infantile diarrhea)又称为腹泻病,是一组由多病原、多因素引起的以大便次数增多及大便性状改变为特点的临床综合征,严重者可引起脱水和电解质紊乱。婴幼儿腹泻是我国婴幼儿常见的疾病之一,以6个月至2岁的婴幼儿多见,其中1岁以内者约占半数,一年四季均可发病,但以夏秋季发病率最高。

【病因】

**1. 易感因素**

1)消化系统发育尚未成熟 胃酸和消化酶分泌不足,酶的活性低,对食物质和量变化的耐受性差。

2)生长发育快 对营养物质的需求相对较多,消化道负担较重。

3)机体防御功能差 婴儿血液中免疫球蛋白、胃肠道SIgA及胃内酸度均较低,对感染的防御能力差。

4)肠道菌群失调　新生儿出生后尚未建立正常肠道菌群,或因使用抗生素等引起肠道菌群失调,使正常菌群对入侵病原微生物的拮抗作用减弱甚至丧失,而易患肠道感染。

5)人工喂养　由于不能从母乳中获得 SIgA 等成分,加上食物、食具易被污染等因素,故人工喂养儿肠道感染发生率明显高于母乳喂养儿。

**2. 感染因素**

1)肠道内感染　可由病毒、细菌、真菌、寄生虫等引起,尤以病毒和细菌多见。

(1)病毒感染:寒冷季节的婴幼儿腹泻 80% 由病毒感染引起,以轮状病毒引起的秋冬季腹泻最常见,其次为埃可病毒和柯萨奇病毒等。

(2)细菌感染(不包括法定传染病):以致腹泻大肠埃希菌最常见,其次是空肠弯曲菌和耶尔森菌等。

(3)真菌感染:以白色念珠菌多见,其次是曲霉菌和毛霉菌等。

(4)寄生虫感染:常见有蓝氏贾第鞭毛虫、阿米巴原虫和隐孢子虫等。

2)肠道外感染　婴幼儿上呼吸道感染、中耳炎、支气管炎、肺炎、泌尿系统感染或急性传染性疾病等也可出现腹泻。与发热和病原体毒素作用导致胃肠功能紊乱,或肠道外感染的病原体(主要是病毒)同时感染肠道等有关。

**3. 非感染因素**

1)饮食因素　如喂养不定时、食物的质和量不适宜、过早添加淀粉类和脂肪类食品或更换食物种类过快,均可引起腹泻。个别儿童对牛乳、豆浆或某些食物成分过敏或不耐受也可引起腹泻。还可因双糖酶缺乏、乳糖酶活力降低,肠道对糖的消化吸收不良而引起腹泻。

2)气候因素　气候突然变化、腹部受凉使肠蠕动增快,天气过热可使消化液分泌减少,或口渴饮水过多等,都可诱发消化功能紊乱而出现腹泻。

**【发病机制】**

引起腹泻发生的机制包括肠腔内存在大量不能吸收的具有渗透活性的物质(渗透性腹泻)、肠腔内电解质分泌过多(分泌性腹泻)、炎症所致的液体大量渗出(渗出性腹泻)及肠道运动功能异常(肠道功能异常性腹泻)等,临床不少腹泻均是多种机制共同作用的结果。

**1. 感染性腹泻**　病原微生物多通过污染的食物、水,或通过污染的手、玩具及日用品,或带菌者传播进入消化道。当机体的防御功能降低、大量的病原微生物侵袭并产生毒力时,可引起腹泻。

1)病毒性肠炎　轮状病毒主要侵袭小肠绒毛的上皮细胞,使之变性坏死,绒毛变短脱落,导致水、电解质吸收障碍,出现水样便;同时,继发的双糖酶分泌不足,使食物中糖类消化不全而积滞在肠腔内,并被肠道内细菌分解成小分子的短链有机酸,使肠腔的渗透压增高,进一步造成水和电解质的丧失,而加重腹泻。

2)细菌性肠炎　产毒性大肠埃希菌,主要通过其产生的肠毒素使水及电解质向肠腔内转移,肠道分泌增加导致水样腹泻。侵袭性大肠埃希菌可侵入肠黏膜组织,产生广泛的炎性反应,导致血便或黏液样便。

**2. 非感染性腹泻**　非感染性腹泻主要由饮食不当引起。当进食过量或食物成分不恰当时,食物不能被充分消化和吸收而积滞于小肠上部,使肠腔内局部酸度减低,有利于肠道下部的细菌上移和繁殖,使食物发酵和腐败而产生短链有机酸,使肠腔内的渗透压增高,分解后毒性产物刺激肠道,使肠蠕动增加,引起腹泻,进而发生脱水和电解质紊乱。

**【护理评估】**

**1. 健康史** 详细询问患儿的喂养史,如喂养方式,乳品种类、给予乳品次数及量,添加辅食及断奶情况;有无不清洁饮食史、食物过敏史,有无与腹泻患者密切接触史,既往有无腹泻史、有无长期服用广谱抗生素史,是否有上呼吸道感染、肺炎等肠道外感染病史。同时评估患儿开始出现腹泻的时间,排便次数、颜色、性状、气味及排便量,是否伴随有发热、呕吐、腹痛等症状。

**2. 身心状况**

1)临床表现 根据病程长短将腹泻分为急性腹泻(病程在 2 周内)、迁延性腹泻(病程 2 周至 2 个月)和慢性腹泻(病程超过 2 个月)。根据临床表现的轻重将腹泻分为轻型腹泻和重型腹泻。不同病因引起的腹泻各有其特点,但常有相似的临床表现。

(1)轻型腹泻:多由饮食因素或肠道外感染引起。起病可急可缓,以胃肠道症状为主,患儿出现食欲减退,偶有恶心、呕吐。大便次数增多,每日大便多在 10 次以内,每次大便量不多,呈黄色、黄绿色稀薄带水或蛋花汤样,有酸味,常见白色或黄白色奶瓣和泡沫。无脱水及全身中毒症状,经治疗多在数日内痊愈。

(2)重型腹泻:多为肠道内感染所致。常急性起病,亦可由轻型腹泻演变而来。除有较重的胃肠道症状外,还有明显全身中毒症状,水、电解质及酸碱平衡紊乱。

①胃肠道症状:食欲低下,常有腹痛、腹胀及呕吐,严重者可吐咖啡样液体;腹泻频繁,大便每日十余次至数十次,呈黄绿色水样或蛋花样便,含有少量黏液。

②全身中毒症状:发热或体温不升、精神萎靡、烦躁不安、嗜睡甚至昏迷、惊厥、休克等。

③水、电解质及酸碱平衡紊乱:可出现不同程度脱水、代谢性酸中毒,低钾血症、低钙血症和低镁血症等。

2)几种常见类型腹泻的临床特点

(1)轮状病毒肠炎:好发于秋冬季,以秋季为主,又称秋季腹泻。多发生于 6 个月至 2 岁的婴幼儿,可在群居儿童中流行。起病急,常伴有发热和上呼吸道感染症状,无明显中毒症状。患儿多先有呕吐,而后出现腹泻,每日大便 10 次,甚至更多,呈黄色或黄绿色水样便或蛋花汤样,有少许黏液,无腥臭味;易伴发脱水、酸中毒及电解质紊乱。本病为自限性疾病,自然病程多为 3~8 日。大便镜检偶见少量白细胞。血清抗体一般在感染后 3 周上升。

**知识链接** 轮状病毒疫苗 - - - - - - - - - - - - - - - - - - - - - -

(2)大肠埃希菌肠炎:多发生于每年 5~8 月高温的季节。

①致病性大肠埃希菌肠炎:多发生于新生儿和婴幼儿,大便呈蛋花汤样或水样;伴有发热、呕吐,重症者可有脱水、酸中毒及电解质紊乱。病程多为 1 周。

②产毒性大肠埃希菌肠炎：多见于婴幼儿。主要表现为呕吐、腹泻，大便次数多、量大、呈水样或蛋花汤样混有黏液，大便镜检无白细胞。常发生脱水、酸中毒及电解质紊乱。病程1周左右。

③侵袭性大肠埃希菌肠炎：多见于年长儿。主要表现为腹泻频繁，呈黏液脓血便，有腥臭味；常伴恶心、呕吐、腹痛及里急后重。重症可出现全身中毒症状，甚至休克。

④出血性大肠埃希菌肠炎：腹痛较腹泻症状出现早，大便次数增多，开始为黄色水样便，后转为血水便，有特殊臭味。大便镜检有大量红细胞，常无白细胞。

⑤黏附-聚集性大肠埃希菌肠炎：多见于婴幼儿。主要表现为呕吐、发热及腹泻，呈黄色水样便。

（3）空肠弯曲菌肠炎：多见于夏季；主要症状为腹泻，开始为水样便，很快转为黏液样或脓血便，有腥臭味。同时伴随发热、呕吐、腹痛等症状。重症可出现脱水、酸中度及电解质紊乱。大便镜检有较多白细胞和红细胞。

（4）抗生素诱发性肠炎：由于长期服用广谱抗生素，致肠道正常菌群失调，一些耐药的细菌大量繁殖引起肠炎。多在用药2～3周发病。

①金黄色葡萄球菌肠炎：主要表现为发热、呕吐、腹泻，伴不同程度的中毒症状，典型大便呈暗绿色海水样，量多，含黏液，少数为血便。大便镜检见大量脓细胞和成簇革兰阳性球菌，培养有葡萄球菌生长。重症可有脱水、酸中毒及电解质紊乱。

②真菌性肠炎：多见于2岁以内婴幼儿，主要由白色念珠菌感染引起。大便次数增多，呈黄色稀便，泡沫较多，含黏液。有时可见豆腐渣样细块（菌落）。大便镜检可见真菌孢子和菌丝，真菌培养阳性。病程迁延，常伴鹅口疮。

（5）迁延性腹泻和慢性腹泻：病因复杂，多与急性期治疗不彻底、营养不良等有关。主要表现为腹泻迁延不愈，病情时轻时重，大便次数和性质不稳定，严重时可出现脱水、电解质紊乱。

**知识链接** 生理性腹泻

3）心理-社会状况 应注意评估患儿家庭的经济状况、聚居条件、卫生习惯，家长对腹泻病因、护理知识的了解程度，家长是否因担心患儿的病情而产生紧张、焦虑心理。重型腹泻患儿常需住院治疗，由于与父母及家人的分离、对医院环境陌生、害怕静脉输液等，患儿易产生恐惧和焦虑情绪。

4）辅助检查

（1）大便检查：肉眼观察大便的量、颜色和性状等；大便镜检有无脂肪球、白细胞、红细胞等，如轻型腹泻可见大量脂肪球，侵袭性细菌感染引起的肠炎可见较多白细胞和红细胞。大便细菌学检测如大便培养检出致病菌有助于确诊及菌种鉴定；大便涂片找到真菌菌丝和孢子有助于真菌性肠炎诊断。

（2）血常规：白细胞及中性粒细胞增多常见于细菌感染,嗜酸性粒细胞增多常见于寄生虫感染及过敏性疾病。

（3）血液生化检查：血清电解质检测可了解脱水性质,有无低钾血症、低钙血症;血气分析可了解酸碱平衡紊乱的程度和性质。

5)治疗要点 原则是调整饮食,预防和纠正脱水,合理用药,加强护理,预防并发症。

（1）调整饮食：参照本节护理措施。

（2）预防脱水,纠正水、电解质和酸碱平衡紊乱。

（3）药物治疗：①控制感染:病毒性肠炎一般不用抗生素。侵袭性细菌感染针对病原体不同选择抗菌药物,如第三代头孢菌素;金黄色葡萄球菌肠炎应立即停用原来使用的抗生素,根据药物敏感试验结果进行调整;真菌性肠炎可用制菌霉素。②微生态疗法:有利于恢复肠道正常菌群的平衡,抑制病原菌的定植和侵袭,常用双歧杆菌、嗜乳酸杆菌等制剂。③肠黏膜保护剂:对肠道的病原体及其毒素有固定和抵制作用,修复肠黏膜屏障功能,常用药如蒙脱石散。④补锌治疗:急性腹泻患儿补充元素锌,6个月以上婴儿每日 20 mg;6个月以内的婴儿每日 10 mg,疗程 10～14 日,可缩短腹泻病程。

**【常见护理诊断/问题】**

**1. 腹泻** 与感染、喂养不当、肠道功能紊乱等有关。

**2. 体液不足** 与摄入不足及腹泻、呕吐丢失过多有关。

**3. 体温过高** 与肠道感染有关。

**4. 有皮肤完整性受损的危险** 与排便次数增多刺激臀部皮肤有关。

**5. 潜在并发症** 电解质紊乱及酸碱平衡紊乱。

**6. 知识缺乏** 家长缺乏喂养知识和腹泻患儿的护理知识。

---

**课堂互动：**

患儿,女,3个月,体重 5.5 kg,吃奶好,睡眠正常。生后不久开始腹泻,每日 5～6 次,黄色稀便,无呕吐,大便检查未见异常。初步考虑为（ ）。

A. 病毒性肠炎

B. 轻型腹泻

C. 真菌性肠炎

D. 生理性腹泻

E. 慢性腹泻

---

**【护理目标】**

（1）患儿腹泻次数逐渐减少至停止,大便性状正常。

（2）患儿脱水的症状和体征改善,尿量正常。

（3）患儿体温逐渐恢复正常。

（4）患儿住院期间保持臀部皮肤正常。

（5）患儿不发生电解质、酸碱平衡紊乱。

（6）家长能说出婴幼儿腹泻预防措施、喂养知识和护理方法。

**【护理措施】**

**1. 一般护理**

1）饮食护理　根据患儿病情适当调整饮食,目的是减轻胃肠道负担、恢复消化功能;除严重呕吐者可暂时禁食 4～6 h(不禁水)外,均应继续喂养。母乳喂养儿可减少哺乳次数,缩短每次哺乳时间,暂停辅助食物添加;人工喂养儿可用稀释牛乳、米汤、酸乳、脱脂乳等,腹泻次数减少后给予流质或半流质饮食,如稀粥、面条等,少量多餐,随着病情好转,逐渐过渡到正常饮食。病毒性肠炎患儿多有双糖酶缺乏,不宜用蔗糖,并暂停乳类食品改为豆制代乳品或发酵乳,以减轻腹泻,缩短病程。腹泻停止后逐渐恢复营养丰富的饮食,并每日加餐一次,共 2 周。

2）皮肤护理　选用吸水性强、柔软布质或纸质尿布,避免用不透气橡皮布或塑料布,防止尿布皮炎发生。及时更换尿布,每次便后用温水清洗臀部并吸干,以保持皮肤清洁、干燥;局部皮肤发红处涂以 5％鞣酸软膏或 40％氧化锌油并按摩片刻,促进局部血液循环;也可采取暴露法,使臀部皮肤暴露于空气中或阳光下。局部皮肤有溃烂者可用灯光照射法,以促进愈合,每日 2 次,每次照射 15～20 min,灯与臀部皮肤距离 30～40 cm,照射时护理人员必须始终在患儿身旁守护,避免烫伤。

**2. 病情观察**

1）监测生命体征　发现异常应及时报告医生,并做相应处理。

2）观察大便情况　观察并记录大便次数、量、颜色、性状、气味,正确采集大便标本,及时送检。做好动态比较,为制订输液方案和治疗措施提供可靠依据。

3）观察全身中毒症状　如发热、烦躁不安、嗜睡等。

4）观察水、电解质及酸碱平衡紊乱的表现　如脱水程度和性质、代谢性酸中毒、低钾血症临床表现等。

**3. 用药护理**

1）控制感染　约 2/3 的患儿为病毒及非侵袭性细菌感染引起的水样便腹泻,一般不需用抗生素,应合理使用液体疗法,选用微生态制剂和黏膜保护剂;另有约 1/3 的患儿为侵袭性细菌感染引起的黏液、脓血便,应根据病原菌的种类选用有效的抗生素进行治疗。

2）避免使用止泻剂　腹泻早期一般不用止泻剂,以免增加细菌繁殖和毒素的吸收,加重全身中毒症状。

**4. 心理护理**　向家长及年长患儿介绍本病的病因、临床表现、预后等知识,让他们了解诊疗方法、护理措施,使他们能够减少焦虑、恐惧,树立信心,主动配合检查、治疗和护理。

**5. 对症护理**

1）发热的护理　密切观察体温变化,体温超过 38.5 ℃者应鼓励其多饮水,同时给予物理降温,如头部冰敷、温水浴等措施,或给予药物降温,应严格按医嘱用药,使用以上措施后应注意观察体温是否下降,并及时记录。

2）腹胀、呕吐　轻微腹胀无须治疗,重者可进行肛管排气或应用新斯的明,必要时遵医嘱胃肠减压,如低钾血症引起的腹胀应进行补钾;呕吐严重者可使用维生素 $B_6$、多潘立酮;严重者可禁食 4～6 h,并进行静脉补液。

3）防止交叉感染　严格执行消毒隔离制度,感染性腹泻与非感染性腹泻患儿分开收治;护理患儿前后应洗手;腹泻患儿的用物、食具等应严格消毒;指导家长严格执行隔离制度。

**6. 健康教育**

1)做好预防 宣传母乳喂养的优点,指导合理喂养,教会如何调制乳品及乳制品的方法、换乳期食物添加方法、断乳时间选择及方法。注意饮食卫生,食物要新鲜,食具、奶具应定时煮沸消毒。培养儿童饭前便后洗手的卫生习惯,勤剪指甲。加强食品、水源和粪便的管理。增强体质,适当户外活动,但要注意防止受凉或过热。及早治疗营养不良、佝偻病患儿。避免长期滥用广谱抗生素。

2)指导护理 向家长宣讲腹泻的病因、潜在并发症及相关的治疗措施;指导家长正确洗手并做好污染尿布及衣物的处理、出入量的监测及脱水表现的观察;说明饮食调整的重要性;指导家长配制和使用口服补液盐(ORS)溶液,强调应少量多次饮用,呕吐不是禁忌证。

【护理评价】

评价患儿腹泻次数是否减少、大便性状是否正常;患儿脱水的症状和体征是否改善、尿量是否增加;患儿体温及体重是否恢复正常;患儿住院期间臀部皮肤是否正常;家长是否掌握正确的儿童喂养方法及腹泻的预防措施和护理知识。

# 第四节 儿童液体疗法及其护理

## 一、儿童体液平衡特点

### (一)体液的总量和分布

体液可分为细胞内液和细胞外液两个部分,细胞外液包括血浆和间质液,细胞内液和血浆的比例相对稳定。不同年龄儿童的体液分布不同(表7-2),年龄越小,体液总量相对越多,间质液量所占的比例也越大。当小儿发生急性脱水时,细胞外液首先丢失,脱水症状出现早。

**表7-2 不同年龄儿童的体液分布(占体重的%)**

| 年龄 | 细胞外液 | | 细胞内液 | 体液总量 |
| | 间质液 | 血浆 | | |
| --- | --- | --- | --- | --- |
| 足月新生儿 | 37 | 6 | 35 | 78 |
| 1岁 | 25 | 5 | 40 | 70 |
| 2~14岁 | 20 | 5 | 40 | 65 |
| 成人 | 10~15 | 5 | 40~45 | 55~60 |

### (二)体液的电解质组成

儿童与成人相似,细胞内液以$K^+$、$Mg^{2+}$、$HPO_4^{2-}$和蛋白质为主,$K^+$维持细胞内液的渗透压；细胞外液以 $Na^+$、$Cl^-$、$HCO_3^-$ 为主，其中 $Na^+$ 含量占细胞外液阳离子总量的 90% 以上，对维持细胞外液的渗透压起主要作用。出生后数日的新生儿血钾、氯、磷和乳酸偏高，血钠、钙和碳酸氢盐偏低。

### （三）水代谢的特点

**1. 水的需要量相对较大，交换度高**　儿童新陈代谢旺盛，水的需要量多，正常婴儿每日需水量为 120～150 mL/100 kcal。年龄越小，出入水量相对越多，婴儿每日体内、外水的交换量为细胞外液的 1/2，而成人仅占 1/7。婴儿水的交换率比成人快 3～4 倍，所以婴儿对缺水的耐受力比成人差。一旦出现呕吐、腹泻等，易发生脱水。

**2. 体液平衡调节功能不成熟**　体液调节主要靠肺脏、肾脏、神经和内分泌系统的调节功能，以及血浆中的缓冲系统。小儿年龄越小，体液调节功能越差，所以容易发生水、电解质及酸碱平衡紊乱。

## 二、水、电解质和酸碱平衡紊乱

### （一）脱水（dehydration）

脱水是指体液丢失过多和（或）水摄入量不足，导致体液总量尤其是细胞外液量的减少，还有钠、钾等电解质的丢失。

**1. 脱水程度**　患病后体液的累积损失量。一般根据病史和临床表现综合评估，将脱水分为轻、中、重三度（表 7-3）。

表 7-3　不同程度脱水的临床表现

| | 轻度脱水 | 中度脱水 | 重度脱水 |
| --- | --- | --- | --- |
| 失水占体重的比例 | <5% | 5%～10% | >10% |
| 累积损失量/(mL/kg) | 30～50 | 50～100 | 100～120 |
| 精神状态 | 稍差或略烦躁 | 烦躁或精神萎靡 | 昏睡或昏迷 |
| 前囟和眼窝 | 稍凹陷 | 明显凹陷 | 极凹陷 |
| 黏膜 | 稍干燥 | 明显干燥 | 极度干燥 |
| 皮肤弹性 | 稍差 | 差 | 极差或消失 |
| 眼泪 | 有 | 少 | 无 |
| 尿量 | 稍少 | 明显减少 | 极少或无尿 |
| 酸中毒 | 无 | 有 | 严重 |
| 四肢 | 温 | 稍凉 | 厥冷 |
| 周围循环衰竭 | 无 | 不明显 | 明显 |

肥胖儿童皮下脂肪多，判断脱水程度时易估计过低；而营养不良患儿因皮下脂肪减少，皮肤弹性差，常容易将脱水程度估计过高，临床评价时不能单凭皮肤弹性判断脱水程度，应综合考虑。

**2. 脱水性质**　体液渗透压的改变，反映水和电解质的相对丢失量。由于腹泻时水和电解质丢失比例不同，因而导致体液渗透压发生不同的改变，可分为等渗性、低渗性、高渗性脱水三种(表7-4)。临床上以等渗性脱水最常见。

表7-4 不同性质脱水的临床表现

|  | 等渗性脱水 | 低渗性脱水 | 高渗性脱水 |
|---|---|---|---|
| 主要病因 | 呕吐、腹泻 | 营养不良伴腹泻 | 高热、入水量少、大汗 |
| 水与电解质丢失比例 | 大致相同 | 电解质丢失＞水分丢失 | 水分丢失＞电解质丢失 |
| 血钠浓度/(mmol/L) | 130～150 | ＜130 | ＞150 |
| 渗透压/(mmol/L) | 280～320 | ＜280 | ＞320 |
| 主要丢失液区 | 细胞外液 | 细胞外液 | 细胞内脱水 |
| 口渴 | 明显 | 不明显 | 极明显 |
| 血压 | 低 | 明显低 | 正常或稍低 |
| 神志 | 精神萎靡 | 嗜睡或昏迷 | 烦躁不安、惊厥 |
| 皮肤弹性 | 稍差 | 极差 | 尚可 |

### (二)代谢性酸中毒(metabolic acidosis)

代谢性酸中毒是儿童最常见的酸碱平衡紊乱,由血浆中 $H^+$ 增加或 $HCO_3^-$ 减少所致。

**1. 常见原因** ①呕吐、腹泻导致大量碱性物质丢失。②热量摄入不足导致体内脂肪分解增加,酮体生成过多。③血容量不足,血液浓缩,血流缓慢,导致组织灌注不足、缺氧和乳酸堆积。④肾血流量减少,尿量减少,引起酸性代谢产物在体内蓄积。

**2. 临床表现** 根据血 $HCO_3^-$ 测定结果,将酸中毒分为轻度、中度及重度(表7-5)。新生儿及小婴儿的临床表现不典型,仅有精神萎靡、拒食和面色苍白,其呼吸改变常不明显。

表7-5 代谢性酸中毒的临床表现和分度

| 分度 | $HCO_3^-$/(mmol/L) | 临床表现 |
|---|---|---|
| 轻度 | 18～13 | 呼吸稍快 |
| 中度 | 13～9 | 呼吸深长、口唇呈樱桃红色、烦躁或精神萎靡 |
| 重度 | ＜9 | 呼吸深快、有烂苹果味、口唇发绀、嗜睡或昏迷 |

### (三)低钾血症(hypokalemia)

当血清钾低于 3.5 mmol/L 时称为低钾血症。

**1. 常见原因** ①摄入不足:进食量少或长期禁食,静脉补钾不足。②丢失过多:呕吐、腹泻导致大量钾的丢失。③钾分布异常:在脱水、酸中毒纠正前,由于血液浓缩、酸中毒时细胞内的钾向细胞外转移及肾血流量减少致排钾减少等原因,体内总钾量虽减少,但血钾浓度可维持在正常范围内。经补充液体后,随着脱水、酸中毒的纠正,血钾被稀释、钾由细胞外向细胞内转移、输入葡萄糖合成糖原时消耗钾、肾血流量增加后排钾增多等原因,血钾迅速下降。此外碱中毒及胰岛素治疗等也使钾向细胞内转移。

**2. 临床表现** ①神经肌肉兴奋性降低:精神萎靡,反应低下、全身软弱无力,腱反射减弱或消失,腹胀,肠鸣音减弱或消失。②心脏损害:心率增快、心肌收缩无力、心音低钝,血压降低、心脏扩大、心律失常等,心电图显示 ST 段下降,T 波低平、双向或倒置,出现 U 波。

③肾脏损害：口渴、多饮、多尿、夜尿等。

#### （四）低钙血症、低镁血症

腹泻、营养不良或有活动性佝偻病的患儿当脱水、酸中毒被纠正后，可出现低血钙表现如惊厥、手足搐搦；极少数患儿若经补钙后症状仍未停止，应考虑低血镁。

---

**课堂互动：**

患儿，男，10 个月，呕吐、排稀水便 3 日，今日尿量极少，精神萎靡，皮肤弹性极差，前囟和眼窝深凹，四肢发凉，脉细弱，血清钠 128 mmol/L。该患儿脱水程度和性质是（　　）。

A. 轻度等渗性脱水

B. 中度等渗性脱水

C. 重度等渗性脱水

D. 中度低渗性脱水

E. 重度低渗性脱水

---

## 三、液体疗法

液体疗法是儿科护理的重要组成部分，其目的在于纠正脱水、电解质和酸碱平衡紊乱，以恢复机体的正常生理功能。

### （一）常用溶液

**1. 非电解质溶液**　常用 5% 葡萄糖溶液（等渗液）和 10% 葡萄糖溶液（高渗液）。葡萄糖输入体内后很快氧化为水和二氧化碳，或转变为糖原贮存在体内，失去其维持血浆渗透压作用，主要起到补充水分和能量的作用，故被视为无张力溶液。

**2. 电解质溶液**　主要用于补充所损失的体液、电解质，纠正体液的渗透压和酸碱平衡失调。

1）0.9% 氯化钠溶液（生理盐水）　等张液。主要特点为氯离子含量高，长期大量输入可导致高氯性酸中毒。因此，临床常以 2 份生理盐水和 1 份 1.4% 碳酸氢钠溶液混合，使其钠与氯之比为 3∶2，与血浆中钠与氯之比接近。

2）碱性溶液　主要用于纠正酸中毒。常用的有：①碳酸氢钠溶液：首选药物，市售 5% 碳酸氢钠溶液为高张液，可用 5% 或 10% 葡萄糖溶液稀释成为 1.4% 碳酸氢钠溶液（为等张液）。②乳酸钠溶液：需在有氧条件下，经肝脏代谢产生 $HCO_3^-$ 而发挥作用，起效较缓慢，缺氧、肝功能不全、休克、新生儿不宜使用。市售 11.2% 乳酸钠溶液为高张液，稀释 6 倍即 1.87% 乳酸钠溶液为等张液。

3）氯化钾溶液　用于纠正低钾血症。常用的 10% 氯化钾溶液为高张液，静脉滴注时需稀释成 0.2%～0.3% 浓度，不可直接静脉推注，以免发生心肌抑制而死亡。

**3. 混合溶液**　根据患儿病情的需要，将几种溶液按一定比例配制成不同张力的混合溶液。几种常用混合溶液的组成及配制见表 7-6 和表 7-7。

表 7-6　几种常用混合溶液的组成

| 混合溶液 | 0.9%氯化钠溶液 | 5%或10%葡萄糖溶液 | 1.4%碳酸氢钠溶液 | 张力 |
|---|---|---|---|---|
| 2∶1 液 | 2 份 | — | 1 份 | 等张 |
| 4∶3∶2 液 | 4 份 | 3 份 | 2 份 | 2/3 张 |
| 2∶3∶1 液 | 2 份 | 3 份 | 1 份 | 1/2 张 |
| 1∶1 液 | 1 份 | 1 份 | — | 1/2 张 |
| 1∶2 液 | 1 份 | 2 份 | — | 1/3 张 |
| 1∶4 液 | 1 份 | 4 份 | — | 1/5 张 |

表 7-7　几种常用混合液的配制

| 溶液种类 | 5%或10%葡萄糖溶液/mL | 10%氯化钠溶液/mL | 5%碳酸氢钠溶液/mL | 渗透压或张力 |
|---|---|---|---|---|
| 2∶1 液 | 500 | 30 | 47 | 等张 |
| 1∶1 液 | 500 | 20 | — | 1/2 张 |
| 1∶2 液 | 500 | 15 | — | 1/3 张 |
| 1∶4 液 | 500 | 10 | — | 1/5 张 |
| 2∶3∶1 液 | 500 | 15 | 24 | 1/2 张 |
| 4∶3∶2 液 | 500 | 20 | 33 | 2/3 张 |

**4. 口服补液盐(oral rehydration salt,ORS)**　WHO 推荐用以治疗急性腹泻合并脱水的一种口服溶液,经临床应用取得了良好疗效。目前有多种配方,2002 年 WHO 推荐使用的新配方为:氯化钠 2.6 g,枸橼酸钠 2.9 g,氯化钾 1.5 g,葡萄糖 13.5 g,加水 1000 mL 配成。该溶液的渗透压为 245 mmol/L,总钾浓度为 0.15%。一般适用于轻度或中度脱水无严重呕吐者,用于补充继续损失量和生理需要量时需适当稀释。

（二）液体疗法的实施

补液的实施过程中应做到"三定"(定量、定性、定速)、"三先"(先盐后糖,先快后慢,先浓后淡)及"三见"(见尿补钾,见惊补钙,见酸补碱)。第 1 日补液的总量应包括累积损失量、继续损失量和生理需要量三个方面(表 7-8)。

表 7-8　液体疗法的"三定"方案

| 三定 | | 累积损失量 | 继续损失量 | 生理需要量 | 总量/(mL/kg) |
|---|---|---|---|---|---|
| 定量 /(mL/kg) | 轻度脱水 | 30～50 | | | 90～120 |
| | 中度脱水 | 50～100 | 10～40 | 60～80 | 120～150 |
| | 重度脱水 | 100～120 | | | 150～180 |
| 定性 | 低渗性脱水 | 2/3 张 | | | 扩容首选 2∶1 |
| | 等渗性脱水 | 1/2 张 | 1/3～1/2 张 | 1/5～1/4 张 | 等张含液 20 mL/kg,总量不 |
| | 高渗性脱水 | 1/5～1/3 张 | | | 超过 300 mL |

续表

| 三定 | | 累积损失量 | 继续损失量 | 生理需要量 | 总量/(mL/kg) |
|---|---|---|---|---|---|
| 定速 | 重度脱水或有循环衰竭者先扩容 | 8~12 h 输入或每小时 8~10 mL/kg | 在补充完累积损失量后的 12~16 h 输入或每小时 5 mL/kg | | 30~60 min 快速输入或静脉推注 |

**1. 累积损失量** 发病后到补液时所损失的液体和电解质量。

1)补液量 按脱水程度而定,轻度脱水 30~50 mL/kg,中度脱水 50~100 mL/kg,重度脱水 100~120 mL/kg。一般婴幼儿先补 2/3 的液体量,学龄前期和学龄期儿童适当减少 1/4~1/3量。

2)补液种类 根据脱水性质而定,若临床判断脱水性质有困难时,可先按等渗性脱水处理。等渗性脱水补 1/2 张含钠液,低渗性脱水补 2/3 张含钠液,高渗性脱水补 1/5~1/3 张含钠液。

3)补液速度 根据脱水程度决定补液速度,原则上应先快后慢。累积损失量应在开始输液的 8~12 h 补足,每小时 8~10 mL/kg。重度脱水或有循环衰竭者应先扩充血容量,以改善血液循环及肾功能,常用 2:1 等张含钠液 20 mL/kg,总量不超过 300 mL,在 30~60 min 快速输入或静脉推注。

**2. 继续损失量** 补液开始后继续从大便、呕吐液中丢失的液体量。原则上丢失多少补充多少,一般按每日 10~40 mL/kg 进行补充,可选用 1/3~1/2 张含钠液。

**3. 生理需要量** 主要供给基础代谢所需的量。一般每日 60~80 mL/kg。可选用 1/5~1/4张含钠液。如患儿无呕吐尽量鼓励其口服补充。

继续损失量和生理需要量于补充累积损失量完成后的 12~16 h 均匀滴入,每小时约 5 mL/kg。

综合以上三个部分,第 1 日补液总量为:轻度脱水 90~120 mL/kg,中度脱水 120~150 mL/kg,重度脱水 150~180 mL/kg。第 2 日以后的补液主要补充继续损失量和生理需要量,在 24 h 内均匀地输入,能够口服者应尽量口服。

（三）液体疗法的护理要点

**1. 补液前的护理评估** 全面评估患儿的病情、补液目的及临床意义;应以高度责任心、迅速认真地做好补液的各项准备工作。做好家长及患儿的解释工作,消除其恐惧心理,以取得配合;遇不合作患儿适当给予约束或遵医嘱使用镇静剂。

**2. 补液过程中的注意事项** 严格按照医嘱进行补液量的安排,保持静脉通道的通畅,严格掌握输液速度,明确每小时输液量,计算出每分钟输液滴速。有条件时最好用输液泵,以更精确地控制输液速度。

**3. 观察病情变化**

(1)监测生命体征,定时监测体温、脉搏、呼吸、血压、精神变化。遇有心率、呼吸加快应警惕输液速度是否过快,避免因输液过快造成心力衰竭或肺水肿。

(2)观察脱水、酸中毒及电解质紊乱是否得到纠正。输液过程中注意观察患儿精神状态,尿量有无增多,眼窝及前囟凹陷程度有无改善,皮肤弹性是否恢复,口渴有无改善,从而判断脱水是否改善。注意观察呼吸和面色有无改变,防止酸中毒纠正后出现低钙惊厥。补充碱性药物及钙剂时应注意防止液体外渗或外漏出血管,避免造成局部组织坏死。

(3)观察低钾血症的表现,并按照"见尿补钾"的原则,严格控制补钾的浓度和速度,绝不可直接静脉推注。

(4)注意观察输液通道是否畅通。

**4. 详细记录 24 h 出入量** 液体入量包括静脉补液、口服液体及食物中所含的水量;液体出量包括尿量、呕吐量、大便丢失的水量及不显性失水量等,其中婴儿的大小便量可用"称尿布法"测量;准确地记录出入量,以便及时修改补液计划。

# 第五节 肠 套 叠

肠套叠(intussusception)是指部分肠管及其肠系膜套入邻近肠腔内所致的一种绞窄性肠梗阻,是婴幼儿时期常见的急腹症之一,是 3 个月至 6 岁期间引起肠梗阻最常见的原因。男孩发病率高于女孩,约为 4∶1,健康肥胖儿多见。肠套叠分原发性和继发性两类,95% 为原发性,多发生于婴幼儿,与回盲部系膜尚未完全固定、活动度大有关。5% 为继发性,见于年长儿。

【护理评估】

**1. 健康史** 评估有无引起肠套叠的诱因,如近期是否改变饮食结构,有无腹泻及上呼吸道感染,有无肠息肉、肠肿瘤等病史。

**2. 身心状况**

1)临床表现

(1)急性肠套叠:多发于 2 岁以内的婴幼儿。

①腹痛:腹痛为阵发性规律性发作,表现为突然发生剧烈的阵发性绞痛,患儿哭闹不安、屈膝缩腹、面色苍白,持续数分钟或更长时间后腹痛缓解,可安静或入睡,间歇 10～20 min 伴随肠蠕动出现又反复发作。

②呕吐:为早期症状,初为反射性,呕吐物为胃内容物,含乳凝块和食物残渣,后可有胆汁,晚期可吐粪便样液体。

③血便:约 85% 的病例在发病后 6～12 h 排出果酱样黏液血便,或肛门指检时发现血便。

④腹部包块:多数病例在右上腹季肋下可触及有轻微触痛的套叠肿块,呈腊肠样,光滑略有弹性,稍可移动。晚期发生肠坏死和腹膜炎时,出现腹胀、腹腔积液、腹肌紧张和压痛,不易扪及肿块。

⑤全身情况:早期一般情况尚好,当并发肠坏死或腹膜炎时,全身情况恶化,常有高热、严重脱水、嗜睡、昏迷及休克等中毒症状。

(2)慢性肠套叠:年龄越大,发病过程越缓慢。主要表现为阵发性腹痛,腹痛时上腹部或脐周触及肿块,缓解期腹部平坦、柔软、无包块,病程可长达十余日。年长儿呕吐少见,血便出现较晚。

2)辅助检查　空气或钡剂灌肠 X 线检查可见空气或钡剂在套叠处受阻,阻断钡剂呈"杯口状",甚至呈"弹簧"状阴影。

3)治疗要点　急性肠套叠是急腹症,紧急的治疗措施是复位,一旦确诊后应立即进行。

**【常见护理诊断/问题】**

**1. 疼痛**　腹痛与肠系膜受牵拉和肠管强烈收缩有关。

**2. 知识缺乏**　患儿家长缺乏有关疾病护理的相关知识。

**【护理措施】**

**1. 密切观察病情**　健康婴幼儿突然发生阵发性腹痛、呕吐、血便和腹部触及腊肠样肿块时可确诊为肠套叠,应密切观察腹痛的部位、性质、持续时间及伴随症状,以助于诊断。

**2. 配合治疗**

1)治疗要点

(1)非手术治疗:灌肠法适用于病程在 2 日以内,全身情况良好,无腹胀、明显脱水及电解质紊乱者。常首选空气灌肠法复位。但怀疑有肠坏死者禁忌使用。

(2)手术治疗:灌肠法不能复位、病程超过 2 日、怀疑有肠坏死或肠穿孔以及小肠型肠套叠者可行手术治疗。

2)非手术治疗效果观察　密切观察患儿腹痛、呕吐、腹部包块情况。复位成功的表现:①拔出肛管后排出大量带臭味的黏液血便或黄色粪水。②患儿安静入睡,不再呕吐和哭闹。③腹部平软,原有包块消失。④复位后给予口服活性炭 $0.5\sim1$ g,$6\sim8$ h 大便内可见炭末排出。若患儿仍然烦躁不安,阵发性哭闹,腹部包块未消失,应怀疑复位不成功或又重新发生套叠,应立即报告医师做进一步处理。

3)手术护理

(1)术前:向家长解释选择手术治疗的目的,消除其心理负担,争取对治疗和护理的配合与支持。密切观察生命体征、意识状态,特别注意有无水电解质紊乱、出血及腹膜炎等表现,做好术前准备。

(2)术后:维持胃肠减压,保持胃肠道通畅,预防感染及吻合口瘘。患儿排气、排便后可拔出胃肠引流管,逐渐恢复消化道进食。

**3. 健康教育**

(1)应避免腹泻,尤其是秋季腹泻,家长应高度警惕此病的发生。

(2)宣传科学育儿知识,注意科学喂养,不要过饥过饱、随意更换食品,添加转换期食品要循序渐进,不要操之过急。

(3)要注意气候的变化,随时增减衣服,避免各种容易诱发肠蠕动紊乱的不良因素。

(4)如果一个健康的婴幼儿突然出现不明原因的阵发性哭闹、面色苍白、出冷汗、呕吐、大便带血、精神不振时,应想到肠套叠发生的可能,应立即到医院就诊。

在线答题

(成红英)

# 第八章
# 呼吸系统疾病患儿的护理

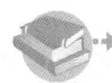 **学习目标**

1. **掌握**：急性上呼吸道感染、急性支气管炎、肺炎、支气管哮喘的护理评估、护理诊断、护理措施。

2. **熟悉**：几种特殊类型肺炎的临床表现。

3. **了解**：儿童呼吸系统的解剖生理特点。

呼吸系统疾病是儿童常见病，尤以急性上呼吸道感染、支气管炎、支气管肺炎最为常见。在门诊患儿中以急性上呼吸道感染最为常见，占儿科门诊患者的 60% 以上；在住院患儿中以肺炎最为常见。由于各年龄时期儿童呼吸系统解剖、生理特点的不同，因此疾病的发生、预后和护理方面各具特点。一般年龄越小，病情越重，并发症越多，死亡率越高。

# 第一节　小儿呼吸系统解剖生理特点

呼吸系统以环状软骨为界划分为上、下呼吸道。上呼吸道包括鼻、鼻窦、咽、咽鼓管、会厌及喉；下呼吸道包括气管、支气管、毛细支气管、呼吸性毛细支气管、肺泡管及肺泡。

## 一、解剖特点

### （一）上呼吸道

**1. 鼻、鼻窦**　婴幼儿鼻腔相对短小，无鼻毛，后鼻道狭窄，黏膜柔嫩，血管丰富，因而易受感染，且感染时黏膜易充血、肿胀，引起鼻塞而致呼吸困难和影响吮乳。婴儿鼻腔黏膜与鼻窦黏膜相连续，鼻窦口相对较大，故急性鼻炎时易致鼻窦炎，其中以上颌窦及筛窦最易感染。婴幼儿鼻泪管较短，开口处瓣膜发育不全，上呼吸道感染时易引起结膜炎。

**2. 咽、咽鼓管**　婴幼儿鼻咽和咽部相对窄小而垂直。婴幼儿的咽鼓管较宽，短而直，呈水平位，故鼻咽炎时易致中耳炎。咽扁桃体 6 个月已发育，腭扁桃体 1 岁后才开始发育，

4～10岁时发育达高峰,14～15岁后逐渐退化,因此扁桃体炎常见于年长儿,1岁以内少见。咽部富有淋巴组织,咽后壁淋巴组织感染时,可发生咽后壁脓肿。

**3. 喉** 儿童喉部呈漏斗形,相对较窄,软骨柔软,黏膜柔嫩,富有血管及淋巴组织,感染时易发生充血、水肿,导致呼吸困难和声音嘶哑。

**(二)下呼吸道**

**1. 气管、支气管** 婴幼儿气管、支气管相对狭窄,黏膜血管丰富,软骨柔软,缺乏弹力组织,黏液腺分泌不足,气道较干燥,纤毛运动差,清除能力弱,感染后易导致呼吸道阻塞。由于右支气管粗短,为气管直接延伸,因此异物易进入右支气管,引起肺气肿或肺不张。

**2. 肺** 儿童肺的弹力纤维发育差,血管丰富,毛细血管及淋巴组织间隙较成人宽,间质发育旺盛,肺泡小而且数量少,使肺的含血量相对多,含气量少,易感染,引起间质性炎症、肺不张或肺气肿等。

**(三)胸廓和纵隔**

婴幼儿胸廓较短、呈桶状,肋骨呈水平位,膈肌位置较高,心脏呈横位;胸腔较小而肺相对较大,呼吸肌发育差,呼吸时胸廓运动不充分,肺的扩张受到限制,不能充分通气、换气。儿童纵隔相对较大,周围组织松软、富于弹性,胸腔积液或积气时易致纵隔移位。

## 二、生理特点

**(一)呼吸频率和节律**

儿童呼吸频率较快,年龄越小,呼吸频率越快,各年龄呼吸频率见表8-1。婴幼儿由于呼吸中枢发育未完全成熟,易出现呼吸节律不齐,尤以早产儿、新生儿最明显。

表 8-1  各年龄儿童呼吸、脉搏频率及其比例

| 年龄 | 呼吸/(次/分) | 脉搏/(次/分) | 呼吸/脉搏 |
|---|---|---|---|
| 新生儿 | 40～45 | 120～140 | 1∶3 |
| 1岁以内 | 30～40 | 110～130 | 1∶(3～4) |
| 1～3岁 | 25～30 | 100～120 | 1∶(3～4) |
| 4～7岁 | 20～25 | 80～100 | 1∶4 |
| 8～14岁 | 18～20 | 70～90 | 1∶4 |

**(二)呼吸类型**

婴幼儿呼吸肌发育差,呼吸时胸廓活动范围小而膈肌活动明显,呈腹膈式呼吸;随着年龄增长,呼吸肌逐渐发育,膈肌下降,肋骨由水平位逐渐倾斜,2岁后开始出现胸式呼吸。7岁以后以胸腹式联合呼吸为主。

**(三)呼吸功能**

儿童肺活量、潮气量、气体弥散量均较成人小,气道阻力较成人大,显示儿童各项呼吸功能的储备能力均较低,当患呼吸道疾病时,易发生呼吸功能不全。

**(四)血气分析**

婴幼儿的肺活量不易检查,但可通过血气分析了解氧饱和度水平及血液酸碱平衡状

态。儿童血气分析正常值见表 8-2。

表 8-2　儿童血液气体分析正常值

| 项目 | 新生儿 | <2 岁 | >2 岁 |
|---|---|---|---|
| pH | 7.35～7.45 | 7.35～7.45 | 7.35～7.45 |
| $PaO_2$/kPa | 8～12 | 10.6～13.3 | 10.6～13.3 |
| $PaCO_2$/kPa | 4～4.67 | 4～4.67 | 4.67～6.0 |
| $HCO_3^-$/(mmol/L) | 20～22 | 20～22 | 22～24 |
| BE/(mmol/L) | −6～+2 | −6～+2 | −4～+2 |
| $SaO_2$ | 0.90～0.965 | 0.95～0.97 | 0.95～0.977 |

### 三、免疫特点

儿童呼吸道的非特异性及特异性免疫功能均较差。新生儿和婴幼儿的纤毛运动差,咳嗽反射和气道平滑肌收缩功能亦差,难以有效清除吸入的尘埃及异物颗粒。婴幼儿体内免疫球蛋白含量低,尤以分泌型 IgA 为低,且肺泡巨噬细胞功能不足,乳铁蛋白、溶菌酶、干扰素、补体等的数量和活性不足,故易患呼吸道感染。

# 第二节　急性上呼吸道感染

急性上呼吸道感染简称上感,俗称感冒,是儿童时期最常见的疾病。主要指鼻、鼻咽和咽部的急性感染,常诊断为"急性鼻咽炎、急性咽炎、急性扁桃体炎"。该病全年均可发生,以冬春季节及气候骤变时多见。多为散发,偶见流行,主要经空气飞沫传播。一次患病后产生的免疫力不强,因而可反复患病。

【病因】

各种病毒和细菌均可引起,但 90% 以上是由病毒感染引起,主要有鼻病毒、呼吸道合胞病毒、流感病毒、副流感病毒、腺病毒、柯萨奇病毒等,病毒感染的基础上可继发细菌感染,以溶血性链球菌最常见,其次为肺炎球菌、流感嗜血杆菌等。

【护理评估】

(一)健康史

评估患儿有无保暖不当或是否受气候改变和不良环境的影响;是否有维生素 D 缺乏性佝偻病、营养不良、贫血、先天性心脏病等病史;有无居室拥挤、空气污浊、通风不良等情况。

(二)身心状况

病情轻重不一,与年龄、病原体和机体抵抗力不同有关。婴幼儿局部症状不明显而全身症状重,年长儿以局部症状为主而全身症状较轻。

**1. 临床表现**

1)一般类型上呼吸道感染

(1)症状:①局部症状:主要是鼻咽部症状,如流涕、鼻塞、打喷嚏、咽部不适、咽痛干咳等。新生儿和小婴儿可因鼻塞出现张口呼吸或拒乳。②全身症状：发热，烦躁不安、头痛、食欲减退、乏力、全身酸痛等。婴幼儿多有高热，甚至高热惊厥。部分患儿可出现食欲不振、呕吐、腹泻、腹痛等消化道症状，腹痛常为脐周阵发性疼痛，与发热所致的阵发性肠痉挛或肠系膜淋巴结炎有关。

（2）体格检查：可见鼻黏膜和咽部充血、水肿及咽部滤泡，扁桃体充血或有白色斑点状渗出物，颌下淋巴结增大、触痛。肠病毒感染患儿可出现不同形态的皮疹。肺部呼吸音正常。

2）两种特殊类型上呼吸道感染

（1）疱疹性咽峡炎：由柯萨奇 A 组病毒引起，好发于夏秋季。表现为急起高热、咽痛、流涎、厌食、呕吐等。体检可见咽充血，咽腭弓、腭垂、软腭等处有 2～4 mm 大小的疱疹，周围有红晕，疱疹破溃后形成小溃疡。患儿因疼痛而影响吞咽和进食。病程 1 周左右。

（2）咽结膜热：由腺病毒引起，春夏季发病多，可在集体儿童机构中流行。临床以发热、咽炎、结膜炎为特征。病程 1～2 周。

3）流行性感冒　由流感病毒引起，可致大流行。突出表现为严重的感染中毒症状，患儿持续高热、寒战、头痛、乏力、全身肌肉和关节酸痛、呕吐等，可伴惊厥，甚至昏迷、休克等。易继发肺炎、心肌炎等，病程多超过 7 日。

4）并发症　上呼吸道炎症波及邻近器官或向下蔓延可引起中耳炎、鼻窦炎、咽后壁脓肿、颈淋巴结炎、喉炎、支气管炎、肺炎等，其中肺炎是婴幼儿时期最严重的并发症。年长儿若患链球菌性上感可引起急性肾炎、风湿热等疾病。

5）辅助检查　病毒感染者白细胞计数正常或偏低；细菌感染者白细胞计数增高，中性粒细胞计数增高。

**知识链接**　　　　　　　　　急性感染性喉炎

**2. 社会-心理状况**　评估患儿家长是否因患儿不适、担心并发症等，而出现焦虑、紧张等情绪。

**3. 治疗要点**　本病以支持疗法及对症治疗为主，注意预防并发症。抗病毒药物常用利巴韦林，疗程 3～5 日。病毒性结膜炎可用 0.1％阿昔洛韦滴眼。病情较重、有继发细菌感染或发生并发症者，应用抗生素，常用头孢菌素类、青霉素，疗程 3～5 日。如确诊溶血性链球菌感染或既往有肾炎、风湿热病史者，应用青霉素，疗程 10～14 日。

**【常见护理诊断/问题】**

**1. 体温过高**　与上呼吸道感染有关。

**2. 舒适度减弱，头痛、咽痛、鼻塞**　与上呼吸道感染有关。

**3. 潜在并发症**　热性惊厥。

**【护理措施】**

**1. 一般护理** 注意休息,减少活动。保持室内空气清新,但应避免空气对流。在集体儿童机构中,如有上呼吸道感染流行趋势,应早期隔离患儿,接触者应戴口罩。

**2. 饮食护理** 保证患儿摄入充足的水分,给予营养丰富、易消化和富含维生素的清淡饮食,必要时静脉补充营养和水分。鼓励母乳喂养,及时添加辅食,积极防治各种慢性疾病,如佝偻病、营养不良及贫血等,按时预防接种。

**3. 促进舒适** 维持室温在 18~22 ℃,相对湿度在 50%~60%,以减少空气对呼吸道黏膜的刺激。保持口腔清洁,婴幼儿餐后喂少量温开水以清洗口腔,年长儿饭后漱口,口唇避免干燥。及时清除鼻腔及咽喉部分泌物和干痂,保持鼻孔周围清洁,并用凡士林、液体石蜡等涂抹鼻翼部的黏膜及鼻下皮肤,以减轻分泌物的刺激。嘱患儿不可用力擤鼻,防止中耳炎。鼻塞严重时可在清除鼻腔分泌物后用 0.5% 麻黄素液滴鼻,每次 1~2 滴,对因鼻塞而妨碍吸吮的婴幼儿,宜在哺乳前 10~15 min 滴鼻,使鼻腔通畅,保证吸吮。咽部不适时可给予润喉含片或行雾化吸入。

**4. 发热的护理** 每 4 h 测体温一次,并准确记录,如为超高热或有热性惊厥史者须1~2 h 测量一次。给予退热处理后半小时复测体温,并随时观察有无新的症状和体征出现,以防惊厥发生或体温骤降。体温超过 38.5 ℃时遵医嘱给予物理降温或药物降温。

**5. 病情观察** 密切观察病情变化,警惕热性惊厥的发生。如患儿病情加重,体温持续不退,应考虑并发症的可能,需及时报告和处理。如患儿出现耳痛、耳鸣、听力减退、外耳流脓等提示中耳炎;如咳嗽加重、咳脓性痰、体温进一步升高,提示并发下呼吸道感染;如发热、头痛加重伴脓性鼻涕,提示鼻窦炎;如出现眼睑水肿、血尿、血压升高等表现,提示并发肾小球肾炎;如病程中出现皮疹,应区别是否为某种传染病早期征象,以便及时采取措施。

**6. 用药护理** 使用退热剂后应注意多饮水,以防大量出汗引起虚脱;如有虚脱现象,应予保暖,饮热水,严重者给予静脉输液。热性惊厥的患儿使用镇静剂时,应注意观察止惊的效果及药物的不良反应。使用青霉素等抗生素时,应注意观察有无过敏反应发生。

**7. 健康教育**

(1)合理喂养,提倡母乳喂养,及时添加换乳期食物,保证摄入充足的蛋白质及维生素;营养要均衡,纠正挑食、偏食等不良饮食习惯。

(2)加强户外活动,多晒太阳,防止佝偻病的发生。加强体格锻炼,增强体质。

(3)儿童居室应宽敞、整洁、光线好。室内采取湿式清洁法,经常开窗通气,避免在儿童居室内吸烟,保持室内空气新鲜。

(4)气候骤变时,应及时增减衣服,防止受凉及过多出汗。

(5)在上呼吸道感染的高发季节,避免带儿童到人多拥挤的公共场所。如有流行趋势,应注意隔离,并可用食醋熏蒸法消毒居室空气。

# 第三节 急性支气管炎

急性支气管炎是各种致病原因导致的支气管黏膜的急性炎症,由于气管常同时受累,故又称为急性气管支气管炎。

【病因】

病原体为各种病毒、细菌或为两者混合感染。凡能引起上呼吸道感染的病原体均能引起支气管炎,而以病毒为主要病因。环境污染、空气污浊、气候寒冷是发病的诱因,免疫功能失调、特异性体质、营养不良、佝偻病等均为本病的危险因素。

【护理评估】

**1. 健康史** 详细询问发病时间,既往健康状况,有无反复发作以及过敏史。是否有特异性体质,有无免疫功能失调、营养不良、佝偻病、鼻窦炎等病史。

**2. 身心状况**

1)临床表现 起病可急可缓,大多先有上呼吸道感染症状。主要表现为发热和咳嗽。体温高低不一,部分患儿可不发热。咳嗽初为刺激性干咳,以后有痰,经3～5日痰量减少,咳嗽逐渐消失。婴幼儿全身症状较明显,常有发热、纳差、乏力、呕吐、腹胀、腹泻等。体检双肺呼吸音粗糙,或有少许散在的干、湿啰音。啰音的特点是易变,常在体位改变或咳嗽后减少,甚至消失。一般无气促和发绀。

2)辅助检查

(1)血常规:病毒感染者白细胞计数正常或偏低,细菌感染者白细胞计数增高。

(2)胸部 X 线检查:多无异常改变,或有肺纹理增粗,肺门阴影增深。

3)社会-心理状况 评估患儿家长对疾病及相关护理知识的了解程度。

4)治疗要点 主要是控制感染和对症治疗。

(1)控制感染:年幼体弱儿或有发热、痰多而黄,考虑为细菌感染时使用抗生素,如青霉素、头孢菌素类等。

(2)对症治疗:遵医嘱口服止咳糖浆、祛痰剂,一般不用镇咳剂或镇静剂,以免抑制咳嗽反射,影响痰液排出。喘息者可口服平喘药,有烦躁不安时可与镇静剂联合使用。喘息严重时可加用泼尼松。

(3)一般治疗:与上呼吸道感染相同。经常变化体位,多饮水,适当湿化气道,利于呼吸道分泌物咳出。

【常见护理诊断/问题】

**1. 清理呼吸道无效** 与痰液黏稠不易咳出,气道分泌物堆积有关。

**2. 体温过高** 与细菌或病毒感染有关。

**3. 舒适度减弱,咳嗽、胸痛** 与支气管炎症有关。

【护理措施】

**1. 一般护理** 患儿应注意休息,减少活动,避免咳嗽加重。卧床时须经常更换体位,以利于呼吸道分泌物的排出。鼓励患儿多饮水,使痰液稀释易于咳出。给予营养丰富、易消化的饮食,鼓励患儿进食,但应少量多餐,避免因咳嗽导致呕吐。由于患儿发热、咳嗽、痰多且黏稠,剧烈咳嗽时常引起呕吐等,故需保持口腔清洁,以增加舒适感,增进食欲。婴幼儿可在进食后喂适量开水,以清洁口腔;年长儿应在晨起、餐后、睡前漱洗口腔。

**2. 保持呼吸道通畅** 保持室内空气新鲜,温湿度适宜(温度 20 ℃左右,湿度 60%左右),以减少对支气管黏膜的刺激;经常更换患儿体位,拍击背部,指导并鼓励患儿有效咳嗽,以利于痰液排出。痰液黏稠者可给予超声雾化吸入,以湿化气道,消除炎症,促进排痰。必要时用吸引器清除痰液,保持呼吸道通畅。

**3. 发热的护理** 同上呼吸道感染。

**4. 病情观察** 密切观察呼吸变化,若患儿出现呼吸困难、发绀等缺氧症状,应给予氧气吸入,并协助医师积极处理。

**5. 用药护理** 使用抗生素类药物时,注意观察药物疗效和不良反应。口服止咳糖浆后不要立即喝水,以使药物更好地发挥疗效。

**6. 健康教育** 加强营养,多开展户外活动,进行体格锻炼,增强机体对气候变化的适应能力。积极预防佝偻病、营养不良、贫血和各种传染病,按时预防接种,增强机体抵抗力。

# 第四节 肺 炎

**案例导入**

患儿,女,10 个月,因发热、咳嗽 3 日,气促 1 日入院。

患儿 3 日前受凉后出现发热、咳嗽,体温波动范围在 38.5～39.2 ℃,咳嗽呈阵发性,为刺激性干咳,在社区医院诊断为"支气管炎",给予抗生素和退热处理。近 1 日来咳嗽加重,伴有喘憋,咳嗽有痰。

体格检查:体温 39.2 ℃,脉搏 160 次/分,呼吸 60 次/分。精神差,口周青紫,鼻翼扇动,有轻度的三凹征。心音低钝,双肺可闻及明显的中、细湿啰音。

工作任务:

1. 如何对患儿进行护理评估?

2. 目前该患儿主要的护理诊断/问题是什么? 如何进行护理?

肺炎系指不同病原体或其他因素(如吸入羊水、过敏反应)所致的肺部炎症。临床上以发热、咳嗽、气促、呼吸困难和肺部固定湿啰音为主要表现。严重者可出现循环、神经、消化系统的相应症状。肺炎是婴幼儿时期的常见病,一年四季均可发生,以冬春季及气候骤变时多见。本病不仅发病率高,死亡率也高,据联合国儿童基金会统计,全世界每年约有 350 万左右 5 岁以下儿童死于肺炎,占 5 岁以下儿童总死亡率的 28%;占我国住院儿童死因的第一位。肺炎是我国儿童保健重点防治的"四病"之一。

【分类】

目前儿童肺炎的分类尚未统一,常用分类方法包括以下几种。

**1. 病理分类** 支气管肺炎、大叶性肺炎、间质性肺炎等。儿童以支气管肺炎多见。

**2. 病因分类** 感染性肺炎如病毒性肺炎、细菌性肺炎、支原体肺炎、衣原体肺炎、真菌性肺炎、原虫性肺炎等;非感染性肺炎如吸入性肺炎、坠积性肺炎等。

**3. 病程分类** 急性肺炎(病程＜1 个月)、迁延性肺炎(病程 1～3 个月)、慢性肺炎(病程＞3 个月)。

**4. 病情分类** 轻症肺炎(主要为呼吸系统表现,无全身中毒症状)、重症肺炎(除呼吸系统受累外,其他系统也受累,且全身中毒症状明显)。

**5. 临床表现典型与否分类** 典型肺炎、非典型肺炎。

**6. 肺炎发生地区分类** 社区获得性肺炎,指无明显免疫抑制的患儿在院外或住院48 h 内发生的肺炎;院内获得性肺炎,指住院48 h 内发生的肺炎。

本节重点讨论支气管肺炎。

【病因】

引起肺炎的主要病原体为病毒和细菌。病毒以呼吸道合胞病毒最常见,其次为腺病毒、流感病毒等;细菌以肺炎链球菌多见,其他有葡萄球菌、革兰阴性杆菌等。近年来,肺炎支原体、衣原体及流感嗜血杆菌肺炎逐渐增多。发达国家儿童肺炎以病毒感染多见,发展中国家儿童肺炎以细菌感染为主。

低出生体重、营养不良、维生素 D 缺乏性佝偻病、先天性心脏病的患儿易患本病,且病情严重,容易迁延不愈,病死率也较高。

居室拥挤、通风不良、空气污浊、阳光不足、冷暖失调等可使机体抵抗力下降,易患肺炎。

【病理生理】

病原体多由呼吸道入侵,也可经血行入肺,引起支气管、肺泡、肺间质炎症,支气管因黏膜水肿而管腔变窄,肺泡壁因充血水肿而增厚,肺泡腔内充满炎症渗出物,影响了通气和气体交换;同时由于儿童呼吸系统的特点,当炎症进一步加重时,可使支气管管腔更加狭窄、甚至阻塞,造成通气和换气功能障碍,导致低氧血症及高碳酸血症。为代偿缺氧,患儿呼吸与心率加快,出现鼻翼扇动和三凹征,严重时可产生呼吸衰竭。由于病原体毒素的作用,重症常伴有毒血症,引起不同程度的感染中毒症状。缺氧、二氧化碳潴留及毒血症可导致循环系统、消化系统、神经系统的一系列症状,以及水、电解质和酸碱平衡失调。

**1. 循环系统** 病原体和毒素侵袭心肌,可引起心肌炎;缺氧使肺小动脉反射性收缩,肺循环压力增高,形成肺动脉高压,使右心负担加重。肺动脉高压和中毒性心肌炎是诱发心力衰竭的主要原因。重症患儿常出现循环障碍、休克,甚至弥散性血管内凝血(DIC)。

**2. 神经系统** 缺氧和二氧化碳潴留及病原体毒素可致脑毛细血管扩张,通透性增强,引起脑水肿而使颅内压增高,还可引起中毒性脑病,严重脑水肿使呼吸中枢受到抑制而发生中枢性呼吸衰竭。

**3. 消化系统** 低氧血症和病原体毒素作用使胃肠道功能发生紊乱,出现厌食、呕吐及腹泻症状,严重者可引起中毒性肠麻痹和消化道出血。

**4. 水、电解质和酸碱平衡失调** 肺炎患儿因为严重缺氧,体内需氧代谢障碍,酸性代谢产物增加,加上高热、吐泻、进食少,常有脱水和代谢性酸中毒;而二氧化碳潴留,$H_2CO_2$ 增加,又可导致呼吸性酸中毒;重症肺炎常出现不同程度的混合性酸中毒。缺氧和二氧化碳潴留引起肾血管痉挛致水钠潴留,重症者可导致稀释性低钠血症。

【护理评估】

(一)健康史

详细询问病史,了解患儿有无反复上呼吸道感染及支气管炎病史;病前有无麻疹、百日咳等急性传染病史;有无发热、咳嗽、气促、发绀等症状;有无营养不良、缺铁性贫血、先天性心脏病、佝偻病等病史；患儿生长发育是否正常及家庭成员是否有呼吸道疾病史。

（二）身心状况

**1. 临床表现**

1) 轻症肺炎 以呼吸系统症状为主，大多起病较急。主要表现为发热、咳嗽和气促。

（1）发热：热型不定，多为不规则热，新生儿或重度营养不良儿可不发热，甚至体温不升。

（2）咳嗽：较频，早期为刺激性干咳，以后有痰，新生儿则表现为口吐白沫、呛奶。

（3）气促：多发生在发热、咳嗽之后，呼吸频率加快，每分钟可达 40～80 次，可有鼻翼扇动、点头呼吸、三凹征、唇周发绀。

（4）肺部啰音：早期不明显可仅有呼吸音增粗，以后可听到较固定的中、细湿啰音，以背部两肺下方脊柱旁较多，吸气末更为明显。新生儿、小婴儿肺部体征可不明显。

2) 重症肺炎 常有全身中毒症状及循环、神经、消化系统受累的临床表现。

（1）循环系统：常见心肌炎、心力衰竭及微循环障碍。心肌炎表现为面色苍白、心动过速、心音低钝、心律不齐、心电图 ST 段下移和 T 波低平、倒置；心力衰竭主要表现为：①呼吸突然加快，大于 60 次/分。②极度烦躁不安，明显发绀，面色苍白或发灰。③心率突然增快，大于 180 次/分，心音低钝，有奔马律。④肝脏迅速增大。⑤尿少或无尿，颜面或下肢水肿等。

（2）神经系统：表现为烦躁或嗜睡，脑水肿时出现意识障碍、反复惊厥、前囟膨隆、脑膜刺激征等。

（3）消化系统：常有纳差、腹胀、呕吐、腹泻等；重症可引起中毒性肠麻痹和消化道出血，表现为严重腹胀、肠鸣音消失、便血等。

（4）弥散性血管内凝血：表现为血压下降，四肢冰凉，脉细数，皮肤黏膜及胃肠道出血等。

3) 并发症 若延误诊断或病原体致病力强，可引起脓胸、脓气胸、肺大泡等并发症，多表现为体温持续不退，或退而复升，中毒症状或呼吸困难突然加重。

**2. 辅助检查**

1) 病原学检查 取鼻咽拭子或气管分泌物标本可做病毒分离和鉴别；取痰液、气管吸出物、胸腔积液、脓液及血液等做细菌培养，可明确病原菌；肺炎支原体、沙眼衣原体、真菌等可通过特殊分离培养获得相应病原诊断；病原特异性抗原检测和病原特异性抗体检测有助于早期诊断。

2) 外周血检查

（1）血细胞检查：病毒性肺炎白细胞总数大多正常或降低，有时可见异型淋巴细胞；细菌性肺炎白细胞总数及中性粒细胞常增高，并有核左移，胞质中可见中毒颗粒。

（2）C 反应蛋白（CRP）：细菌感染时，血清 CRP 浓度升高，而非细菌感染时则升高不明显。

3) 胸部 X 线检查 支气管肺炎早期肺纹理增粗，以后出现大小不等的斑片状阴影，可融合成片，以双肺下野、中内带多见，可伴有肺不张或肺气肿。

**3. 心理-社会状况** 评估患儿是否因发热、缺氧等不适及环境陌生产生焦虑和恐惧，是否有哭闹、烦躁不安、易怒及不合作等表现。评估家长的心理状态,患儿家长是否有因患儿住院时间长、知识缺乏等而产生焦虑、自责、抱怨等情绪。了解患儿家长对疾病的病因和防护知识的了解程度,家庭环境及家庭经济情况,患儿既往有无住院的经历。

**4. 治疗要点** 采取综合措施,积极控制感染,改善通气功能,对症治疗,防治并发症。

1)控制感染 根据不同病原体选用敏感抗生素积极控制感染。用药原则:早期、联合、足量、足疗程,选用渗入下呼吸道浓度高的药物,重症宜静脉给药。如疑为肺炎链球菌肺炎,首选青霉素;疑为葡萄球菌肺炎选用苯唑西林或氯唑西林,备选第 1 代、第 2 代头孢菌素;支原体肺炎首选大环内酯类抗生素如红霉素、罗红霉素等。用药时间应持续至体温正常后 5～7 日,临床症状、体征消失后 3 日。支原体肺炎至少用药 2 周,以免复发。葡萄球菌肺炎疗程宜长,一般于体温正常后继续用药 2 周,总疗程 6 周。

病毒感染者,可选用利巴韦林、干扰素等抗病毒药物,中药治疗有一定疗效。

2)对症治疗 止咳、平喘,纠正水、电解质与酸碱平衡紊乱,改善低氧血症。

3)肾上腺皮质激素的应用 若中毒症状明显或严重喘憋、脑水肿、中毒性脑病、感染性休克、呼吸衰竭等,可应用肾上腺皮质激素,常用地塞米松,疗程 3～5 日。

4)并发症的治疗 对并发脓胸、脓气胸者应及时进行穿刺引流。发生感染性休克、心力衰竭、中毒性肠麻痹、脑水肿等,应及时处理。

【常见护理诊断/问题】

**1. 气体交换受损** 与肺部炎症有关。

**2. 清理呼吸道无效** 与呼吸道分泌物过多、黏稠,患儿体弱、无力排痰有关。

**3. 体温过高** 与肺部感染有关。

**4. 营养失调:低于机体需要量** 与摄入不足、消耗增加有关。

**5. 潜在并发症** 心力衰竭、中毒性脑病、中毒性肠麻痹等。

【护理目标】

(1)患儿气促、发绀症状逐渐改善以致消失,呼吸平稳。

(2)患儿能有效地咳出痰液,呼吸道通畅。

(3)患儿体温恢复正常。

(4)患儿住院期间能得到充足的营养。

(5)患儿未发生并发症或发生时得到及时发现和处理。

【护理措施】

**1. 改善呼吸功能**

(1)环境与休息。保持室内空气新鲜,室温 18～20 ℃,湿度 60%。嘱患儿卧床休息,减少活动。被褥要轻软、内衣要宽松,以免影响呼吸;勤换尿布,保持皮肤清洁,让患儿感觉舒适,以利于休息。各种治疗及护理操作尽量集中进行,尽量使患儿安静,以减少机体的耗氧量。

(2)给氧。有烦躁、呼吸困难、喘憋、发绀等缺氧表现应立即给氧。一般用鼻前庭导管给氧,氧流量为 0.5～1 L/min,氧浓度不超过 40%;缺氧明显者宜用面罩给氧,氧流量为 2～4 L/min,氧浓度为 50%～60%。若出现呼吸衰竭,则使用人工呼吸器。给氧过程中应经常检查导管是否通畅,患儿缺氧症状是否得到改善,发现异常及时处理。

（3）遵医嘱给予抗感染治疗，促进气体交换。

**2. 保持呼吸道通畅** 及时清除口鼻分泌物；经常变换体位，以减轻肺部淤血，促进炎症吸收。根据病情采取合适的体位，以利于肺的扩张及呼吸道分泌物的排出。指导患儿进行有效咳嗽，排痰前协助患儿更换体位，帮助清除呼吸道分泌物。痰液黏稠不易咳出者可遵医嘱给予超声雾化吸入或口服祛痰剂。必要时给予吸痰，吸痰时患儿多因刺激而咳嗽、烦躁，吸痰后宜立即给氧。吸痰不能过频，否则可刺激黏液产生过多。

**3. 饮食护理** 宜给予高热量、高蛋白、高维生素、易消化的流质或半流质饮食。少量多餐，避免过饱影响呼吸。喂哺时要耐心，每次喂哺时必须抱起患儿或抬高患儿头部，防止发生呛咳。鼓励患儿多饮水以湿化气道，有利于痰液排出。重症不能进食时，给予静脉输液，输液时应严格控制输液量及速度，最好使用输液泵，保持均匀滴入。对重症患儿应准确记录 24 h 出入量。

**4. 对症护理**

1）维持正常体温 密切监测体温变化，体温过高应给予降温措施，体温过低应注意保暖。

2）缓解腹胀 腹胀明显伴低钾者，及时补钾；中毒性肠麻痹者先用腹部热敷、肛管排气等方法处理，无效时可遵照医嘱予以禁食、胃肠减压，皮下或足三里穴位注射新斯的明等。

**5. 密切观察病情**

（1）注意观察患儿神志、面色、呼吸、心率等变化。当患儿出现心力衰竭表现时，应及时报告医师，立即给予吸氧，同时减慢输液速度，准备强心剂、利尿剂和镇静剂，做好抢救准备。若患儿出现呼吸困难，咳嗽加重，咳粉红色泡沫样痰则为肺水肿的表现，应给予 20%～30% 经乙醇湿化的氧气吸入，间歇吸入，每次吸入时间不宜超过 20 min。

（2）若患儿病情突然加重，体温持续不降或降而复升，呼吸困难和咳嗽加重，面色发绀、烦躁不安，患侧呼吸运动受限，应考虑并发了脓胸或脓气胸，及时报告医师，应立即配合做好胸腔穿刺或胸腔闭式引流的准备，并做好术后护理。

（3）密切观察意识、瞳孔及肌张力变化，若患儿出现烦躁或嗜睡、惊厥、昏迷、呼吸不规则、肌张力增高等颅内高压表现时，应立即报告医师，并做好抢救准备。

（4）观察有无腹胀，肠鸣音是否减弱或消失，是否有呕血便血等中毒性肠麻痹及消化道出血的表现。

**6. 健康教育** 向患儿家长讲解疾病的有关知识和护理要点，指导家长合理喂养，加强体格锻炼，以改善儿童呼吸功能；易患呼吸道感染的患儿在寒冷季节外出时，应注意保暖，避免着凉；定期健康检查，按时预防接种；有营养不良、佝偻病、贫血及先天性心脏病的患儿应积极治疗，增强抵抗力，减少呼吸道感染的发生。

---

**课堂互动：**

小儿，1.5 岁，已确诊为肺炎，现有明显的缺氧症状，现使用面罩给氧，应给予吸入的氧流量和氧浓度为（　　）。

A. 1 L/min,30%

B. 2 L/min,25%

C. 2 L/min,30%

D. 3 L/min,40%

E. 3 L/min,50%

**【护理评价】**

评价患儿是否有效地咳出痰液,呼吸道是否通畅;气促、发绀症状是否得以逐渐改善以致消失,呼吸平稳;住院期间体温及其他生命体征是否恢复正常;能否得到充足的营养。

**【几种不同病原体所致肺炎的特点】**

**1. 呼吸道合胞病毒肺炎** 由呼吸道合胞病毒感染所致,是最常见的病毒性肺炎。多见于婴幼儿,尤以 1 岁内婴儿多见。轻者发热及呼吸困难症状不重,重者有明显的呼吸困难、喘憋、口周发绀、鼻翼扇动、三凹征及不同程度发热。肺部听诊多有中、细湿啰音。X 线表现两肺可见小点片状、斑片状阴影,部分患儿有不同程度肺气肿。白细胞计数大多正常。

**2. 腺病毒肺炎** 由腺病毒感染引起,多见于 6 个月至 2 岁的婴幼儿,冬春季多发,病死率较高。起病急骤,呈稽留高热,全身中毒症状明显,咳嗽较剧,可出现喘憋、呼吸困难、发绀等。肺部体征出现较晚,常在发热 3 日后出现湿啰音,病变融合后可有肺实变体征。胸部 X 线改变较肺部体征为早,可见大小不等的片状阴影或融合成大病灶,并多见肺气肿,病灶吸收较缓慢,需数周至数月。

**3. 金黄色葡萄球菌肺炎** 多见于新生儿及婴幼儿。临床起病急,病情重,进展迅速;多呈弛张高热,婴儿可呈稽留热;中毒症状明显、面色苍白、咳嗽、呻吟、呼吸困难,皮肤常见一过性猩红热样或荨麻疹样皮疹,有时可找到化脓灶,如疖肿等。肺部体征出现较早,双肺可闻及中、细湿啰音,易并发脓胸、脓气胸等,可合并循环、神经及胃肠功能障碍。胸部 X 线常见浸润阴影,易变性是其特征。血白细胞计数明显增高,中性粒细胞增高,有核左移并有中毒颗粒。

**4. 流感嗜血杆菌肺炎** 由流感嗜血杆菌引起。近年来,由于广泛使用广谱抗生素和免疫抑制剂,加上院内感染等因素,流感嗜血杆菌感染有上升趋势。多见于<4 岁的儿童,常并发于流感病毒或葡萄球菌感染者。临床起病较缓,病情较重,全身中毒症状明显,有发热、痉挛性咳嗽、呼吸困难、鼻翼扇动、三凹征、发绀等。体检肺部有湿啰音或肺实变体征。易并发脓胸、脑膜炎、败血症、心包炎、中耳炎等。胸部 X 线表现多种多样,可表现为支气管肺炎征象或大叶性肺炎阴影,常伴胸腔积液。血白细胞计数明显增高。

**5. 肺炎支原体肺炎** 由肺炎支原体引起,全年均可发生,各年龄段的儿童均可发病。以刺激性咳嗽为突出表现,有的酷似百日咳样咳嗽,咳出黏稠痰,甚至带血丝;常有发热,热程1～3周。年长儿可伴有咽痛、肌肉痛等症状,肺部体征不明显,常仅有呼吸音粗糙,少数闻及干、湿啰音。婴幼儿起病急,呼吸困难、喘憋和双肺哮鸣音较突出。部分患儿出现全身多系统的临床表现,如心肌炎、心包炎、溶血性贫血、脑膜炎等。胸部 X 线检查可分为 4 种改变:①肺门阴影增浓为突出表现。②支气管肺炎改变。③间质性肺炎改变。④均一的片状影。

**6. 衣原体肺炎由衣原体引起** ①沙眼衣原体肺炎:多见于 6 个月以下的婴儿,可于产时或产后感染,起病缓,先有鼻塞、流涕,后出现气促、频繁咳嗽,有的酷似百日咳样阵咳,但无回声,偶有呼吸暂停或呼气喘鸣,一般无发热。可同时患有结膜炎或有结膜炎病史。胸部 X 线呈弥漫性间质性改变和过度充气。②肺炎衣原体肺炎:多见于 5 岁以上儿童,多为轻症,无特异性临床表现。早期为上呼吸道感染症状,1～2 周后上呼吸道感染症状逐渐消退,而咳嗽逐渐加重,可持续1～2个月。两肺可闻及干、湿啰音。胸部 X 线可见肺炎病灶,多为单侧肺下叶浸润,少数呈广泛单侧或双侧浸润。

# 第五节 支气管哮喘

支气管哮喘简称哮喘,是由嗜酸性粒细胞、肥大细胞和 T 淋巴细胞等多种细胞参与的气道慢性炎症性疾病,具有气道高反应性特征。临床表现为反复发作的喘息、咳嗽、气促、胸闷等症状,常在夜间和(或)清晨发作或加剧,多数患儿可自行缓解或治疗后缓解。儿童哮喘若不及时诊治,随着病程的延长,可引起气道不可逆性狭窄和气道重塑。因此,早期防治非常重要。

【病因】

哮喘的病因目前尚未完全清楚,与遗传和环境因素有关。哮喘大多为多基因遗传病,患儿常有特异性体质,多数患儿有湿疹、过敏性鼻炎、食物或药物过敏史,不少患儿有家族史。但是,哮喘的形成和反复发作又与环境因素有密切的关系,常见的诱因有感染、食物、药物、吸入过敏原、气候变化等。

【发病机制】

哮喘的发病机制复杂,主要为慢性气道炎症、气流受限及气道高反应性。气道的慢性炎症是哮喘的本质,以肥大细胞的激活、嗜酸性粒细胞与活化 T 淋巴细胞浸润、许多炎症介质产生为特点。哮喘发作时有 4 种原因致气流受限,即急性支气管痉挛、管壁炎症性肿胀、慢性黏液栓形成和气道壁重塑。

气道高反应是哮喘的基本特征之一,指气道对多种刺激因素,如过敏原、理化因素、运动和药物等呈现高度敏感状态,在一定程度上反映了气道炎症的严重性。气道炎症通过气道上皮损伤、细胞因子和炎症介质的作用引起气道高反应。

【护理评估】

(一)健康史

详细询问患儿有无湿疹、有无食物或药物过敏史,既往有无类似发作史,家庭中有无类似疾病。近期是否患上呼吸道感染,近期儿童的情绪、饮食、休息情况等。

(二)身心状况

**1. 临床表现** 本病以咳嗽、胸闷、喘息和呼吸困难为典型症状,呈阵发性发作,以夜间和清晨明显。发作前常有刺激性干咳、打喷嚏、流涕、胸闷等症状,随后出现咳嗽、喘息,接着咳大量白色黏痰,伴有呼气性呼吸困难和喘鸣声。体检可见胸廓饱满,叩诊呈鼓音,听诊双肺满布哮鸣音。重症患儿呈端坐呼吸,烦躁不安,大汗淋漓,面色青灰。发作间歇期可无任何症状和体征。

哮喘发作常可自行或用平喘药物后缓解。若哮喘严重发作,经合理用药后仍有严重或进行性呼吸困难者,称作哮喘持续状态(哮喘危重状态)。随着病情变化,患儿由呼吸严重困难的挣扎状态转为软弱无力,甚至死于急性呼吸衰竭。病程长者,常伴营养障碍和生长发育落后。

儿童慢性或反复咳嗽有时可能是支气管哮喘的唯一症状,即咳嗽变异性哮喘,常在夜间和清晨发作,运动可使咳嗽加重。

**2. 诊断标准**

1)儿童哮喘诊断标准　中华医学会儿科分会呼吸学组 2016 年修订的儿童哮喘诊断标准如下：

(1)反复发作喘息、咳嗽、气促、胸闷,多与接触变应原、冷空气,物理、化学性刺激,呼吸道感染、运动,以及过度通气(如大笑和哭闹)等有关,常在夜间和(或)凌晨发作或加剧。

(2)发作时双肺可闻及散在或弥漫性,以呼气相为主的哮鸣音,呼气相延长。

(3)上述症状和体征经抗哮喘治疗有效,或自行缓解。

(4)除外其他疾病所引起的喘息、咳嗽、气促和胸闷。

(5)临床表现不典型(如无明显喘息或哮鸣音)者,应至少具备以下 1 项：

①证实存在可逆性气流受限:a.支气管舒张试验阳性:吸入速效 $\beta_2$ 受体激动剂(如沙丁胺醇压力定量气雾剂 200~400 $\mu g$)后 15 min 第一秒用力呼气量($FEV_1$)增加不少于 12%。b.抗感染治疗后肺通气功能改善:给予吸入糖皮质激素和(或)抗白三烯药物治疗 4~8 周,$FEV_1$ 增加不少于 12%。

②支气管激发试验阳性。

③最大呼气峰流速(PEF)日间变异率(连续监测 2 周)≥13%。

符合上述第(1)~(4)条或第(4)(5)条者,可诊断为哮喘。

2)咳嗽变异性哮喘　咳嗽变异性哮喘是儿童慢性咳嗽常见的原因之一,以咳嗽为唯一或主要表现,不伴有明显喘息。诊断依据如下：

(1)持续咳嗽>4 周,常在运动、夜间和(或)凌晨发作或加重,以干咳为主,不伴有喘息。

(2)临床上无感染征象,或经较长时间抗生素治疗无效。

(3)抗哮喘药物诊断性治疗有效。

(4)排除其他原因引起的慢性咳嗽。

(5)支气管激发试验阳性和(或)PEF 日间变异率(连续监测 2 周)≥13%。

(6)个人或一、二级亲属特应性疾病史,或变应原检测阳性。

以上第(1)~(4)项为诊断基本条件,第(5)(6)条可作为辅助诊断手段。

**3. 辅助检查**

1)外周血检查　嗜酸性粒细胞增高(>$300 \times 10^6$/L)。

2)X 线检查　肺透亮度增加呈过度充气状态,肺纹理可增多;并发支气管肺炎时,可见沿支气管分布的小片状阴影。

**4. 心理-社会状况**　本病呈慢性反复发作,发作时有明显呼吸困难,常使患儿及其家长产生焦虑、恐惧心理。应评估患儿的心理状态和情绪状况;评估家长对哮喘及护理知识的了解程度;评估患儿家庭经济状况及社区卫生保健情况等。

**5. 治疗要点**

1)治疗原则　哮喘控制治疗应尽早开始。要坚持长期、持续、规范、个体化的治疗原则。急性发作期:重点是抗感染、平喘,以便快速缓解症状。慢性持续期和临床缓解期:防止症状加重和预防复发。注重药物治疗与非药物治疗相结合,应重视哮喘防治教育,重视避免接触变应原,患儿心理问题的处理、生命质量的提高,药物经济学等方面在哮喘长期管理中的作用。

**知识链接** - - - - - - - - - - - - - - - - - 哮喘的临床分期 - - - - - - - - - - - - - - - - - -

2）治疗目标 ①消除或控制症状。②维持正常活动，包括运动能力。③使肺功能水平尽量接近正常。④预防哮喘急性发作。⑤避免因哮喘药物治疗导致的不良反应。⑥预防哮喘导致的死亡。

3）治疗措施

（1）去除病因：避免接触过敏原，去除各种诱发因素，积极治疗和清除感染病灶。

（2）急性发作期治疗：治疗的重点是快速缓解支气管痉挛、改善呼吸困难。常用吸入性速效 $\beta_2$ 受体激动剂（如沙丁胺醇），使用压力定量气雾剂经储雾罐给药（单剂给药，连用 3 剂）或使用雾化吸入方法给药。糖皮质激素是最有效的抗炎药物，病情较重的病例应全身用药。疑伴呼吸道细菌感染时，可同时选用适当的抗生素。

（3）哮喘慢性持续期治疗：局部吸入型糖皮质激素是目前控制哮喘最有效的首选药物。目前常用的吸入性糖皮质激素主要有丙酸倍氯米松、布地奈德和丙酸氟替卡松。

（4）哮喘持续状态的处理：吸氧、补液、纠正酸中毒。早期、较大剂量全身应用糖皮质激素静脉滴注。亦可静脉滴注氨茶碱、吸入 $\beta_2$ 受体激动剂、皮下注射肾上腺素，以缓解支气管痉挛。严重的持续性呼吸困难者可给予机械通气。

（5）预防复发：避免接触过敏原，积极治疗和清除感染灶，去除各种诱因。吸入维持量糖皮质激素，控制气道反应性炎症，是预防复发的关键。此外可采取脱敏疗法、应用色甘酸钠等。

【常见护理诊断/问题】

**1. 低效性呼吸型态** 与支气管痉挛、气道阻力增加有关。

**2. 清理呼吸道无效** 与呼吸道分泌物黏稠、体弱无力排痰有关。

**3. 焦虑** 与哮喘反复发作有关。

**4. 知识缺乏** 缺乏有关哮喘的防护知识。

【护理措施】

慢性持续期主要是教育患儿及其家长掌握哮喘的基本防治知识，提高用药的依从性，避免各种诱因，巩固治疗效果。急性期的护理措施如下：

**1. 环境与休息** 保持病室空气清新，温湿度适宜，避免有害气体及强光的刺激。给患儿提供一个安静、舒适的环境以利于休息，护理操作应尽可能集中进行。协助患儿的日常生活，指导患儿活动，根据病情，逐渐增加活动量，尽量避免情绪激动。患儿活动前后，监测其呼吸和心率情况，若活动时出现气促、心率加快应休息并持续给氧。给予营养丰富、易于消化的饮食，不要食用刺激性食物、海鲜和喝冷饮等，以免诱发哮喘。

**2. 保持气道通畅,缓解呼吸困难**

(1)患儿取坐位或半卧位,给予鼻导管或面罩吸氧,氧浓度以 40% 为宜,注意调整氧流量,保持 $PaO_2$ 在 9.3～12.0 kPa(70～90 mmHg),定时进行血气分析。

(2)遵医嘱给予支气管扩张剂和肾上腺皮质激素,并评价其效果,观察不良反应。

(3)保证患儿摄入足够的水分,以降低分泌物的黏稠度,防止痰栓形成。

(4)给予雾化吸入,胸背部叩击、震颤,以促进分泌物的排出,病情许可的情况下进行体位引流;对痰液多而无力咳出者,及时吸痰。

(5)有感染者,遵医嘱给予抗生素。

(6)教会并鼓励患儿做深而慢的呼吸运动。

**3. 心理护理** 哮喘发作时,守护并安抚患儿,鼓励患儿将不适及时告诉医护人员,尽量满足患儿合理的要求。向患儿家长解释哮喘的诱因、治疗过程及预后,指导他们以正确的态度对待患儿,并发挥患儿的主观能动性。允许患儿及其家长表达感情。

**4. 密切观察病情变化** 注意呼吸困难的表现及病情变化,若出现意识障碍、呼吸衰竭等及时给予机械通气。监测生命体征,若患儿出现大汗淋漓、心率增快、血压下降、发绀、呼吸音减弱等表现,及时报告医师并共同抢救。

**5. 用药护理** 注意用药过程中患儿情况的观察,防止出现药物的不良反应。用药过程中避免接触过敏原,积极治疗和清除感染灶,去除各种诱因。指导正确的吸入方法(表8-3),吸入给药后应及时给患儿漱口,以减少药物不良反应。

表 8-3　吸入装置的选择和使用要点

| 吸入装置 | 吸入年龄 | 吸入方法 | 注意点 |
| --- | --- | --- | --- |
| 压力定量气雾剂(pMDI) | >6 岁 | 在按压气雾剂前或同时缓慢地深吸气(30 L/min),随后屏气 5～10 s | 吸入糖皮质激素后必须漱口 |
| pMDI 加储物罐 | 各年龄 | 缓慢地深吸气或缓慢呼吸 | 同上,尽量选用抗静电的储物罐,<4 岁者加面罩 |
| 干粉吸入剂(DPI) | >5 岁 | 快速深吸气(理想流速为 60 L/min) | 吸入糖皮质激素后必须漱口 |
| 雾化器 | 各年龄 | 缓慢呼吸伴间隙深吸气 | 选用合适的口器(面罩);如用氧气驱动,流量 ≥ 6 L/min;普通超声雾化器不适用于哮喘治疗 |

**6. 健康教育**

1)指导呼吸运动,以增强呼吸肌的功能　在执行呼吸运动前,应先清除呼吸道分泌物。①腹部呼吸运动方法:平躺,双手平放在身体两侧,膝弯曲,脚平放;用鼻连续吸气并放松上腹部,但胸部不扩张;缩紧双唇,慢慢吐气直到吐完;重复以上动作 10 次。②向前弯曲运动方法:坐在椅上,背伸直,头向前向下低至膝部,使腹肌收缩;慢慢上升躯干并由鼻吸气,扩张上腹部;胸部保持直立不动,由口将气慢慢吹出。③胸部扩张运动:坐在椅上,将手掌放在左右两侧最下肋骨上;吸气,扩张下肋骨,然后由口吐气,收缩上胸部和下胸部;用手掌下压肋骨,可将肺底部的空气排出;重复以上动作 10 次。

2)介绍防病知识及用药方法 ①协助患儿及其家长确认诱发哮喘发作的原因,寻找过敏原,避免接触可能的过敏原,去除各种诱因(如避免呼吸道感染、避免寒冷刺激、避免食入鱼虾、避免情绪激动等)。②指导合理营养,多参加户外活动,多晒太阳,增强体质,预防呼吸道感染。③教会患儿及其家长识别哮喘发作的早期征象、发作表现及掌握适当的处理方法。④教会患儿及其家长正确选用长期预防与快速缓解的药物,学会正确、安全用药,掌握不良反应的预防和处理方法。⑤提供出院后所用药物的相关资料(如药名、剂量、用法、疗效及不良反应等)。⑥告知必要时应及时就医,以预防哮喘严重发作。

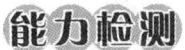

**思考题**

1. 如何对支气管哮喘患儿进行健康教育?
2. 儿童为什么容易患呼吸系统疾病?

在线答题

(蒋祥林)

# 第九章
# 循环系统疾病患儿的护理

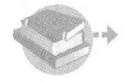 **学习目标**

1. **掌握**：先天性心脏病、病毒性心肌炎、充血性心力衰竭的护理评估、护理措施。
2. **熟悉**：先天性心脏病分类、辅助检查特点。
3. **了解**：正常胎儿血液循环及出生后血液循环的改变，儿童心率、血压特点。

## 第一节　小儿循环系统解剖生理特点

### 一、胎儿血液循环和出生后的改变

#### （一）正常胎儿血液循环

胎儿期的营养与气体交换是通过脐血管和胎盘与母体之间以弥漫的方式进行的。来自胎盘的动脉血经脐静脉进入胎儿体内，在肝脏的下缘，约50％的血液入肝与门静脉血流汇合，另一部分经静脉导管进入下腔静脉，与来自下半身的静脉血混合后，共同流入右心房。来自下腔静脉的混合血液进入右心房后，由于下腔静脉瓣的阻隔，约1/3血量经卵圆孔流入左心房，再经左心室流入升主动脉，主要供应心脏、脑及上肢；其余的流入右心室。从上腔静脉回流的、来自上半身的静脉血，进入右心房后，绝大部分流入右心室，与来自下腔静脉的血液一起进入肺动脉。由于胎儿肺脏无呼吸功能，处于压缩状态，肺血管的阻力高，故肺动脉的血只有少量流入肺，大部分经动脉导管与来自升主动脉的血汇合后进入降主动脉，供应腹腔脏器及下肢，然后经脐动脉回流至胎盘，再次进行营养和气体交换（图9-1）。

综上所述胎儿期的血液循环特点如下：
（1）胎儿期营养与气体的交换是通过胎盘和脐血管来完成的。
（2）只有体循环，几乎没有肺循环。

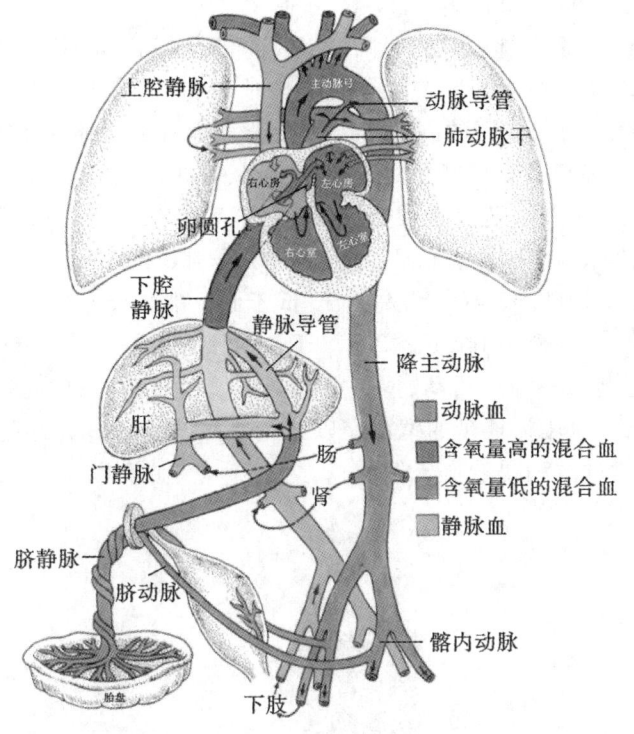

图 9-1 胎儿血液循环示意图

扫码看彩图

（3）胎儿体内大部分是混合血液。

（4）静脉导管、卵圆孔和动脉导管是胎儿期血液循环的特殊通路。

（5）胎儿期肝脏的血氧含量最高，心、脑和上肢次之，而下半身的血氧含量最低。

### （二）出生后血液循环的改变

出生后血液循环的主要改变是胎盘血液循环停止而肺循环建立，血液气体交换由胎盘转移至肺。出生后由于脐带结扎，胎盘血液循环停止，脐血管失用，6～8 周完全闭锁，形成韧带。由于脐血管结扎，呼吸建立，肺泡扩张，肺循环的压力降低，肺血流量明显增多，从右心室经肺动脉流入肺的血液增多，回流到左心房的血液也增多，左心房压力增高，当左心房压力高于右心房时，卵圆孔先在功能上闭合，大多出生后 5～7 个月时形成解剖上的关闭。由于肺循环的压力降低，体循环的压力升高，流经动脉导管的血流逐渐减少，最后停止，动脉导管形成功能上的关闭，大约 80% 婴儿出生后 3～4 个月，95% 婴儿出生后 1 年内形成解剖上的关闭。

## 二、正常儿童心脏、心率、血压的特点

**1. 心脏大小与位置** 儿童的心脏相对比成人大，新生儿和 2 岁以下婴幼儿的心脏多呈横位，心尖搏动位于左侧第 4 肋间、锁骨中线外侧，随着年龄的增长，心脏逐渐由横位转为左前斜位，3～7 岁心尖搏动位于左侧第 5 肋间、锁骨中线处，7 岁以后心尖搏动的位置逐渐移到左侧第 5 肋间隙锁骨中线内 0.5～1 cm。

**2. 心率** 儿童新陈代谢旺盛，同时交感神经兴奋性较高，故年龄越小，心率越快。新

生儿平均每分钟心率为120～140次,婴儿110～130次,2～3岁100～120次,4～7岁80～100次,8～14岁70～90次。进食、活动、哭闹、发热均可影响儿童心率,一般体温每升高1℃,心率每分钟增加10～15次。因此,应在儿童安静时测量心率和脉搏。

**3. 动脉血压(简称血压)** 血压的高低主要取决于心搏出量和外周血管阻力。儿童心搏出量少,动脉壁的弹性好且血管口径相对较大,故血压偏低,一般年龄越小,血压越低,随着年龄的增长而逐渐升高。新生儿血压较低,不易测定,1岁时为70～80 mmHg,2岁以后收缩压可按以下公式计算,收缩压(mmHg)＝年龄×2＋80 mmHg,舒张压＝收缩压×2/3。高于此标准20 mmHg(2.67 kPa)为高血压,低于此标准20 mmHg(2.67 kPa)为低血压。正常下肢血压比上肢约高20 mmHg(2.67 kPa)。脉压正常为30～40 mmHg。儿童血压易受外界因素的影响,如哭闹、活动、情绪紧张均可使血压暂时升高,因此血压宜在儿童安静时测量。测血压时血压计袖带的宽度应以儿童上臂长度的2/3为宜,袖带过窄测得的血压较实际数值偏高,过宽测得的血压偏低。

**知识链接** 心脏的胚胎发育

# 第二节　先天性心脏病

**案例导入**

男婴,3个月,以"生长迟缓2个月,发热2日"入院。患儿出生后体重增长缓慢,每个月增加不到0.3 kg,活动后气促,易疲劳,多汗,2日前出现发热,体温波动于38.2～39.1 ℃,无咳嗽,吃奶较平时减少,无呕吐。体检:体温38.5 ℃,脉搏144次/分,呼吸52次/分,面色苍白,呼吸稍促,可见鼻翼扇动及三凹征,两肺呼吸音稍粗,未闻及啰音,心尖搏动明显,胸骨左缘第3、4肋间有Ⅲ～Ⅳ级粗糙的全收缩期杂音,可及收缩期震颤,肝肋下0.5 cm,脾未触及。

工作任务:

1. 该患儿可能患了什么疾病?
2. 对患儿进行护理评估需要收集哪些资料?

先天性心脏病(congenital heart disease,CHD)是指胎儿时期心脏及大血管发育异常所致的先天性心脏畸形,是儿童最常见的心脏病,也是围产儿和儿童死亡的主要原因。近年来随着科学技术的不断发展,大多数先天性心脏病都能及早得到准确的诊断,较复杂的先天性心血管畸形也可在新生儿期明确诊断。治疗上,体外循环、深低温麻醉下心脏直视手术进一步发展,导管介入术用于关闭动脉导管、修复房间隔和室间隔缺损等,使先天性心脏病的预后大为改观。但先天性心脏病仍为儿童因先天发育异常致死的重要原因之一。

**【病因】**

病因尚未完全明了,目前认为可能与遗传、母体和环境因素有关。

**1. 遗传因素** 主要包括染色体的易位与畸变、单基因突变、多基因病变和先天性代谢异常等。但大多数先天性心脏病是多基因遗传缺陷。

**2. 母体因素** 主要为母体的感染和疾病,尤其是孕期前 3 个月内病毒感染,如风疹、流行性感冒、流行性腮腺炎和柯萨奇病毒感染等。母体孕期接触大量放射线,患糖尿病、宫内慢性缺氧,妊娠早期酗酒或吸食毒品,服用某些药物如抗癌药、甲苯磺丁脲等,也均可能与发病有关。

**3. 其他** 目前认为 85% 以上的先天性心脏病的发生可能是环境因素与遗传因素相互作用的结果。

**【分类】**

根据心脏左、右两侧及大血管间有无分流和分流方向,将先天性心脏病分为三类:

**1. 左向右分流型(潜伏青紫型)** 正常情况下,因体循环压力高于肺循环,血液自左向右分流,故不出现青紫。在屏气、剧烈哭闹、肺炎等特殊情况下,肺动脉及右心的压力增高,当其高于主动脉及左心时,则可使血液自右向左分流而出现暂时性青紫,故又称为潜伏青紫型。晚期出现梗阻型肺动脉高压时,左向右分流变为双向分流或右向左分流而出现持续性青紫,称为艾森曼格综合征(Eisenmenger syndrome)。常见的有室间隔缺损、房间隔缺损和动脉导管未闭等。

**2. 右向左分流型(青紫型)** 先天性心脏病中最严重、死亡率高的类型。由于心脏畸形的存在,导致右心压力增高并超过左心,使血液从右向左分流;或大动脉起源异常,使大量静脉血直接流入体循环,出现持续性青紫。常见的有法洛四联症和大动脉转位等。

**3. 无分流型(无青紫型)** 心脏左、右两侧或动、静脉之间无异常通路或分流,不出现青紫。常见的有肺动脉狭窄和主动脉缩窄等。

**【病理生理】**

**1. 左向右分流型**

1)室间隔缺损 最常见的先天性心脏病,约占我国先天性心脏病的 50%。根据缺损位置不同,室间隔缺损可分为低位和高位缺损,低位缺损位于室间隔肌部,缺损小,有可能自行闭合。高位缺损多位于室间隔膜部,缺损多较大。根据缺损大小不同,还可分为三型:①小型缺损,缺损直径<5 mm。②中型缺损,缺损直径 5~10 mm。③大型缺损,缺损直径>10 mm(图 9-2)。

因左心室压力通常高于右心室,血液自左向右分流,故一般不出现青紫。分流造成体循环血量减少,而右心室、肺循环、左心房和左心室的负荷加重,因而左、右心室均肥大。随着病情的发展,肺循环的血流量持续增加,形成肺动脉高压,左向右分流量逐渐减少,最后出现双向分流或反向分流而表现出青紫。当肺动脉压显著增高时,血液自右向左分流,临床呈现持续性青紫,即艾森曼格综合征。

2)房间隔缺损 发病率占先天性心脏病发病总数的 5%~10%。根据病变部位的不同分为原发孔型房间隔缺损、继发孔型房间隔缺损、静脉窦型房间隔缺损、冠状静脉窦型房间隔缺损四种类型，以继发孔型房间隔缺损较多见（图9-3）。

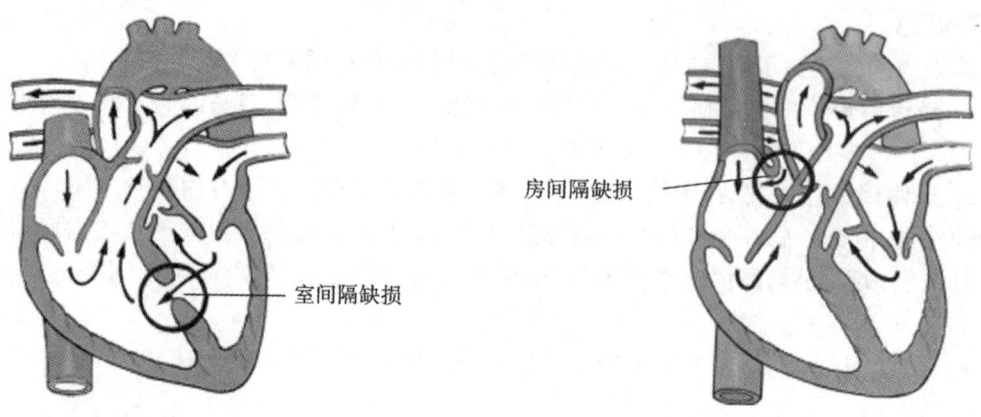

室间隔缺损

房间隔缺损

| 图9-2 室间隔缺损血液分流示意图 | 图9-3 房间隔缺损血液分流示意图 |

出生后左心房压力高于右心房，血液自左向右分流，分流量的大小取决于缺损大小。分流造成体循环血量减少，而右心房、右心室、肺循环血量增多致右心房和右心室增大。分流量大时可产生肺动脉压力升高，当右心房压力高于左心房压力时，可产生右向左分流，出现持续性青紫。第一孔缺损伴有二尖瓣关闭不全时，左心室也增大。

3）动脉导管未闭 约占先天性心脏病发病总数的10％。多数婴儿动脉导管于出生后3个月左右解剖上关闭，95％在1年内关闭。若持续开放并出现血液分流者即为动脉导管未闭。根据未闭的动脉导管大小、长短、形态不同分管型、漏斗型及窗型三种类型（图9-4）。

由于体循环的压力高于肺循环，血液自主动脉向肺动脉分流，使肺循环血流量增加，回流到左心的血量增多，左心房和左心室扩大。分流量大者，肺动脉压力增高，可致右心室肥大，当肺动脉压力超过主动脉时，即产生右向左分流，患儿出现差异性青紫，下半身青紫明显，左上肢轻度青紫，而右上肢正常。由于主动脉血在舒张期流入肺动脉，故周围动脉舒张压下降而致脉压增大。

**2. 右向左分流型** 法洛四联症是存活婴儿中最常见的青紫型先天性心脏病。其发病率约占各类先天性心脏病的12％，无明显性别差异。

法洛四联症由以下四种畸形组成：①肺动脉狭窄：以漏斗部狭窄较多见。②室间隔缺损，多属于高位膜部大面积缺损。③主动脉骑跨：主动脉骑跨于缺损的室间隔上，同时接受来自左右两心室的血液。④右心室肥厚：为肺动脉狭窄后右心室负荷增加的结果。四种畸形中以肺动脉狭窄最重要（图9-5）。

病理生理改变主要取决于肺动脉狭窄的程度和室间隔缺损的大小。由于肺动脉狭窄，右心室血液流入肺动脉时受阻，右心室压力增高，代偿性肥厚扩大。由于主动脉骑跨于缺损的室间隔之上，主动脉除接受左心室的动脉血外，还直接接受一部分来自右心室的静脉血，故出现青紫。肺动脉狭窄，肺循环血流量明显减少，在肺内进行气体交换后进入左心的动脉血减少，更加重了青紫的程度。

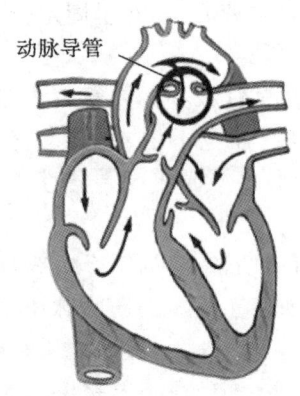

图 9-4 动脉导管未闭血液分流示意图

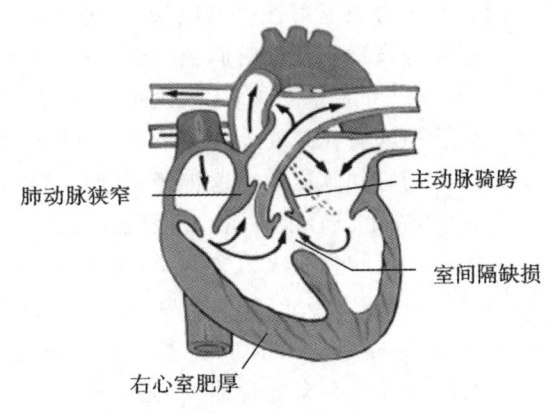

图 9-5 法洛四联症血液分流示意图

**【护理评估】**

**(一)健康史**

评估是否有影响儿童胚胎发育的因素:母亲是否为高龄妊娠,有无妊娠早期病毒感染、接受放射线照射的病史,妊娠期间有无慢性缺氧病史,是否患有糖尿病等代谢性疾病,有无服用抗癌药、抗癫痫药等病史,妊娠早期有无酗酒、吸食毒品等不良习惯。家族中是否有先天性心脏病患者。此外,还应评估发现患儿有心脏病的时间,详细询问儿童生长发育的情况,有无青紫及出现青紫的时间,与同龄儿相比是否活动耐力低下,有无喂养困难、声音嘶哑、苍白多汗、反复呼吸道感染,是否喜欢蹲踞、有无阵发性呼吸困难或突然晕厥发作。

**(二)身心状况**

**1. 临床表现**

1)左向右分流型

(1)室间隔缺损:临床表现取决于缺损的大小和肺循环阻力。小型缺损可无症状,仅在体检时发现心脏杂音。缺损较大时可出现体循环血量减少,表现为体形瘦长、面色苍白、易感疲乏、多汗、活动后气促和生长发育迟缓等。由于肺循环血量增加,易反复发生呼吸道感染,严重者早期发生心力衰竭。当剧烈哭闹、患肺炎或心力衰竭时可出现右向左分流,可有暂时性青紫;晚期有器质性肺动脉高压形成时,可出现持续性青紫,即艾森曼格综合征。有时因扩大的肺动脉压迫喉返神经引起声音嘶哑。

体检可见胸前区饱满,心界扩大,胸骨左缘第 3、4 肋间闻及Ⅲ~Ⅳ级粗糙的全收缩期杂音,向心前区广泛传导,在杂音最响处可扪及收缩期震颤,肺动脉瓣区第二心音增强或亢进。

常见并发症有支气管炎、支气管肺炎、充血性心力衰竭、肺水肿、感染性心内膜炎。

(2)房间隔缺损:临床表现因缺损的大小而不同。小型缺损可无症状,仅在体检时发现心脏杂音。缺损大者,因体循环血量减少,表现为体形瘦长、面色苍白、易感疲乏、多汗、活动后气促和生长发育迟缓等。由于肺循环血量增加,易反复发生呼吸道感染,严重者早期发生心力衰竭。当剧烈哭闹、患肺炎或心力衰竭时可出现右向左分流,出现暂时性青紫。

体检可见体格发育落后,消瘦,心前区饱满,心尖搏动弥散,心界扩大,胸骨左缘第 2、3

肋间有Ⅱ～Ⅲ级喷射性收缩期杂音,肺动脉瓣区第二心音增强或亢进,并呈固定分裂。

常见并发症有支气管肺炎、充血性心力衰竭、肺动脉高压。

(3)动脉导管未闭:临床表现取决于导管管径粗细和分流量大小。导管细小者可无症状。导管粗大者在婴幼儿期即可出现咳嗽、气急、喂养困难、体重不增、生长发育落后等。偶见扩大的肺动脉压迫喉返神经引起声音嘶哑。严重肺动脉高压时出现差异性青紫,即下半身青紫,左上肢轻度青紫,右上肢正常。

体检可见胸骨左缘第2肋间有粗糙响亮的连续性机器样杂音,占据整个收缩期和舒张期,向颈部和腋下传导,伴有震颤,肺动脉瓣区第二心音增强或亢进。因动脉脉压增大引起周围血管征如枪击音、水冲脉、指甲床毛细血管搏动。

常见并发症有支气管肺炎、充血性心力衰竭、肺动脉高压、感染性心内膜炎。

2)右向左分流型

(1)青紫:主要表现,其程度和出现的早晚与肺动脉狭窄程度有关。出生时青紫不明显,3～6个月后渐明显,且随年龄增加而加重。青紫常见于唇、球结膜、口腔黏膜、耳垂、指(趾)等毛细血管丰富的部位。在吃奶、哭闹、行走、活动后即可出现气促和青紫加重。

(2)蹲踞现象:患儿于行走、游戏等活动时,都要自行蹲下片刻使缺氧的症状得以缓解,婴儿常喜竖抱时将双膝屈曲。蹲踞时下肢屈曲,静脉回心血量减少,右心负荷减轻,同时体循环阻力增加,右向左分流减少,缺氧的症状得以暂时缓解。

(3)缺氧发作:患儿由于脑缺氧可出现头晕、头痛。吃奶、哭闹或情绪激动时出现阵发性呼吸困难,青紫加重,重症者可突然昏厥和抽搐,甚至死亡。这是由于在肺动脉漏斗部狭窄的基础上,突然发生该处肌肉痉挛,引起一过性肺动脉梗阻,使脑缺氧加重。

(4)杵状指(趾):缺氧6个月以上,指趾端毛细血管扩张增生,软组织增生肥大引起。

(5)体检可见患儿发育落后,口唇、面部等有青紫。心前区略隆起,胸骨左缘第2～4肋间可闻及Ⅱ～Ⅲ级喷射性收缩期杂音,响度取决于肺动脉狭窄程度,狭窄严重时流经肺动脉的血液减少,杂音则轻而短。肺动脉瓣区第二心音减弱或消失。

常见并发症有脑血栓、脑脓肿、感染性心内膜炎、红细胞增多症。

常见先天性心脏病的症状和体征见表9-1。

表9-1　常见先天性心脏病的症状和体征

| | 室间隔缺损 | 房间隔缺损 | 动脉导管未闭 | 法洛四联症 |
|---|---|---|---|---|
| 症状 | 心悸、乏力、咳嗽、气促、发育落后、晚期紫绀 | 心悸、乏力、咳嗽、气促、发育落后、晚期紫绀 | 心悸、乏力、咳嗽、气促、发育落后、晚期紫绀 | 紫绀、乏力、蹲踞、发育落后、昏厥 |
| 部位 | 第3、4肋间 | 第2、3肋间 | 第2肋间 | 第2～4肋间 |
| 响度 | Ⅲ～Ⅳ级 | Ⅱ～Ⅲ级 | Ⅱ～Ⅳ级 | Ⅱ～Ⅲ级 |
| 性质 | 粗糙的<br>全收缩期<br>范围广 | 喷射性<br>收缩期<br>范围较小 | 机器样<br>连续性<br>向颈部传导 | 喷射性<br>收缩期<br>向心尖传导 |
| 震颤 | 有 | 无 | 有 | 可有 |

续表

| | 室间隔缺损 | 房间隔缺损 | 动脉导管未闭 | 法洛四联症 |
|---|---|---|---|---|
| 第二心音 | 亢进 | 亢进,固定分裂 | 亢进 | 减弱或消失 |
| 周围血管征 | 无 | 无 | 有 | 无 |

**2. 心理-社会状况** 评估患儿家长是否有焦虑、恐惧等心理问题。评估患儿是否有抑郁、自卑、焦虑、恐惧等心理。

**3. 辅助检查**

1)X 线检查 常见先天性心脏病的 X 线表现见表 9-2。

表 9-2 常见先天性心脏病的 X 线表现

| | 室间隔缺损 | 房间隔缺损 | 动脉导管未闭 | 法洛四联症 |
|---|---|---|---|---|
| 房室增大 | 左心室、右心室增大<br>左心房可大<br>主动脉弓缩小 | 右心房、右心室增大<br><br>主动脉弓缩小 | 左心室大<br>左心房可大<br>主动脉弓增宽 | 右心室大<br>心影呈靴形 |
| 肺动脉段 | 凸出 | 凸出 | 凸出 | 凹陷 |
| 肺野 | 充血 | 充血 | 充血 | 清晰 |
| 肺门舞蹈症 | 有 | 有 | 有 | 无 |

2)心电图 常见先天性心脏病的心电图改变见表 9-3。

表 9-3 常见先天性心脏病的心电图改变

| | 室间隔缺损 | 房间隔缺损 | 动脉导管未闭 | 法洛四联症 |
|---|---|---|---|---|
| 心电图 | 小型缺损正常;<br>中、大型缺损左心室<br>肥大或伴有右心室<br>肥大 | 电轴右偏和不完全性<br>右束支传导阻滞;<br>右心房和右心室肥大 | 左心室肥大;<br>偶有左心房肥大 | 电轴右偏;<br>右心室肥大 |

3)超声心动图

(1)室间隔缺损:可见左心室、右心室和左心房内径增大,主动脉内径缩小。室间隔回声中断,可提示缺损位置和大小。多普勒彩色血流显像可显示分流的位置、方向及分流量。

(2)房间隔缺损:右心房和右心室内径增大。房间隔回声中断,可显示缺损位置和大小。多普勒彩色血流显像可观察分流的位置、方向及分流的大小。

(3)动脉导管未闭:左心房、左心室和主动脉内径增宽。多普勒彩色血流显像可直接测出分流的方向和大小。

(4)法洛四联症:可显示主动脉内径增宽并向右移位。右心室内径增大,流出道狭窄。左心室内径缩小。多普勒彩色血流显像可见右心室的血液直接流入骑跨的主动脉。

4)心导管检查

(1)室间隔缺损:右心室血氧含量高于右心房,心导管可通过缺损进入左心室,并可测定肺动脉压力。

（2）房间隔缺损：右心房血氧含量高于上、下腔静脉，导管可通过缺损由右心房插入左心房。

（3）动脉导管未闭：肺动脉血氧含量高于右心室，导管可通过未闭的动脉导管进入降主动脉，肺动脉压力大于右心室。

（4）法洛四联症：因右心室压力增高，导管较易从右心室进入主动脉，主动脉血氧饱和度明显下降。导管可从右心室进入左心室。导管不易从右心室进入肺动脉，提示肺动脉狭窄严重，若能进入肺动脉，可测得肺动脉和右心室之间的压力阶差，右心室的压力增高，而肺动脉的压力降低。

**4. 治疗原则** 包括内科治疗和外科治疗，根治有赖于外科手术治疗。根据分流量大小及病情轻重选择合适的手术年龄。近年来对室间隔缺损、房间隔缺损、动脉导管未闭，多采用心导管介入治疗以达到治疗目的。内科治疗的目的是维持患儿的正常生活，使其安全达到手术年龄，主要措施包括休息以减轻心脏负担、加强营养、防治感染、对症治疗及防止并发症等。早产儿动脉导管未闭可于出生后1周内试用吲哚美辛（消炎痛）或阿司匹林，促使动脉导管关闭。

**知识链接** 先天性心脏病导管介入治疗

**【常见护理诊断/问题】**

**1. 活动无耐力** 与体循环血量减少或血氧饱和度下降有关。

**2. 营养失调：低于机体需要量** 与组织缺氧、喂养困难有关。

**3. 生长发育迟缓** 与体循环血量减少或血氧饱和度下降影响生长发育有关。

**4. 有感染的危险** 与肺循环充血及心内缺损易致心内膜损伤有关。

**5. 潜在并发症** 心力衰竭、感染性心内膜炎、脑血栓。

**6. 焦虑** 与疾病的威胁和对手术担忧有关。

> **课堂互动：**
>
> 　　4岁患儿，患室间隔缺损，平时需用地高辛维持心功能。现患儿因上呼吸道感染后诱发急性心力衰竭，遵医嘱用西地兰，患儿出现恶心、呕吐、视物模糊。出现上述表现的原因是（ 　　）。
>
> 　　A. 上呼吸道感染加重　　B. 胃肠感染　　C. 急性心力衰竭加重
>
> 　　D. 强心苷中毒反应　　E. 高血压脑病

**【护理目标】**

（1）患儿活动量得到适当限制，能满足基本生活所需。

(2)患儿获得充足营养,能满足生长发育的需要。

(3)患儿不发生感染。

(4)患儿无并发症发生或发生时能被及时发现,得到及时妥当的处理。

(5)患儿及其家长能获得本病的有关知识和心理支持,能较好地配合检查、治疗和护理。

【护理措施】

**1. 一般护理**

1)建立合理的生活方式 合理安排患儿的作息时间,保证充足的睡眠、休息时间,根据病情安排适当的活动量,减轻心脏负担。避免情绪激动和剧烈哭闹,各种护理操作集中进行。重症患儿应卧床休息,必要时吸氧。法洛四联症患儿在行走或者游戏时,常有蹲踞现象,这是患儿为缓解缺氧所采取的一种保护性的动作,不要强行拉起,应让其自然蹲踞和起立。

2)供给充足的营养 注意营养搭配,供给充足的能量、蛋白质和维生素,保证营养需要,增强体质,以提高对手术的耐受力。对因缺氧而喂养困难的儿童要耐心喂养,少量多餐,必要时喂养前后吸氧以缓解症状。心功能不全有水肿的患儿,适当限盐。多食蔬菜、水果等粗纤维食品,以利于大便通畅。超过 2 日无排便者应立即报告医师,遵医嘱给予缓泻剂,禁止下地独自排便,以免发生意外。

3)预防感染 注意气温变化,及时增减衣服,避免受凉引起呼吸道感染。注意保护性隔离,防止交叉感染。做各种口腔小手术时,应给予抗生素预防感染,防止感染性心膜炎发生,一旦发生感染应及时控制。

**2. 心理护理** 对患儿关心爱护、态度和蔼,消除患儿的紧张情绪,取得患儿及其家长的信任。对家长和患儿解释病情,介绍检查治疗经过,宣传心脏外科手术的进展及同类疾病治愈的病例,使患儿及其家长克服焦虑、悲观、恐惧的心理,增强战胜疾病的信心。

**3. 密切观察病情,防治并发症** 监测患儿体温、脉搏、呼吸、血压、心率、心律及心脏杂音的变化。发现患儿有心率增快、呼吸困难、端坐呼吸、肺底部湿啰音、水肿、肝大等心力衰竭的表现时,立即置患儿于半卧位,给予吸氧,及时报告医师,并按心力衰竭护理。法洛四联症患儿一旦出现缺氧发作,应立即给予胸膝卧位,吸氧,按医嘱注射吗啡、普萘洛尔等。青紫型先天性心脏病患儿因代偿性红细胞增多,血液黏稠,易形成血栓,应注意增加液体摄入量,避免脱水,尤其对发热、多汗、吐泻的患儿更应注意让其多饮水。

**4. 健康教育** 指导家长合理安排患儿的日常生活,掌握先天性心脏病的日常护理,合理用药,预防感染和其他并发症。定期复查,调整心功能到最佳状态,使患儿能安全达到手术年龄,安全渡过手术难关。加强孕期保健,特别在妊娠早期积极预防风疹、流感等病毒感染性疾病的发生和避免与这些疾病有关的高危因素接触,慎用药物,这对预防先天性心脏病极为重要。

【护理评价】

评价患儿活动耐力是否增加,能否满足基本生活需要;能否获得充足营养,满足生长发育需要;是否发生感染等并发症;患儿及其家长是否了解本病的相关知识,能否积极配合检查、治疗和护理。

**知识链接**　　　　心导管检查和介入治疗患儿的护理

# 第三节　病毒性心肌炎

病毒性心肌炎(viral myocarditis)是病毒侵犯心肌细胞,引起以心肌细胞的变性、坏死和间质炎症为病理特征的疾病,有时病变可累及心包或心内膜。本病临床表现轻重不一,大多预后良好,少数可发生心力衰竭、心源性休克或严重心律失常,甚至猝死。

**【病因和发病机制】**

引起小儿心肌炎的常见病毒主要是呼吸道病毒和肠道病毒,尤其是有柯萨奇病毒(B组和A组)常见,其次为埃可病毒、脊髓灰质炎病毒、腺病毒、流感和副流感病毒、传染性肝炎病毒、麻疹病毒等。柯萨奇病毒B组所引起的新生儿病毒性心肌炎可导致群体流行,其死亡率可高达50%以上。

本病的发病机制尚不完全清楚。随着分子病毒学和分子免疫学的发展,揭示了在病毒性心肌炎急性期,病毒通过心肌细胞的相关受体直接侵入心肌细胞,导致心肌细胞的变性、坏死和溶解的病理变化。机体受病毒的刺激,激活细胞和体液免疫反应,导致触发人体自身免疫反应而引起心肌损害。因此,病毒感染后的变态反应和自身免疫反应也与发病有关。

**课堂互动:**

引起小儿病毒性心肌炎的主要病原体是(　　　)。

A. 埃可病毒　　　　　　B. 腺病毒　　　　　　C. 乙型肝炎病毒

D. 柯萨奇病毒　　　　　E. 单纯疱疹病毒

**【护理评估】**

**1. 健康史**　详细询问发病前有无呼吸道和消化道病毒感染史,有无传染病接触史;有无发热、乏力、胸闷、心悸及心前区不适等症状;患病以来患儿的饮食、睡眠及活动耐力情况。

**2. 身心状况**

1)临床表现　多有病前数日或1~3周上呼吸道或肠道病毒感染史,常伴有发热、全身不适、咽痛、腹痛、肌肉痛、腹泻和皮疹等症状。

临床表现轻重不一,主要取决于年龄和感染的急性或慢性过程。轻型患儿一般无明显症状,患儿常诉头晕及乏力、心悸、胸闷、心前区不适等;重症患儿可突然发生心力衰竭、心源性休克及严重的心律失常等,表现为烦躁不安、呼吸困难、面色灰白、四肢湿冷和末梢发绀、血压下降等,可在数小时或数日内死亡;部分患儿病情呈慢性过程,则心脏明显扩大,可演变为扩张型心肌病,预后很差。

体检发现心脏可有轻度增大,心动过速及心音低钝,部分患儿有奔马律。心力衰竭患儿可出现心脏明显扩大、两肺出现啰音、肝脾大、呼吸急促及发绀;心源性休克患儿则出现脉搏微弱、血压下降。

2)心理-社会状况 对于病情较重、病程长的患儿,由于陌生的环境、疾病的痛苦及限制活动,可产生焦虑、恐惧和紧张等不良心理。家长因缺乏本病的有关知识,担心疾病对患儿生命造成威胁或影响今后的健康,常表现出紧张、忧虑、歉疚等不良情绪。

3)辅助检查

(1)心肌损害血生化指标:肌酸磷酸激酶(CPK)在早期多有增高,其中以来自心肌的同工酶(CK-MB)为主;血清乳酸脱氢酶(SLDH)及其同工酶增高对心肌炎早期诊断有提示意义。

(2)心电图检查:心肌损害明显时可见 T 波及 ST 段的改变。另外,可以发现因心肌损害而导致心律失常的发生。

(3)超声心动图检查:可显示心房、心室的扩大,心室收缩功能受损程度,探查有无心包积液以及瓣膜功能状态。

4)治疗要点 本病为自限性疾病,目前尚无特殊治疗,主要是减轻心脏负荷,改善心肌代谢和心脏功能,促进心肌修复。急性期休息十分重要,可减轻心脏负荷;临床多用1,6-二磷酸果糖改善心肌能量代谢,同时应用大剂量维生素 C 等;大剂量丙种球蛋白可减轻心肌细胞损害;对合并心源性休克、致死性心律失常的重症患儿可早期、足量应用糖皮质激素。

【常见护理诊断/问题】

**1. 活动无耐力** 与心肌收缩力下降、组织供氧不足有关。

**2. 潜在并发症** 心律失常、心力衰竭、心源性休克等。

【护理目标】

(1)心脏功能改善,活动量逐渐增加,胸闷、心悸等症状渐消失。

(2)病程中不出现并发症,或出现并发症能及时发现并妥善处理。

【护理措施】

**1. 一般护理**

1)休息 为减轻心脏负担,急性期应卧床休息,至热退后3～4周,体温正常后逐渐增加活动量。恢复期应继续控制活动量,一般总的休息时间不少于6个月。有心脏扩大、心力衰竭者,应绝对卧床休息并延长卧床时间,心力衰竭控制、心脏情况好转后逐渐开始活动。

2)饮食 可给予高营养、易消化、低盐的食物,少食多餐,避免刺激性食物。

**2. 对症护理** 患儿出现胸闷、气促、心悸时应卧床休息,必要时可给予吸氧;烦躁不安者可遵医嘱给予镇静剂,并做好患儿及其家长的解释和安慰工作,保持病室环境安静;有心力衰竭时应置患儿于半卧位,尽量保持其安静,给予吸氧(乙醇湿化的氧气),静脉给药应注意滴注的速度不要过快,以免加重心脏负担。

**3. 病情观察** 密切观察和记录患儿神志、面色及皮肤颜色、心率、心律、呼吸、体温和血压变化,及早发现心力衰竭和心源性休克的迹象,以便及时处理;有心律失常者应进行连续心电监护,发现异常应立即报告医师,采取紧急处理措施。

**4. 用药护理**　1,6-二磷酸果糖忌与碱性液、钙盐混合使用,因与洋地黄有协同作用,故心力衰竭时慎用;对有心律失常的患儿,在应用抗心律失常药物时应注意观察其疗效及有无不良反应,必要时应予以心电监护;合并心力衰竭的患儿应用洋地黄制剂时剂量应偏小,一般用有效剂量的 2/3 即可,注意观察有无心动过缓,出现新的心律失常和恶心、呕吐等消化系统症状及头晕、头痛、视物模糊等神经系统症状,如有上述症状应暂停用药并向医师汇报;心源性休克患儿抢救时,应用血管活性药物要监测患儿血压,并根据血压调节滴速,最好能使用输液泵,避免血压波动过大。

**5. 心理护理**　对患儿关心爱护、态度和蔼,建立良好的护患关系,消除患儿的紧张心理。向家长和年长儿解释病情和检查、治疗经过,取得他们的理解和配合。

**6. 健康教育**　向患儿和家长介绍本病发生的病因、临床表现、治疗和预后情况,减轻患儿及其家长的焦虑和恐惧心理。强调休息对病毒性心肌炎恢复的重要性,为患儿提供安静、舒适的休养环境,尽量安抚患儿,避免哭闹或烦躁,以免加重心脏负担。避免去公共场所,注意护理。对带药出院的患儿,应让患儿及其家长了解药物的名称、剂量、用药方法及其不良反应,并定期随访。

**【护理评价】**

评价患儿心脏功能是否改善,活动量是否逐渐增加,胸闷、心悸等症状是否渐消失。患儿在病程中是否出现并发症,或出现并发症是否及时被发现并得到合理治疗。

# 第四节　充血性心力衰竭

充血性心力衰竭(congestive heart failure,CHF)是指心脏的收缩或舒张功能下降,即心排血量绝对或相对不足,不能满足全身组织代谢需要的病理状态,是儿童时期常见的危重急症之一。以 1 岁以内儿童发病率最高。

引起儿童急性心力衰竭的原因很多,主要有心肌病变(如心肌炎)和心脏负荷过重(如先天性心脏病)等。婴儿期最常见的原因是先天性心脏病,儿童时期则以风湿性心脏病和急性肾小球肾炎所致的充血性心力衰竭最为多见。此外,重度贫血、营养不良、电解质紊乱、严重感染、输液或输血过多过快等都是儿童心力衰竭的诱因,其中以支气管肺炎最为常见。

**【护理评估】**

**1. 健康史**　评估患儿是否有先天性心脏病、风湿性心脏病、急性肾小球肾炎等病史;评估患儿是否有急性心力衰竭的诱发因素:如支气管肺炎、输液或输血过多过快、严重缺氧、体力活动过度、情绪变化等。

**2. 身心状况**

1)年长儿　充血性心力衰竭的表现与成人相似,主要为心排血量不足、体循环淤血及肺静脉淤血表现。①心排血量不足:乏力、多汗、食欲减退、心率快、呼吸增快。②体循环淤血:颈静脉怒张,肝大、压痛,肝颈静脉回流征阳性,尿少和下肢水肿。③肺静脉淤血:呼吸困难、气促、咳嗽、端坐呼吸、肺底部闻及湿啰音,心音低钝或出现奔马律。

2)婴幼儿 常表现为呼吸增快、表浅,安静时呼吸>60次/分,喂养困难,烦躁多汗,哭声低弱,体重增长缓慢,肺部可闻及干啰音或哮鸣音,肝脏短时间内较前迅速增大,水肿首先见于颜面、眼睑等部位,严重时鼻唇三角区出现青紫。

3)心理-社会状况 年长儿因心力衰竭,身体出现明显不适会产生焦虑、恐惧。家长因对疾病相关知识不了解和担心患儿病情等表现而不安、歉疚、恐惧,常表现出不愿与患儿分离、对医护人员的言行非常敏感等。

**知识链接** ········· 心力衰竭的临床诊断依据 ·········

4)辅助检查

(1)X线检查:心影增大,心脏搏动减弱,肺纹理增粗、增多。

(2)心电图检查:可显示心动过速、心室肥大等,但不能表明有无心力衰竭。

(3)超声心动图检查:可见心房或心室扩大。

5)治疗原则 主要是去除病因,改善心功能,消除水、钠潴留,降低氧的消耗和纠正代谢紊乱。

**【常见护理诊断/问题】**

**1. 心排血量减少** 与心肌收缩力减弱有关。

**2. 气体交换受损** 与肺淤血有关。

**3. 体液过多** 与心功能下降、循环淤血有关。

**4. 潜在并发症** 肺水肿;药物不良反应:洋地黄中毒、低钾血症。

**5. 知识缺乏** 患儿及其家长缺乏有关本病的护理知识。

**【护理措施】**

**1. 一般护理**

1)休息 卧床休息以减少耗氧量,减轻心脏负担,患儿宜取半卧位或侧卧位。病房宜安静舒适,避免各种不良刺激,尽量避免患儿烦躁、哭闹,各种治疗及护理操作尽量集中进行。

2)合理营养 轻者给低盐饮食,钠的摄入量不超过1 g/d;重者给无盐饮食。给予易消化、营养丰富的食物,少量多餐,以防过饱增加心脏负担。鼓励患儿多食含纤维素多的蔬菜、水果,保持大便通畅。

3)吸氧 患儿呼吸困难和有发绀者应及时给氧。急性肺水肿患儿可给予乙醇湿化的氧气吸入。

4)严格控制液体入量及速度 尽量减少静脉输液或输血,输液速度宜慢,以每小时不超过5 mL/kg为宜,必要时行中心静脉压监测,根据中心静脉压与血压调整输入液量及速度。

**2. 密切观察病情变化** 严密观察患儿神志及生命体征变化。重点监测心率、心律、心音强弱,心律不齐者应描记心电图并及时通知医师,同时注意观察血压、呼吸、面色、精神、肝脏、水肿情况,监测血氧饱和度以了解缺氧程度及末梢循环等。

**3. 心理护理** 多关心、体贴患儿,尽量满足其提出的合理要求,允许将喜爱的玩具放在身边,允许父母陪伴,避免在患儿面前紧张不安,以免加重患儿的恐惧心理。告知患儿及其家长,病情虽然很重,但多数患儿经积极抢救均能治愈,增强其战胜疾病的信心,放松心情,减轻心脏负担。

**4. 用药护理** 遵医嘱正确给药,观察并记录用药后反应。

(1)使用洋地黄制剂时,要注意给药方法、时间、剂量,密切观察有无洋地黄中毒的症状。每次用药前必须先测量患儿脉搏、心率,婴儿脉搏<90次/分,年长儿<70次/分,应暂停给药并报告医师;给药时必须保证剂量准确,静脉注射用药时速度宜缓慢(不少于5 min),并密切观察患儿的脉搏变化。口服给药应定时,并与其他药物分开服用;用药后注意观察患儿的心力衰竭表现是否改善。如出现心脏反应(心率过慢、心律失常等)、消化道反应(恶心、呕吐、腹痛、腹泻等)、神经系统反应(头痛、头晕、视物模糊、色视等)等洋地黄毒性反应时,应立即停药并通知医师采取相应措施。

(2)使用利尿剂时,宜在清晨或上午给药,以免夜间多次排尿影响睡眠。同时注意观察患儿水肿变化,每周测体重2次,准确记录出入量。注意有无脱水及电解质紊乱,如低钾血症、低钠血症等。一旦出现四肢无力、腹胀、心音低钝等低钾表现,应及时通知医师处理。

(3)使用血管扩张剂时,用心电监护仪持续监测心率和血压的变化,警惕低血压的发生。静脉使用血管扩张剂时必须使用微量推注泵,严格控制输注的速度,依据血压进行调整。用硝普钠时必须现配现用,使用避光输液器,以保证整个输液系统的遮光,以免药物遇光失效。同时避免药液外渗,以防局部组织坏死。

**5. 健康教育** 向家长及患儿介绍引起心力衰竭的病因、诱因、治疗和护理措施,指导家长根据患儿病情合理安排休息,避免过度兴奋和过度活动,以免加重心脏负担。指导家长给予患儿易消化、营养丰富的食物,用药期间多食含钾高的食物如香蕉、橘子,暂停食用含钙高的食物。少量多餐,不宜过饱。为婴儿喂奶时应慢慢哺喂,防呛咳,奶孔稍大,避免吮吸费力。同时多食蔬菜、水果,保持大便通畅,避免用力排便。对患儿和家长进行用药指导,教会家长及年长儿测脉搏方法,正确使用药物的方法及注意事项。心力衰竭缓解后,指导家长做好预防,除积极治疗原发病外,还应避免受凉感染,劳累及情绪激动等。出院后定期门诊随访。

在线答题

(刘奉)

# 第十章
# 泌尿系统疾病患儿的护理

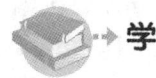

## 学习目标

1. **掌握**：急性肾小球肾炎、肾病综合征的概念、护理评估和护理措施。
2. **熟悉**：儿童排尿及尿液特点，急性肾小球肾炎、肾病综合征、泌尿道感染的病因、临床表现、治疗原则和健康教育。
3. **了解**：儿童泌尿系统解剖生理特点，急性肾小球肾炎、肾病综合征、泌尿道感染的发病机制。

---

## 第一节　小儿泌尿系统解剖生理特点

### 一、解剖特点

**1. 肾脏**　肾脏位于腹后壁，脊柱两侧。儿童年龄越小，肾脏相对越重，新生儿两肾重量约为体重的 1/125，而成人两肾重量约为体重的 1/220。婴儿肾脏位置较低，下极可低至髂嵴以下第 4 腰椎水平，2 岁以后始达髂嵴以上，右肾位置稍低于左肾。2 岁以内健康儿童腹部触诊时容易扪及肾脏。

**2. 输尿管**　婴幼儿输尿管长而弯曲，管壁肌肉和弹力纤维发育不良，容易受压、扭曲而梗阻，易引起尿潴留而诱发感染。

**3. 膀胱**　婴儿膀胱位置比年长儿高，尿液充盈时，膀胱顶部常在耻骨联合以上，腹部触诊容易扪及充盈的膀胱，随年龄增长逐渐下降至盆腔内。膀胱容量（mL）约为（年龄＋2）×30。

**4. 尿道**　新生女婴尿道长仅 1 cm（性成熟期 3~5 cm），外口暴露且接近肛门，易受细菌污染，男婴尿道虽较长，但常有包茎和包皮过长，尿垢积聚时也易引起上行性细菌感染。

### 二、生理特点

肾脏的生理功能主要包括排泄机体的代谢产物，调节机体水、电解质和酸碱平衡及内分泌功能,肾脏功能的发育由未成熟逐渐趋向成熟。

**1. 肾小球滤过率(glomerular filtration rate,GFR)** 每分钟两侧肾生成的超滤液量(原尿量),是评价肾小球滤过功能的主要指标。新生儿出生时肾小球滤过率比较低,为成人的1/4,早产儿更低,3~6个月时为成人的1/2,6~12个月时为成人的3/4,2岁时达成人水平,故不能有效排出过多的水分和溶质。

**2. 肾小管重吸收及排泄功能** 新生儿和婴幼儿肾小管重吸收功能低,对水、钠负荷调节较差,如输入过多钠,容易发生钠潴留和水肿。新生儿葡萄糖肾阈较成人低,大量口服或静脉输入葡萄糖时易出现糖尿。新生儿出生后最初10日,排钾能力较差,故血钾高。

**3. 浓缩和稀释功能** 新生儿及幼婴儿由于髓袢短、尿素形成量少(婴儿蛋白合成代谢旺盛)以及抗利尿激素分泌不足,使浓缩尿液功能不足,在应激状态下保留水分的能力低于成人。婴儿每从尿中排出 1 mmol 溶质时,需水分 1.4~2.4 mL,成人仅需 0.7 mL。在体液丢失或入量不足时易发生脱水,甚至诱发急性肾功能不全。新生儿及幼婴尿稀释功能接近成人,可将尿稀释至 40 mmol/L,但由于肾小球滤过率较低,大量水负荷或输液过快时易出现水肿。

**4. 酸碱平衡** 新生儿及婴幼儿易发生酸中毒,主要原因包括:①肾保留 $HCO_3^-$ 的能力差,碳酸氢盐的肾阈低,仅为 19~22 mmol/L。②肾脏分泌 $NH_3$ 和 $H^+$ 的能力低。③尿中排碳酸盐量少,故机体排酸的能力受限。

**5. 内分泌功能** 新生儿的肾脏已具有内分泌功能,其血浆肾素、血管紧张素和醛固酮均等于或高于成人,出生后数周内逐渐降低。新生儿肾血流量最低,因而前列腺素合成速率较低。由于胎儿氧分压较低,故胚肾合成促红细胞生成素较多,出生后随着血氧分压的增高,促红细胞生成减少。婴儿血清 $1,25-(OH)_2D_3$ 水平高于儿童期。

## 三、儿童排尿及尿液特点

**1. 排尿次数** 93%的新生儿在出生后 24 h 内排尿,99%在 48 h 内排尿。新生儿出生后头几日,因摄入量少,每日仅排尿 4~5 次;1 周后因新陈代谢旺盛,进水量较多而膀胱容量小,排尿突增至每日 20~25 次;1 岁时每日排尿 15~16 次,至学龄前和学龄期每日 6~7 次。

**2. 排尿控制** 正常排尿机制在婴儿期由脊髓反射完成,以后由脑干-大脑皮质控制,至3 岁时已能控制排尿。1.5~3 岁儿童主要通过控制尿道外括约肌和会阴肌控制排尿,若 3岁后仍保持这种排尿机制,不能控制膀胱逼尿肌收缩,则出现不稳定膀胱,表现为白天尿频、尿急,偶然尿失禁和夜间遗尿。

**3. 每日尿量** 儿童尿量个体差异较大,新生儿出生后 48 h 正常尿量一般每小时为1~3 mL/kg,2 日内平均尿量为 30~60 mL/d,3~10 日为 100~300 mL/d,小于 2 个月为 250~400 mL/d;小儿正常每日尿量(mL)约为(年龄-1)×100+400,小于 1 岁的小儿每日尿量为 400~500 mL/d,1~3 岁为 500~600 mL/d,3~5 岁为 600~700 mL/d,5~8 岁为600~1000 mL/d,8~14 岁为 800~1400 mL/d,>14 岁为 1000~1600 mL/d。若新生儿尿量每小时少于 1.0 mL/kg 为少尿,每小时少于 0.5 mL/kg 为无尿。婴幼儿每日排尿量少于 200 mL、学龄前儿童少于 300 mL、学龄期儿童少于 400 mL 为少尿;每日尿量少于 50

mL 为无尿。

**4. 尿的性质**

1)尿色 出生后头 2～3 日尿色深,稍混浊,放置后有红褐色沉淀,此为尿酸盐结晶,数日后尿色变淡。正常婴幼儿尿液淡黄透明,但在寒冷季节放置后可有盐类结晶析出而变混浊,尿酸盐加热后、磷酸盐加酸后可溶解,尿液变清,可与脓尿或乳糜尿鉴别。

2)酸碱度 出生后头几日因尿内含尿酸盐多而呈强酸性,以后接近中性或弱酸性,pH多在 5～7。

3)尿渗透压和尿比重 新生儿尿渗透压平均为 240 mmol/L,尿比重为 1.006～1.008,1 岁后接近成人水平;儿童尿渗透压通常为 500～800 mmol/L,尿比重范围通常为1.011～1.025。

4)尿蛋白 正常儿童尿中仅含微量蛋白,通常不超过 100 mg/($m^2$·24 h),定性为阴性,随意的尿蛋白(mg/dL)/尿肌酐(mg/dL)≤0.2。若尿蛋白含量＞150 mg/d 或4 mg/($m^2$·h)或＞100 mg/L、定性检查阳性均为异常。尿蛋白主要来自血浆蛋白,2/3 为白蛋白,其余为 Tamm-Horsfall 蛋白和球蛋白等。

5)尿细胞和管型 正常新鲜尿液离心后沉渣显微镜下检查,红细胞＜3 个/HP,白细胞＜5 个/HP,偶见透明管型。12 h 尿沉渣计数(Addis 计数):红细胞＜50 万、白细胞＜100 万、管型＜5000 个为正常。

# 第二节 急性肾小球肾炎

**案例导入**

患儿,男,6 岁,2 周前患扁桃体炎,最近 2 日出现眼睑、颜面部水肿,尿少,尿呈洗肉水样。

工作任务:

1. 患儿出现水肿可能与哪些疾病有关?

2. 尿液的颜色与什么有关?

急性肾小球肾炎(acute glomerulonephritis,AGN)简称急性肾炎,是一组不同病因所致的感染后免疫反应引起的急性弥漫性肾小球炎性病变。临床表现为急性起病,多有前驱期感染,以血尿、水肿为主,伴不同程度蛋白尿、高血压或肾功能不全等。可分为急性链球菌感染后肾小球肾炎和非链球菌感染后肾小球肾炎,本节主要介绍急性链球菌感染后肾小球肾炎。以 5～14 岁儿童多见,小于 2 岁儿童少见,男女之比为 2∶1。

**【病因和发病机制】**

尽管本病有多种病因,但绝大多数病例属于急性链球菌感染后引起的免疫复合物性肾小球肾炎。前驱感染中,我国各地区均以呼吸道感染或扁桃体炎最常见,约占 51%,脓皮病或皮肤感染次之,约占 25.8%。

除乙型溶血性链球菌之外,其他细菌如草绿色链球菌、肺炎链球菌、金黄色葡萄球菌、伤寒沙门菌、流感嗜血杆菌等；病毒如柯萨奇病毒 B4 型、埃可（ECHO）病毒 9 型、麻疹病毒、腮腺炎病毒、乙型肝炎病毒、巨细胞病毒、EB 病毒、流感病毒等，还有疟原虫、肺炎支原体、白色念珠菌、钩虫、血吸虫、弓形虫、梅毒螺旋体、钩端螺旋体等也可导致急性肾炎。

目前认为，急性肾炎的发生主要与溶血性链球菌 A 组中的致肾炎菌株感染有关。前驱感染后，机体对链球菌的某些抗原成分产生抗体，抗原抗体结合形成循环免疫复合物，此种循环免疫复合物不易被吞噬清除，随血流到达肾脏，沉积于肾小球基底膜上并激活补体系统，引起免疫和炎症反应，使肾小球基底膜损伤，血液成分漏出毛细血管，尿中出现蛋白、红细胞、白细胞和各种管型。同时，细胞因子等又能刺激肾小球内皮和系膜细胞肿胀、增生，严重时可有新月体形成，使肾小球滤过率降低，出现少尿、无尿，严重者发生急性肾衰竭。因肾小球滤过率降低，水钠潴留，细胞外液和血容量增加，临床上出现不同程度的水肿、循环充血和高血压，严重者可出现高血压脑病。急性链球菌感染后肾炎的发病机制见图 10-1。

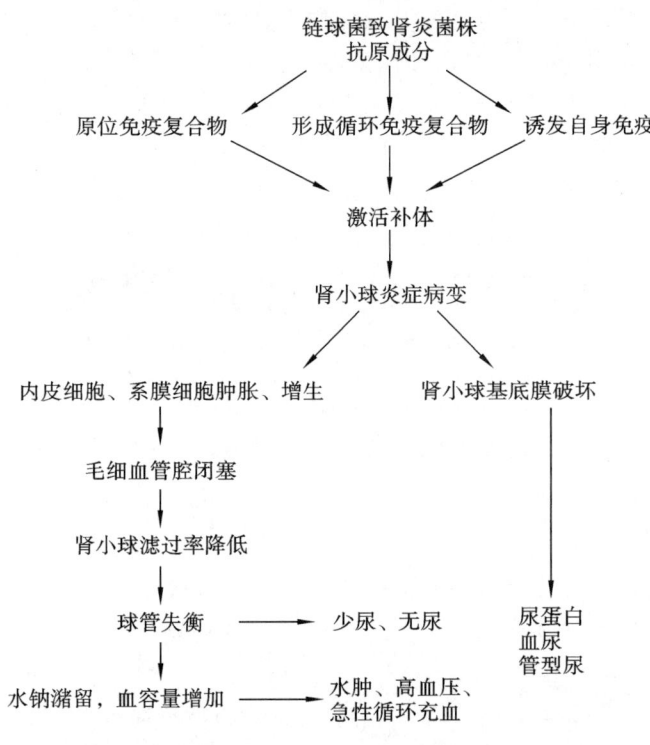

图 10-1　急性链球菌感染后肾炎发病机制示意图

**【护理评估】**

**1. 健康史**　询问患儿病前 1～3 周有无上呼吸道或皮肤感染史，目前有无发热、乏力、头痛、呕吐及食欲下降等全身症状；若主要症状为水肿或血尿，应了解水肿开始时间、持续时间、发生部位、发展顺序及程度；了解患儿排尿次数及尿量、尿色。询问目前药物治疗情况，用药种类、剂量、疗效及不良反应等。

**2. 身心状况**

1）临床表现　临床表现轻重不一，轻者无临床症状，仅见镜下血尿，重者可呈急进性过程，短期内出现肾功能不全。

(1)前驱感染:90%的病例有链球菌的前驱感染,以呼吸道及皮肤感染为主。咽炎引起者前驱期为6~12日(平均10日),皮肤感染引起者前驱期为14~28日(平均20日)。

(2)典型表现:起病时常有全身不适、低热、食欲减退、疲倦、乏力、头晕、腰部钝痛等非特异症状。部分患儿尚可见呼吸道或皮肤感染病灶。①水肿:70%患儿有水肿,初期多为眼睑及颜面部水肿,逐渐波及躯干、四肢,重者遍及全身,呈非凹陷性。②血尿:50%~70%的患儿有肉眼血尿,呈茶褐色或烟蒂水样(酸性尿),或呈洗肉水样(中性或弱碱性尿),持续1~2周即转显微镜下血尿。③蛋白尿:程度不等,约有20%蛋白尿可达肾病综合征水平。④高血压:有30%~80%病例可有血压增高,学龄前儿童>120/80 mmHg,学龄期儿童>130/90 mmHg,1~2周随尿量增多而恢复正常。⑤少尿:早期常有尿色深,尿量明显减少,严重者可出现无尿。

(3)严重表现:少数患儿在疾病早期(2周内)可出现下列严重症状。

①严重循环充血:常发生在起病1周内,由于水钠潴留,血浆容量增加而出现循环充血,轻者仅有呼吸增快和肺部湿啰音;严重者表现为明显气促、端坐呼吸、咳嗽、咳粉红色泡沫样痰,两肺布满湿啰音,心脏扩大,心率增快,有时可出现奔马律,肝大而硬,水肿加重可出现胸腔积液和腹腔积液等。少数可突然发生,病情急剧恶化。

②高血压脑病:由于脑血管痉挛,导致缺血、缺氧、血管渗透性增高而发生脑水肿,也有人认为是由脑血管扩张所致。常发生在疾病早期,血压可达150/100 mmHg以上。年长儿会主诉剧烈头痛、呕吐、复视或一过性失明,严重者突然出现惊厥、昏迷。

③急性肾衰竭:常发生于疾病初期,出现尿少、无尿等症状,引起暂时性氮质血症、电解质紊乱和代谢性酸中毒,一般持续3~5日,常不超过10日。

(4)非典型表现:

①无症状性急性肾炎:患儿仅有显微镜下血尿或仅有血清补体$C_3$降低而无其他临床表现。

②肾外症状性急性肾炎:患儿水肿、高血压明显,甚至有严重循环充血及高血压脑病,但尿改变轻微或尿常规检查正常,可有链球菌前驱感染和血清$C_3$水平明显降低。

③以肾病综合征为表现的急性肾炎:少数患儿以急性肾炎起病,但水肿和蛋白尿突出,伴低蛋白血症和高胆固醇血症,临床表现似肾病综合征。

2)心理-社会状况 从家长和患儿两个方面进行评估,了解家长是否知晓急性期休息和饮食的重要性、急性肾炎的预后及是否积极配合治疗和护理等情况,了解家庭结构、经济状况、社会支持及应对方式等,评估家庭成员对急性肾炎的认识程度及有无焦虑、失望等心理。了解患儿对治疗和休息的配合情况,了解年长儿是否因住院打乱了日常生活习惯而出现烦躁,或不能上学而担心学习成绩下降等,评估患儿对疾病的认识程度,是否有紧张、忧虑及情绪低落等。

3)辅助检查

(1)尿液检查:镜下除见大量红细胞外,可见透明颗粒或红细胞管型,尿蛋白+~+++之间。疾病早期也可见较多的白细胞和上皮细胞,并非感染。

(2)血液检查:①外周血白细胞一般轻度升高或正常,有轻度贫血,血沉增快。②血清抗链球菌溶血素O(ASO)升高,血沉增快,80%~90%血清$C_3$下降。③少尿期有轻度氮质血症,尿素氮、肌酐暂时升高。

4)治疗要点  本病为自限性疾病,无特异性治疗方法。主要是对症处理,清除残留感染灶,加强护理,防止并发症发生,保护肾功能。

(1)注意休息,严格控制饮食(见护理措施)。

(2)控制链球菌感染和清除病灶:用青霉素肌内注射 10～14 日,青霉素过敏者用红霉素,避免使用肾毒性药物。

(3)对症治疗:①利尿:经控制水、盐入量后仍有水肿、少尿或高血压者应给予利尿剂,可用氢氯噻嗪 1～2 mg/(kg·d),分 2～3 次口服,必要时用呋塞米(速尿)肌注或静脉注射,每次1～2 mg/kg。②降血压:经休息,控制水、盐摄入,利尿后血压仍高者(舒张压超过 90 mmHg)应给予降压药。首选硝苯地平 0.25～0.5 mg/(kg·d),最大剂量不超过 1 mg/(kg·d),口服或舌下含服,每日 3～4 次。

(4)严重表现的治疗:

①高血压脑病的治疗:宜选用降血压作用强而迅速的药物,首选硝普钠 5～20 mg 加入 5%葡萄糖溶液 100 mL 中,以 1 μg/(kg·min)速度静脉滴注,应严密监测血压,随时调节滴速,最大不超过 8 μg/(kg·min)。

②严重循环充血的治疗:严格限制水钠入量和用强利尿剂促进液体排出;表现有肺水肿者除一般对症治疗外,可加用硝普钠。对难治病例可采用腹膜透析或血液滤过治疗。

③急性肾衰竭的治疗:严格控制液体水量,维持水、电解质平衡,注意高钾血症和低钠血症的处理,必要时透析治疗。

【常见护理诊断/问题】

**1. 体液过多**  与肾小球滤过率下降有关。

**2. 活动无耐力**  与水肿血压升高有关。

**3. 潜在并发症**  高血压脑病、严重循环充血、急性肾衰竭。

**4. 知识缺乏**  患儿及其家长缺乏本病的相关知识。

【护理目标】

(1)患儿尿量增加、水肿消退。

(2)患儿倦怠、乏力有所减轻,活动耐力逐渐增加。

(3)患儿无并发症发生,或发生时得到及时发现与处理。

(4)患儿及其家长了解急性肾炎的相关知识,积极配合治疗和护理。

【护理措施】

**1. 一般护理**

1)休息  起病 2 周内应卧床休息,待水肿消退、血压降至正常、肉眼血尿消失,可下床在室内轻微活动或户外散步;1～2 个月宜限制活动量,3 个月内避免剧烈活动;尿中红细胞减少、血沉正常可上学,但应避免体育运动和重体力活动;尿沉渣细胞绝对计数正常后方可恢复正常生活。

2)饮食管理  对于水肿、血压高、尿少的患儿,适当限制盐和水的摄入,摄入食盐以 60～120 mg/(kg·d)为宜;有氮质血症者应适当限制蛋白,可给优质动物蛋白 0.5 g/(kg·d);供给高糖饮食以满足小儿热量的需要;除非严重少尿或循环充血,一般不必严格限水。尿量增加、水肿消退、血压正常后,即应恢复正常饮食,以保证儿童生长发育的需要。

3)利尿、降压 凡经限制水盐入量后少尿、水肿仍明显或有高血压、循环充血者,遵医嘱给予利尿剂、降压药。使用利尿剂前后注意监测体重、尿量、水肿变化情况,尤其是静脉注射呋塞米后要注意有无脱水、电解质紊乱等现象。应用硝普钠应现配现用,放置 4 h 后即不能再用;整个输液系统要用黑纸或铝箔包裹遮光,以免见光失效;用降压药期间的患儿避免突然起立,以防止直立性低血压的发生。

**2. 密切观察病情变化**

(1)观察尿量、尿色,准确记录 24 h 出入水量,应用利尿剂时每日测体重,每周留尿标本送尿常规检查 2 次。患儿尿量增加,肉眼血尿消失,提示病情好转;如尿量持续减少,出现头痛、恶心、呕吐等,要警惕急性肾衰竭的发生,除限制水钠入量外,应限制蛋白质及含钾食物的摄入,以免发生氮质血症及高钾血症;绝对卧床休息以减轻心脏和肾脏负担,并做好透析前的心理护理。

(2)观察患儿血压变化,若血压突然增高,伴剧烈头痛、呕吐、头晕、眼花等,提示高血压脑病,立即报告医师并配合抢救,遵医嘱给予镇静剂、脱水剂等药物治疗。

(3)观察呼吸、心率、脉搏等变化,警惕严重循环充血发生。若发生严重循环充血,应将患儿置于半卧位、吸氧,及时报告医师,并遵医嘱给予利尿剂、强心剂等药物。

**3. 健康教育** 向患儿及其家长宣传本病是自限性疾病,预后良好,极少发展为慢性肾炎。强调限制活动是减少并发症及控制病情进展的重要措施,尤以病初 2 周最为关键。同时向家长介绍控制饮食的重要性,以便引起家长对患儿饮食调控的重视,通过各种方式来调节口味,增强患儿食欲,保证营养供应。说明预防本病的关键是预防链球菌感染,平时应注意锻炼身体、加强营养、增强体质;一旦发生链球菌感染应尽早使用抗生素治疗,并于感染后 2～3 周随访尿常规,及时发现急性肾炎。

**课堂互动:**

患儿,7 岁,因颜面部水肿、头痛、头晕就诊。尿液检查:蛋白(＋＋),红细胞20个/HP,诊断为急性肾小球肾炎。正确的饮食指导是( )。

A. 高脂饮食

B. 高蛋白饮食

C. 无盐饮食

D. 低盐、高糖、高维生素饮食

E. 低盐、高糖、高蛋白饮食

**【护理评价】**

患儿尿量是否增加,水肿是否逐渐消退,血压能否维持在正常范围;患者及家属是否掌握休息、饮食的调控方法,学会自我管理。

# 第三节　肾病综合征

**案例导入**

　　患儿,男,3 岁,全身水肿 1 周入院。1 周前开始于眼睑出现水肿,渐累及全身。查体:面色稍苍白,眼睑、颜面明显水肿;辅助检查:尿蛋白(＋＋＋),血清白蛋白 14.8 g/L,血清总胆固醇 11.45 mmol/L。

　　工作任务:

　　1. 请你提出诊断依据。

　　2. 该患儿的主要护理问题是什么?

　　肾病综合征(nephrotic syndrome,NS)简称肾病,是一组多种原因所致肾小球基底膜通透性增高,导致大量血浆蛋白自尿中丢失引起的一种临床综合征。临床具有四大特点:①大量蛋白尿;②低蛋白血症;③高胆固醇血症;④不同程度水肿。以上第①、②两项为诊断必备条件。

　　肾病综合征在儿童肾脏疾病中发病率仅次于急性肾炎,男女比例为 3.7∶1。发病年龄多为学龄前儿童,3～5 岁为发病高峰。按病因可分为先天性、原发性和继发性三种类型,本节主要叙述原发性肾病综合征(primary nephrotic syndrome,PNS)。

　　**【病因和发病机制】**

　　病因及发病机制目前尚不明确。单纯型肾病综合征的发病可能与 T 淋巴细胞免疫功能紊乱有关。肾炎型肾病综合征患者的肾病变中常可发现免疫球蛋白和补体成分沉积,提示与免疫病理损伤有关,还与遗传及环境有关。

　　**【病理生理】**

　　基本病变是肾小球毛细血管通透性增加,导致蛋白尿,而低蛋白血症、水肿和高胆固醇血症是蛋白尿继发的病理生理改变。

　　**1. 大量蛋白尿**　由于免疫功能紊乱使肾小球毛细血管滤过屏障性质改变,基底膜通透性增高,血浆中分子较小、带负电荷的白蛋白大量滤出,其他还有免疫球蛋白、各种凝血因子、维生素 D 结合蛋白等也可滤出,当超过肾小管的吸收能力时,蛋白随尿排出而出现大量蛋白尿,长时间持续大量蛋白尿能促进肾小球系膜硬化和间质改变,可导致肾功能不全。因此,大量蛋白尿是本病最根本的病理生理改变,是导致其他三大临床特点的根本原因。

　　**2. 低蛋白血症**　血浆蛋白自尿中丢失和肾小球滤过后被肾小管吸收分解是造成低蛋白血症的主要原因,蛋白质分解的增加、蛋白丢失超过肝脏合成蛋白的速度等,也使血浆蛋白含量降低。

　　**3. 高脂血症**　低蛋白血症促进肝脏合成脂蛋白增加,其中大分子脂蛋白难以从肾排出而导致患儿血清总胆固醇、低密度脂蛋白、极低密度脂蛋白增高,形成高脂血症,持续高脂血症可促进肾小球硬化和间质纤维化。

　　**4. 水肿**　水肿的发生与下列因素有关:

（1）低蛋白血症：降低血浆胶体渗透压，当血浆白蛋白低于 25 g/L 时，液体将在间质区滞留；低于 15 g/L 则可有腹腔积液或胸腔积液形成。

（2）血浆胶体渗透压降低，使血容量减少，刺激了渗透压和容量感受器，促使抗利尿激素和肾素-血管紧张素-醛固酮分泌、心钠素减少，最终使远端肾小管钠、水吸收增加，导致水钠潴留。

（3）低血容量使交感神经兴奋性增高，近端肾小管 $Na^+$ 吸收增加。

（4）某些肾内因子改变了肾小管管周体液平衡机制，使近曲小管 $Na^+$ 吸收增加。

**【护理评估】**

**1. 健康史** 询问患儿起病的缓慢，有无明显的诱因，询问患儿水肿开始时间、发生部位、发展顺序及程度，目前有无精神萎靡、疲惫、食欲缺乏、呕吐等症状。了解患儿 24 h 排尿次数及尿量、尿色。询问目前药物治疗情况，用药的种类、剂量、疗效及不良反应等。

**2. 身心状况**

1）临床表现

（1）单纯型肾病综合征：发病年龄多为 2～7 岁，男性发病明显高于女性（2～4）∶1。起病隐匿，常无明显诱因，水肿最常见，开始于眼睑、面部，渐及四肢全身，男孩常有阴囊显著水肿，重者可出现腹腔积液、胸腔积液、心包积液。水肿呈可凹性。病初患儿一般状况尚好，继之出现面色苍白、疲倦、厌食，水肿严重者可有少尿，一般无血尿及高血压。

（2）肾炎型肾病综合征：除具备肾病综合征四大特征外，凡具有以下四项之一或多项者属于肾炎型肾病综合征。①2 周内分别 3 次以上离心尿检查红细胞≥10 个/HP，并证实为肾小球源性血尿者。②反复或持续高血压（学龄期儿童血压多不小于 130/90 mmHg，学龄前儿童血压多不小于 120/80 mmHg），并除外糖皮质激素等原因所致。③肾功能不全，并排除由血容量不足等所致。④持续低补体血症。

（3）并发症：

①感染：是本病最常见的并发症，感染又是病情反复和加重的诱因，影响激素的疗效。常见为呼吸道、皮肤、泌尿道感染和原发性腹膜炎等，其中以上呼吸道感染最多见，占 50% 以上。呼吸道感染中病毒感染常见；细菌感染中以肺炎链球菌为主，结核分枝杆菌感染亦应引起重视。另外，肾病综合征患儿的医院内感染以呼吸道感染和泌尿道感染最多见，致病菌以条件致病菌为主。

②电解质紊乱和低血容量：常见的电解质紊乱有低钠、低钾、低钙血症。由于长期忌盐、大量使用利尿剂以及感染、呕吐和腹泻等均可致低钠血症、低钾血症。低钙血症是由于钙在血液中与白蛋白结合，可随白蛋白由尿中丢失；同时维生素 D 结合蛋白也由尿中丢失，使维生素 D 水平降低，肠钙吸收不良；大剂量激素治疗的患者可出现惊厥、手足搐搦和骨质疏松等。由于低蛋白血症使血浆胶体渗透压降低，有效循环血量不足，易出现低血容量性休克。

③血栓形成和栓塞：肾病综合征高凝状态易致各种动、静脉血栓形成，以肾静脉血栓形成常见，表现为突发腰痛、出现血尿或血尿加重、少尿，甚至发生肾衰竭。

④急性肾衰竭：多数为起病或复发时低血容量所致的肾前性肾衰竭，部分与原因未明的滤过系数减小有关，少数为肾组织严重的增生性病变。

⑤生长延迟：主要见于频繁复发和长期接受大剂量皮质激素治疗的患儿。

2）心理-社会状况　评估患儿及父母对本病的认识程度，治疗对患儿活动、饮食的限制所引起的困惑和压力，评估患儿家庭的居住环境和经济状况等。由于本病是慢性疾病，治疗时间长，且易复发，应了解家长是否因患儿的病情和担心患儿的预后而出现焦虑、恐惧等心理。

3）辅助检查

（1）尿液检查：尿蛋白定性为阳性（＋＋＋～＋＋＋＋），大多可见透明管型和颗粒管型，肾炎型肾病综合征患儿尿内红细胞可增多。尿蛋白定量：24 h 尿蛋白定量≥50 mg/(kg·d)，随机或晨尿尿蛋白/肌酐≥2.0。

（2）血液检查：血浆总蛋白及白蛋白明显减少，血浆白蛋白低于 25 g/L，白蛋白、球蛋白比例（A/G）倒置；胆固醇明显增多（≥5.7 mmol/L）；血沉明显增快；肾炎型肾病综合征者可有血清补体 $C_3$ 降低；有不同程度的氮质血症。多数原发性肾病患儿都存在不同程度的高凝状态、血小板增多、血小板聚集率增加、血浆纤维蛋白原增加、尿纤维蛋白裂解产物（FDP）增高。

（3）经皮肾穿刺组织病理学检查：多数儿童肾病综合征不需要进行诊断性肾活体组织检查。肾病综合征肾活体组织检查的指征：①对糖皮质激素治疗耐药或频繁复发者。②临床或实验证据支持肾炎型肾病综合征或继发性肾病综合征者。

4）治疗要点

（1）一般治疗：

①休息：一般无须严格限制活动，严重水肿、高血压、低血容量的患儿需卧床休息，但应经常变换体位。

②饮食：水肿患儿要限制盐的摄入，摄入量以 60 mg/(kg·d) 为宜，严重水肿、高血压时给无盐或低盐饮食，病情缓解后不必继续限盐；除非存在氮质血症，一般适量供应优质蛋白 1.5～2 g/(kg·d)，在应用糖皮质激素过程中每日应补充给维生素 D 400 U 及适量钙剂。

③防治感染：避免到公共场所；不预防性使用抗生素，一旦发生感染应及时治疗。

（2）利尿：糖皮质激素敏感者用药 7～10 日可利尿，一般无须给予利尿剂，当水肿较重，尤其是有胸腔积液、腹腔积液时可给予利尿剂。

（3）糖皮质激素：有使尿蛋白消失或减少及利尿的作用，为治疗肾病综合征的首选药物。

（4）免疫抑制剂：主要用于激素部分敏感、耐药、依赖及复发的病例。

（5）抗凝治疗：应用肝素、尿激酶、双嘧达莫等可防治血栓。

（6）其他：如免疫调节剂、血管紧张素转换酶抑制剂、中医中药治疗等。

**知识链接**　　　　　　　糖皮质激素疗法 - - - - - - - - - - - - - - - - - - - - - - - - - - - - - - -

【常见护理诊断/问题】

**1. 体液过多** 与低蛋白血症导致水钠潴留有关。

**2. 营养失调:低于机体需要量** 与大量蛋白自尿中丢失有关。

**3. 有感染的危险** 与免疫力低下有关。

**4. 潜在并发症** 电解质紊乱、血栓形成、药物不良反应。

**5. 焦虑** 与病情反复、病程长或担心预后有关。

【护理目标】

(1)水肿逐渐消退、尿液恢复正常。

(2)患儿得到充足的营养。

(3)患儿住院期间保持皮肤完整,不发生感染。

(4)患儿无血栓形成、急性肾衰竭等并发症发生或发生时得到及时发现与处理。

(5)患儿及其家长能叙述疾病的主要表现,了解饮食调整方案及限制活动的意义,患儿和家长以积极乐观的态度配合治疗及护理。

【护理措施】

**1. 一般护理**

1)适当休息 严重水肿和高血压时需卧床休息,以减轻心脏和肾脏的负担,卧床休息时应经常变换体位,以防血管栓塞等并发症,病情缓解后可逐渐增加活动量,但不要过度劳累,以免病情复发。学龄期儿童肾病综合征活动期应休学。

2)营养管理 一般患儿不需要特别限制饮食,但因消化道黏膜水肿使消化能力减弱,患儿应注意减轻消化道负担,给易消化的饮食,如优质的蛋白(乳类、蛋、鱼、家禽等)、少量脂肪、足量碳水化合物及高维生素饮食,激素治疗过程中食欲增加者应适当控制食量。

首先应保证热量的供给,其中糖类占 40%~60%,一般为多糖和纤维,同时增加富含可溶性纤维的饮食如燕麦、米糠及豆类等。为减轻高脂血症应少摄入动物性脂肪,以植物性脂肪为宜,脂肪一般为每日 2~4 g/kg,其中植物性脂肪占 50%。一般不限水,严重水肿、高血压、少尿时应限制钠的入量,给予无盐或低盐饮食(氯化钠 1~2 g/d),严重水肿时氯化钠摄入量应少于 1 g/d,病情缓解后不必长期限盐。蛋白摄入量不宜过多,以控制在每日 1.2~1.8 g/kg 为宜,以优质的蛋白(乳类、蛋、鱼、家禽等)为宜,如出现肾衰竭应限制蛋白质摄入。患儿用糖皮质激素过程中每日应给予维生素 D,25-(OH)D$_3$ 1~2 $\mu$g/(kg·d) 或 1,25-(OH)$_2$D$_3$ 0.025~0.05 $\mu$g/(kg·d),同时补充钙 10~30 mg/(kg·d),铁 2~6 mg/(kg·d),锌 5~20 mg/(kg·d)。

**2. 用药护理**

1)遵医嘱用肾上腺皮质激素 肾上腺皮质激素为治疗肾病综合征的首选药物。激素治疗期间注意每日尿量、尿蛋白变化及血浆蛋白恢复等情况,注意观察糖皮质激素的不良反应,如库欣综合征、高血压、消化性溃疡、骨质疏松等,警惕有无感染及潜在病灶的扩散,有无肾上腺皮质危象、戒断综合征等。遵医嘱及时补充维生素 D 及钙质,以免发生手足搐搦症。

2)遵医嘱用免疫抑制剂 免疫抑制剂治疗适用于激素部分敏感、耐药、依赖及复发的病例。常用药物为环磷酰胺,主要不良反应是胃肠道反应、出血性膀胱炎、脱发、骨髓抑制及远期性腺损害等。宜饭后服药,用药期间要多饮水和定期查血常规。注意白细胞数下降、脱发、胃肠道反应及出血性膀胱炎等的发生。

3)遵医嘱用利尿剂 观察用药前、后尿量及水肿变化,定期查血钠、血钾。尿量过多时应及时与医师联系,因大量利尿可加重血容量不足,有出现低血容量性休克或静脉血栓形成的危险。每日测体重一次,或根据按压水肿部位的凹陷程度判断水肿的情况。有腹腔积液者每日测腹围一次,了解腹腔积液消长情况,同时记录 24 h 液体出入量。

4)遵医嘱用抗凝和溶栓疗法 使用抗凝和溶栓疗法能改善肾病综合征患儿的临床症状,改变患儿对激素的效应,从而达到理想的治疗效果。常用肝素、尿激酶、双嘧达莫等。在使用肝素过程中注意检测凝血时间和凝血酶原时间。

**3. 预防感染**

(1)患儿由于免疫力低下易继发感染,而感染常使病情加重或复发严重感染,甚至可危及患儿生命。应向患儿及其家长解释预防感染的重要性,尽量避免到人多的公共场所。

(2)做好保护性隔离,肾病综合征患儿与感染性疾病患儿分室收治,病房每日进行空气消毒,减少探视人次。

(3)加强皮肤护理。应注意保持皮肤清洁、干燥,及时更换内衣;保持床铺清洁、整齐、被褥松软,经常翻身;水肿严重时,臀部和四肢受压部位垫软垫,或用气垫床;水肿的阴囊可用棉垫或丁字吊带托起,皮肤破损可涂碘伏预防感染。重度水肿时应尽量避免肌内注射,静脉穿刺时要求一次成功,注射后按压局部直至无渗液为止,以减少皮肤感染的机会。帮助患儿勤剪指甲,勿让患儿抓伤皮肤。

(4)做好会阴部清洁,每日用 3‰硼酸坐浴 1~2 次,以预防尿路感染。

(5)注意监测体温、血常规等,及时发现感染灶,发生感染者给予抗生素治疗。预防接种需推迟到病情完全缓解且停用糖皮质激素 6 个月后才能进行。

**4. 心理支持与健康教育**

(1)关心、爱护患儿,多与患儿及其家长沟通,鼓励患儿说出内心感受;合理安排作息时间,根据病情适当娱乐、学习和休息,主动配合治疗及护理;活动时注意安全,避免奔跑及打闹,以防摔伤、骨折。对由于形象改变而引起焦虑者,应多给予解释,说明药物反应是暂时的,尤应注意不要以患儿的形象改变来取笑患儿。

(2)说明激素治疗对本病的重要性,使患儿及其家长主动配合与坚持按计划用药;指导家长做好出院后的家庭护理,强调要遵医嘱继续按时服用激素,不可随便停药,按要求缓慢减量最后停药,每半个月随访一次,对药物减量方法进行指导,切忌骤然停药,以免造成复发。

(3)让患儿及其家长了解感染是本病最常见的并发症及造成复发的主要诱因,因此采取有效措施预防感染至关重要,如避免到人多的公共场所等;病情缓解后患儿可上学,但应避免剧烈活动。预防接种应推迟到病情完全缓解且停用糖皮质激素 6 个月后进行。

(4)教会家长或较大儿童用试纸监测尿蛋白的变化。

**【护理评价】**

(1)患儿水肿逐渐消退,尿蛋白是否转阴。

(2)患儿住院期间有无感染发生。

(3)患儿有无电解质紊乱、血栓形成、急性肾衰竭等情况发生,发生时是否得到及时发现及处理。

（4）患儿及其家长是否了解激素治疗的重要性，服药的剂量及疗程，能否坚持长期规范药物治疗。

# 第四节　泌尿道感染

泌尿道感染（urinary tract infection，UTI）是指病原体直接侵入尿路，在尿液中生长繁殖，并侵犯尿路黏膜或组织而引起损伤。按病原体侵袭的部位不同，分为肾盂肾炎、膀胱炎、尿道炎。肾盂肾炎称为上尿路感染；膀胱炎、尿道炎合称下尿路感染。由于儿童时期感染局限在尿道某一部位者较少，且临床上难以准确定位，故常统称为泌尿道感染。可根据患儿有无临床症状，分为症状性泌尿道感染和无症状性菌尿。

泌尿道感染是儿童泌尿系统常见疾病之一，占儿童泌尿系统疾病的 12.5%。女孩发病率普遍高于男孩，但新生儿、婴幼儿早期，男孩发病率却高于女孩。新生儿、婴幼儿泌尿道感染的局部症状往往不明显，全身症状较重。易漏诊而延误治疗，使感染持续或反复发作从而影响小儿的健康。

无症状性菌尿是儿童泌尿道感染的一个重要组成部分，见于各年龄、性别的儿童，甚至见于 3 个月以下的小婴儿，但以学龄期女孩更常见。

【病因和发病机制】

**1. 病原菌**　多数细菌可引起泌尿道感染，但绝大多数为革兰阴性杆菌，如大肠埃希菌、变形杆菌、肺炎克雷伯菌、铜绿假单胞菌，少数为肠球菌和葡萄球菌。大肠埃希菌是泌尿道感染中最常见的致病菌，占 60%～80%。初次患泌尿道感染的新生儿、所有年龄的女孩和 1 岁以下的男孩，主要致病菌仍是大肠埃希菌，而在 1 岁以上男孩主要致病菌是变形杆菌。

**2. 感染途径**

1）上行感染　致病菌从尿道口上行并进入膀胱，引起膀胱炎，膀胱内的致病菌再经输尿管移行至肾脏，引起肾盂肾炎，是儿童泌尿道感染的最主要途径。主要致病菌是大肠埃希菌，其次是变形杆菌、肠杆菌。

2）血源性感染　通常可为全身性败血症的一部分，主要见于新生儿和小婴儿。致病菌主要为金黄色葡萄球菌。

3）淋巴感染和直接蔓延　结肠内的细菌和盆腔感染可通过淋巴管感染肾脏，肾脏周围邻近器官和组织的感染也可直接蔓延。

**3. 易感因素**

1）生理特点　与小儿泌尿系统解剖生理特点有关。女婴尿道短，且外口暴露又邻近肛门，男婴常有包茎，且婴幼儿输尿管长而弯曲，管壁肌肉和弹力纤维发育不良，容易受压及扭曲导致梗阻而发生尿潴留，诱发感染。

2）周围条件　尿道周围菌种的改变及尿液性状的变化，为条件致病菌入侵和繁殖创造了条件。

3)免疫因素 泌尿道感染患儿的 SIgA 产生存在缺陷,使尿中的 SIgA 的浓度减低,增加了发生泌尿道感染的机会。

4)畸形 先天性或获得性尿路畸形,增加尿路感染的危险性。

5)全身性因素 营养不良、糖尿病、高钙血症、高血压、慢性肾疾病及长期使用糖皮质激素或免疫抑制剂的患儿,其泌尿道感染的发病率可增高。

**4. 细菌毒力** 除以上个体因素所起的作用外,对没有泌尿系结构异常的儿童,入侵微生物的毒力是决定细菌能否引起上行感染的主要因素。

【护理评估】

**1. 健康史** 评估患儿有无抵抗力下降的诱因,如营养不良、受凉及长期应用糖皮质激素或免疫抑制剂等。观察患儿是否穿开裆裤,询问患儿病前是否经常坐地玩耍、有无大便后未及时清洗会阴部的情况、有无蛲虫感染等,是否留置导尿管,有无尿路损伤或异物等诱因。慢性感染者注意有无泌尿道畸形。

**2. 身心状况**

1)临床表现

(1)急性泌尿道感染:病程多在 6 个月以内,不同年龄组症状不同。

①新生儿:临床症状极不典型,多以全身症状为主,如发热或体温不升、苍白、吃奶差、呕吐、腹泻等。许多患儿有生长发育停滞,体重增长缓慢或不增,伴有黄疸者较多见。部分患儿可有嗜睡、烦躁,甚至惊厥等神经系统症状。新生儿泌尿道感染常伴有败血症,但其局部排尿刺激症状多不明显,30% 的患儿血和尿培养出的致病菌一致。

②婴幼儿:仍以全身症状为主,局部症状轻微或缺如。以发热最突出,可出现高热、拒食、呕吐、腹泻等。部分患儿可有尿路刺激症状如排尿中断、排尿时哭闹、夜间遗尿等。由于尿频致尿布经常浸湿可引发顽固性尿布皮炎。

③年长儿:表现常与成人相似。上尿路感染多有发热、寒战、腰痛、肾区叩击痛,有时也伴有尿路刺激症状;下尿路感染以膀胱刺激症状如尿频、尿急、尿痛等局部症状为主,全身症状轻微。

(2)慢性泌尿道感染:病程在 6 个月以上,轻者可无明显症状,也可间断出现发热、脓尿或菌尿。反复发作者可有贫血、生长发育迟缓,重症者肾实质损害,出现肾功能不全及高血压等。

(3)无症状性菌尿:在常规的尿筛查中,可以发现健康儿童存在着有意义的菌尿,但无任何尿路感染症状。这种现象可见于各年龄组,在儿童中以学龄女孩常见。无症状性菌尿患儿常同时伴尿路畸形和既往有症状的尿路感染史。

2)辅助检查

(1)尿常规:清洁中段尿离心沉渣镜检中白细胞 $>10$ 个/HP,即可怀疑为尿路感染,血尿也常见。肾盂肾炎患儿有中等蛋白尿、白细胞管型尿及晨尿的比重减小和渗透压减低。

(2)尿培养细菌学检查:尿细菌培养及菌落计数是诊断泌尿道感染的主要依据。

①清洁中段尿细菌培养:菌落计数超过 $10^5$/mL 便可确诊,菌落计数在 $10^4 \sim 10^5$/mL 为可疑,菌落计数少于 $10^4$/mL 或多种杂菌生长时,则尿液污染的可能性大。应结合患儿性别、有无症状、细菌种类及繁殖力综合评价临床意义。通过耻骨上膀胱穿刺获取的尿培

养,只要发现有细菌生长,即有诊断意义。对于伴有严重尿路刺激症状的女孩,如果尿中有较多白细胞,中段尿细菌定量培养$\geqslant 10^2$/mL,且致病菌为大肠埃希菌类或腐物寄生球菌等,也可诊断为泌尿道感染。

②尿细菌涂片:取新鲜尿一滴直接涂片革兰染色,油镜下观察,每个视野$\geqslant 1$个细菌,表明尿中菌落计数$\geqslant 10$万/mL,有诊断意义。

(3)影像学检查:影像学检查的主要目的如下。①检查泌尿系统有无先天性或获得性畸形。②了解慢性肾损害或瘢痕进展情况。③辅助上尿路感染的诊断。反复感染或迁延不愈者应进行影像学检查,以观察有无泌尿系统畸形和膀胱输尿管反流。常用的有B型超声检查、静脉肾盂造影加断层摄片(检查肾瘢痕形成)、排泄性膀胱造影、肾核素造影和CT扫描等。

3)治疗要点

(1)一般治疗:急性期应卧床休息,鼓励多饮水,勤排尿;女童应注意清洁外阴。加强营养,以增强机体的抵抗力。对症治疗包括,对高热、头痛、腰痛的患儿应给予解热镇痛剂缓解症状。对尿路刺激症状明显者,可用阿托品等抗胆碱类药物治疗,也可以给予碳酸氢钠口服碱化尿液,减轻尿路刺激症状。

(2)抗菌治疗:宜及早开始抗菌药物治疗,在留尿送尿细菌培养后即可进行。婴幼儿难以区分感染部位且有全身症状者应按上尿路感染用药。

【常见护理诊断/问题】

**1. 体温过高** 与细菌感染有关。

**2. 排尿异常** 与膀胱、尿道炎症有关。

**3. 知识缺乏** 家长及年长患儿缺乏本病的防护知识。

【护理措施】

**1. 维持正常体温**

1)休息 急性期应卧床休息,鼓励患儿大量饮水,通过增加尿量起到冲洗尿道作用,减少细菌在尿道的停留时间,促进细菌、毒素和炎症分泌物的排出;多饮水还可降低肾髓质及乳头部组织的渗透压,不利于细菌生长繁殖。

2)饮食 给予流质或半流质饮食,食物应易于消化,含足够热量、丰富的蛋白质和维生素,以增加机体抵抗力。

3)降温 监测体温变化,高热者给予物理降温或药物降温。

**2. 减轻排尿异常**

(1)保持会阴部清洁,便后冲洗外阴,小婴儿勤换尿布,尿布用开水烫洗晒干,或煮沸、高压消毒。

(2)婴幼儿哭闹、尿道刺激症状明显者,可应用山莨菪碱等抗胆碱药。

(3)遵医嘱用抗菌药物,注意观察药物不良反应。留送细菌培养尿标本后即可开始治疗。口服抗菌药物可出现恶心、呕吐、食欲减退等现象,饭后服药可减轻胃肠道症状;服用磺胺类药时应多喝水,并注意有无血尿、尿少、尿闭、过敏反应等。

(4)遵医嘱取尿培养标本。留尿培养标本时,常规清洁消毒外阴,取中段尿及时送检。婴幼儿用无菌尿袋收集尿标本。如疑其结果不可靠者可行耻骨上膀胱穿刺抽取尿标本,方法是患儿取平卧位,在膀胱充盈状态下(可在下腹部叩及或触及),常规消毒皮肤,用25号或22号针在耻骨联合上一横指宽腹中线处穿刺,抽取1～2 mL尿做细菌培养。必要时行导尿术,严格无菌操作。

**3. 密切观察病情变化**

(1)密切监测体温变化,体温过高时给予适当降温。新生儿出现体温不升时,应注意保暖并密切观察病情变化,做好记录。

(2)观察患儿排尿次数、尿色、尿量、尿味及排尿时的表情,并做好记录。

**4. 健康教育**

(1)向患儿及其家属介绍本病的护理及预防要点,指导家长为婴儿勤换尿布、便后清洗臀部,保持清洁,减少上行感染;及时发现男孩包茎、女孩处女膜伞、蛲虫前行尿道等情况,并及时处理。

(2)指导按时服药,定期复查,防止复发与再感染。一般急性感染于疗程结束后每月随访一次,除做尿常规检查外,还应做中段尿培养,连续3个月,如无复发,可以认为痊愈。反复发作者,每3～6个月复查一次,随访2年或更长时间。

在线答题

(刘田宇)

# 第十一章
# 血液系统疾病患儿的护理

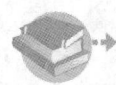 **学习目标**

1. **掌握**：小儿血常规的特点；小儿贫血的标准、贫血的分度、分类及临床表现；营养性缺铁性贫血和营养性巨幼细胞贫血的护理评估要点、护理措施。
2. **熟悉**：小儿出生后造血的特点。
3. **了解**：胚胎期造血的特点。

## 第一节　小儿造血和血液特点

### 一、造血特点

小儿造血分为胚胎期造血和出生后造血。

（一）胚胎期造血

胚胎期造血首先在卵黄囊，然后在肝脏、脾脏、胸腺和淋巴结，最后在骨髓，因而形成三个不同的造血期（图 11-1）。

**1. 中胚叶造血期**　自胚胎第 3 周起卵黄囊开始造血，在卵黄囊上形成许多血岛，其间的细胞分化成初级原始红细胞。自胚胎第 6～8 周，血岛开始退化，中胚叶造血开始减退，至第 12～15 周时消失。

**2. 脾肝造血期**　胚胎中期以肝造血为主，肝脏造血自胚胎第 6～8 周开始，首先出现有核红细胞，以后产生粒细胞和巨核细胞，4～5 个月时达高峰，以后逐渐减退，至出生时停止。脾脏约于胚胎第 8 周参与造血，主要产生红细胞、粒细胞、淋巴细胞和单核细胞。但时间较短，造血功能不强，至胚胎 5 个月后仅保留成淋巴细胞的功能，但可持续终生。胸腺、淋巴结于胚胎第 8～11 周开始，参与淋巴细胞的形成。

**3. 骨髓造血期**　骨髓在胚胎第 6 周时已出现，但自胎儿 4 个月才开始造血，6 个月之

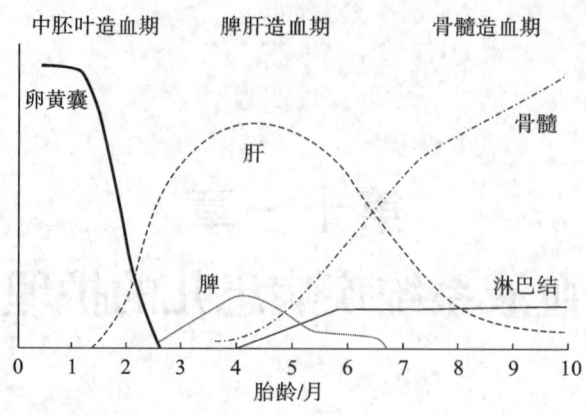

图 11-1　胚胎期造血

后骨髓成为胎儿期主要的造血器官,出生 2～5 周后成为唯一的造血器官。

### (二)出生后造血

**1. 骨髓造血**　小儿出生后主要是骨髓造血,各种血细胞均在此生成。婴幼儿期所有骨髓均为红骨髓,全部参与造血,以满足生长发育的需要,所以造血的代偿能力比较差。5～7 岁后长骨中部分红骨髓逐渐转变为黄骨髓,18 岁以后红骨髓仅限于长骨骨骺端、短骨、扁骨及不规则骨等骨骼。黄骨髓有潜在的造血功能,当造血需要增加时,可转变为红骨髓,重新发挥造血功能。婴幼儿缺乏黄骨髓,造血的代偿能力差,当造血需要增加时,可出现骨髓外造血。

**2. 骨髓外造血**　在正常情况下,骨髓外造血极少。当婴幼儿时期,由于各种原因(如严重感染、溶血性贫血等)需要增加造血时,肝、脾和淋巴结可恢复到胎儿时期的造血状态,表现为肝、脾、淋巴结肿大,周围血象出现有核红细胞和(或)幼稚中性粒细胞,这是小儿造血器官的一种特殊反应,称为"骨髓外造血"。当病因去除后,即可恢复正常。

## 二、血液特点

小儿在其不同年龄段血常规各有特点,尤其以婴幼儿变化最大。

### (一)红细胞数和血红蛋白量

小儿在胎儿期处于相对缺氧状态,红细胞数和血红蛋白水平相对较高,出生时红细胞数为 $(5.0～7.0)\times10^{12}$/L,血红蛋白量为 150～220 g/L。出生后随着自主呼吸的建立,血氧含量增加,而胎儿红细胞寿命较短,较多的红细胞于短期内破坏发生生理性溶血,至出生后 10 日左右红细胞数及血红蛋白量约减少 20%,加之婴儿生长发育迅速,血液循环量迅速增加,以及红细胞生成素不足等因素,红细胞数和血红蛋白量逐渐降低。至生后 2～3 个月时红细胞数降至 $3.0\times10^{12}$/L,血红蛋白量降至 100 g/L 左右,出现轻度贫血,称为"生理性贫血"。以后骨髓造血功能逐渐增强,红细胞数和血红蛋白量又逐渐上升,至 12 岁左右达成人水平。

### (二)白细胞总数与分类

小儿出生时血液中白细胞总数较多,一般为 $(15～20)\times10^9$/L,生后 6～12 h 达(21～

28)$\times 10^9$/L,以后逐渐下降,生后 1 周时约为 $12\times 10^9$/L,婴儿期白细胞数维持在 $10\times 10^9$/L左右;8 岁后接近成人水平。

白细胞分类变化主要是中性粒细胞与淋巴细胞比例的变化。出生时小儿中性粒细胞比例较高,约占 0.65,淋巴细胞约占 0.30。随着白细胞总数的下降,中性粒细胞比例也相应下降,出生后 4~6 日时两者比例约相等,形成第一次交叉;之后淋巴细胞约占 0.60,中性粒细胞约占0.35,至 4~6 岁时两者又相等,形成第二次交叉;7 岁后白细胞分类与成人相似。嗜酸性粒细胞、嗜碱性粒细胞及单核细胞各年龄期相似。

### (三)血小板数

小儿各年龄段血小板数与成人相差不大,参考值为$(150\sim 300)\times 10^9$/L。

### (四)血红蛋白的种类

正常血红蛋白分为三种,两种成人型血红蛋白(HbA、HbA2)和一种胎儿型血红蛋白(HbF)。胎儿期胎儿型血红蛋白(HbF)占 65%~90%,出生时约为 70%,以后迅速下降,1 周岁时 HbF<5%,2 岁时达成人水平,HbF<2%,主要为成人型血红蛋白所代替(HbA 占 95%,HbA2 占 2%~3%)。

### (五)血容量

小儿血容量相对成人为多,新生儿血容量约占体重的 10%,平均 300 mL;儿童血容量占体重的 8%~10%,成人血容量占体重的 6%~8%。

# 第二节 小儿贫血概述

贫血(anemia)是指外周血中单位容积内红细胞数或血红蛋白量低于正常。儿童年龄不同,诊断贫血的标准也有差异。小儿贫血的国内诊断标准是:新生儿血红蛋白(Hb)<145 g/L,1~4个月 Hb<90 g/L,4~6 个月 Hb<100 g/L。6 个月以上则按世界卫生组织的标准:6 个月至 6 岁 Hb<110 g/L,6~14 岁 Hb<120 g/L 为贫血。海拔每升高 1000 m,Hb 标准上升 4%。

## 一、贫血的分类

由于贫血的病因和发病机制多种多样,尚没有一个既能阐明病因及发病机制,又能指导临床的统一分类方法。目前多采用病因学分类和形态学分类。

### (一)病因学分类

病因学分类是临床上最常用的分类方法,根据引起贫血的病因和发病机制的不同可分为以下三类。

**1. 红细胞及血红蛋白生成不足性贫血**

1)造血物质缺乏 如铁缺乏所致的缺铁性贫血,维生素 $B_{12}$、叶酸缺乏所致的营养性巨幼细胞贫血,维生素 $B_6$ 缺乏、维生素 C 缺乏所致的贫血等。

2)骨髓造血功能障碍 如再生障碍性贫血(原发性及继发性),单纯红细胞再生障碍性贫血。

3）其他　如慢性感染、炎症、肾脏病、铅中毒、恶性肿瘤等伴发的贫血。

**2. 溶血性贫血**　因红细胞内在异常或外在因素导致红细胞破坏过多。

1）红细胞内在因素　遗传性球形细胞增多症、葡萄糖-6-磷酸脱氢酶缺乏症、海洋性贫血等。

2）红细胞外在因素　如新生儿溶血病、自身免疫性溶血性贫血,感染,物理、化学因素,药物等。

**3. 失血性贫血**

1）急性失血性贫血　如外伤性失血、出血性疾病等。

2）慢性失血性贫血　如钩虫病、消化性溃疡、肠息肉等。

## （二）形态学分类

根据红细胞平均容积（MCV）、红细胞平均血红蛋白量（MCH）和红细胞平均血红蛋白浓度（MCHC）将贫血分为四类（表 11-1）。

表 11-1　贫血的细胞形态学分类

|  | MCV/fL | MCH/pg | MCHC/（%） |
|---|---|---|---|
| 正常值 | 80～94 | 28～32 | 32～38 |
| 大细胞性 | ＞94 | ＞32 | 32～38 |
| 正细胞性 | 80～94 | 28～32 | 32～38 |
| 单纯小细胞性 | ＜80 | ＜28 | 32～38 |
| 小细胞低色素性 | ＜80 | ＜28 | ＜32 |

临床大多采用病因学分类,形态学分类有助于病因推断。小儿贫血以营养性为最常见,尤其是缺铁性贫血;其次是感染性贫血、溶血性贫血。

## 二、贫血的分度

根据外周血的血红蛋白含量可将贫血分为四度（表 11-2）。

表 11-2　贫血的分度

|  |  | 轻度 | 中度 | 重度 | 极重度 |
|---|---|---|---|---|---|
| 血红蛋白/（g/L） | 儿童 | 90～120 | 60～90 | 30～60 | ＜30 |
|  | 新生儿 | 120～144 | 90～120 | 60～90 | ＜60 |
| 红细胞（×10$^{12}$/L） |  | 3～4 | 2～3 | 1～2 | ＜1 |

# 第三节 营养性缺铁性贫血

**案例导入**

小星，女，14 个月，家里长期单纯以牛乳对其进行喂养，未及时正确添加辅助食品，近 1 个月来发现小星面色渐苍白，不爱活动，无发热、皮肤黏膜无黄染，无呕血、便血及皮肤出血，遂到门诊就诊。

工作任务：

1. 小星可能患了什么疾病？
2. 对患儿进行护理评估，需要收集哪些资料？

营养性缺铁性贫血（nutritional iron deficiency anemia，NIDA）又称营养性小细胞性贫血，是由于体内铁缺乏引起血红蛋白合成减少所致的一种小细胞低色素性贫血。本病多发生于 6 个月至 2 岁的婴幼儿及青春期少女，严重危害儿童健康，是儿童贫血中最常见的一种类型，是我国重点防治的小儿疾病之一。

**【病因】**

铁是构成血红蛋白必需的原料，任何引起体内铁缺乏的原因均可导致贫血。

**1. 先天储铁不足** 胎儿在孕后期的 3 个月从母体获得的铁最多（平均为 4 mg/d），可满足其出生后 4～5 个月造血的需要。早产、双胎、多胎、胎儿失血、孕母患严重缺铁性贫血等可使胎儿储存铁减少。

**2. 铁摄入量不足** 食物铁供应不足是引起小儿缺铁性贫血的主要原因。婴儿单纯母乳、牛乳及谷类等低铁食品喂养而未及时添加换乳期食物，如蛋黄、动物肝脏、瘦肉、鱼、木耳等含铁丰富的辅食，则易发生营养性缺铁性贫血。年长儿偏食、挑食等不良饮食习惯可导致铁摄入量不足。

**3. 生长发育快** 婴儿期、青春期生长发育迅速及血容量增加快，对铁的需要量增加，先天储铁用尽后则引起铁的缺乏，尤其是早产儿、极低出生体重儿生长发育更快，对铁的需要量更多，不及时补充含铁丰富的辅食，更容易发生缺铁。

**4. 铁的吸收利用障碍** 食物搭配不合理可影响铁的吸收，儿童患有急、慢性感染、长期腹泻、呕吐等疾病时，可影响铁的吸收与利用。

**5. 铁的丢失过多** 长期慢性失血如消化性溃疡、肠息肉、钩虫病、膈疝等可造成肠道慢性失血；少女月经量过多；用未经加热的鲜牛奶喂养婴儿，可因蛋白过敏也可引起肠出血。每丢失 1 mL 血相当于丢失 0.5 mg 元素铁。因此，长期慢性失血可导致铁缺乏。

**知识链接** 铁在体内的代谢

**【发病机制】**

铁是合成血红蛋白的原料。缺铁时血红素形成不足,血红蛋白合成减少,因而新生的红细胞内血红蛋白含量不足,胞质减少,红细胞体积变小;而缺铁对细胞的分裂、增生影响较小,故红细胞数量减少的程度不如血红蛋白减少明显,从而形成小细胞低色素性贫血。

缺铁还可影响肌红蛋白的合成以及使体内许多含铁酶和铁依赖酶的活性降低,引起细胞功能发生紊乱,出现一些非血液系统症状。

**【护理评估】**

**1. 健康史** 应注意评估母亲的妊娠史,母亲妊娠期间有无贫血,有无早产、多胎、脐带结扎过早等引起先天储铁不足的因素;全面了解患儿的喂养方式和饮食习惯,是否长期乳类喂养而未及时添加含铁丰富的辅食,有无挑食、偏食等不良饮食习惯,导致铁的摄入不足;了解儿童生长发育的情况,判断是否有铁的需要量增加;以及有无慢性腹泻、肠道寄生虫等疾病而造成铁的吸收利用障碍。

**2. 身心状况**

1)临床表现　起病缓慢,多不能确定准确发病时间,其临床表现随病情轻重而不同,常因其他疾病就诊时发现本病。

(1)一般表现:皮肤黏膜逐渐苍白为突出表现,以唇、口腔黏膜及甲床最为明显。易疲乏无力,不爱活动,常有烦躁不安或精神不振。年长儿常有学习和劳作不能持久,可诉头晕、耳鸣、眼前发黑等。

(2)髓外造血表现:由于骨髓外造血反应,肝、脾、淋巴结可肿大。年龄越小、病程越长、贫血越重,肝、脾、淋巴结肿大越明显。

(3)非造血系统表现:

①消化系统:常有食欲减退、呕吐、腹泻,可出现口腔炎、舌炎或舌乳头萎缩,少数有异食癖,如喜食泥土、墙皮、煤渣等。重者可出现萎缩性胃炎或吸收不良综合征等。

②神经系统:常有烦躁不安或精神萎靡不振,易激动,年长儿注意力不集中、理解力降低、记忆力减退,智力可低于同龄儿。

③心血管系统:贫血明显时心率增快,严重者心脏扩大,心前区可闻及收缩期吹风样杂音,重者可发生心力衰竭。

④其他:皮肤干燥、毛发枯黄,易脱落。因细胞免疫功能低下,常合并感染。也可因上皮组织异常而出现反甲。

2)心理-社会状况　评估患儿及其家长的心理状态,对本病的病因及防护知识的了解程度,对健康的需求及家庭背景等。

3)辅助检查

(1)血常规:呈小细胞低色素性贫血。红细胞和血红蛋白均减少,以血红蛋白减少为主。血涂片可见红细胞大小不等,以小细胞为多,中央淡染区扩大。网织红细胞数正常或轻度减少。白细胞、血小板一般无明显异常。

(2)骨髓象:红细胞系增生活跃,以中、晚幼红细胞增生为主。各期红细胞体积均较小,胞质少,边缘不规则,染色偏蓝,胞质成熟度落后于胞核。粒细胞系和巨核细胞系一般无明显异常。

(3)铁代谢检查：

①血清铁蛋白(SF)：SF 值可较敏感地反映体内储存铁情况，当 SF<12 $\mu$g/L 时提示缺铁。

②血清铁(SI)<10.7 $\mu$mol/L，总铁结合力(TIBC)>62.7 $\mu$mol/L，运铁蛋白饱和度(TS)<15%。这三项反映血浆中铁的含量。

③红细胞游离原卟啉(FEP)：FEP>0.9 $\mu$mol/L。

【常见护理诊断/问题】

**1. 活动无耐力** 与贫血致组织器官缺氧有关。

**2. 营养失调：低于机体的需要量** 与铁的供应不足，先天储铁不足，吸收不良，丢失过多或消耗增加有关。

**3. 有感染的危险** 与机体免疫功能下降有关。

**4. 知识缺乏** 家长及年长患儿缺乏营养知识及本病的防护知识。

【护理目标】

(1)患儿的活动量逐渐增加，活动时无头晕、心悸、气促等症状。

(2)患儿不良饮食习惯被纠正，营养状况改善，贫血得到纠正。

(3)患儿不发生感染或虽发生感染但得到有效控制。

(4)家长和年长儿掌握有关疾病的知识，积极主动配合治疗。

【护理措施】

**1. 一般护理**

1)合理安排休息与活动 轻中度贫血患儿，一般不需要卧床休息，可适当参加一些活动，但要避免劳累和参加剧烈运动，生活要有规律，睡眠要充足。重症患儿应限制其活动量，并协助患儿的日常生活，减少机体耗氧量，必要时吸氧、卧床休息，以减轻心脏负担防止发生心力衰竭。对于易烦躁激动的患儿，护理时要耐心细致，使其保持安静，避免加重病情。居住的环境应阳光充足、空气清新、安静整洁。

2)饮食护理

(1)贫血的患儿多有食欲不振，喂养时要有耐心，创造良好的进食环境，食物应新鲜，注意食物的色、香、味，可少量多餐，根据医嘱给患儿服用消化酶类，促进消化，增进食欲。

(2)补充含铁丰富且易吸收的食物，如动物肝、血、瘦肉、鱼类、蛋黄；豆类、黑木耳、紫菜、海带及绿叶蔬菜等。合理搭配饮食，如含维生素 C、氨基酸、果糖丰富的食物有利于铁的吸收，可与铁剂或含铁食品同时进食。牛奶、茶、咖啡、钙剂、麦麸、抗酸药物等可抑制铁的吸收，应避免与含铁食品同服。鲜牛奶必须加热处理后喂养婴儿，以减少因过敏而致肠出血。

(3)养成均衡饮食习惯，纠正偏食、挑食、爱吃零食的不良饮食习惯。

3)预防感染 注意保暖、隔离，尽量不到人群密集的公共场所去，不要与感染患儿同居一室，避免交叉感染。鼓励患儿多饮水，保持口腔清洁。保持皮肤清洁，勤洗澡及更换内衣。

**2. 遵医嘱正确应用铁剂，观察疗效及不良反应**

1)补充铁剂 铁剂是治疗缺铁性贫血的特效药。通常选择容易吸收的二价铁，常用制剂有硫酸亚铁(含铁 20%)、富马酸亚铁(含铁 30%)、葡萄糖酸亚铁(含铁 12%)等。口服剂量以元素铁计算,每日 2～6 mg/kg,分 3 次口服。疗程至血红蛋白达正常后 2 个月停药。口服铁剂不能耐受或吸收不良者可采用注射铁剂(如右旋糖酐铁)。

2)口服铁剂的注意事项　口服铁剂可引起恶心、呕吐、腹泻等胃肠道症状。应从小剂量开始,逐渐加至足量,并在两餐之间服用,以减少对胃肠道的刺激,同时亦有利于吸收。铁剂可与维生素 C、果汁、稀盐酸等同服,以利于吸收。避免与牛奶、茶水、咖啡、钙剂等同时服用,以免影响铁的吸收。液体铁剂可使牙齿黑染,可用吸管或滴管服药;服用铁剂后,大便可呈黑色或柏油样,停药后恢复。

3)不良反应　注射铁剂可引起局部疼痛、静脉痉挛、静脉炎等,应深部肌内注射,每次更换注射部位,减少局部刺激;并观察有无荨麻疹、发热、头痛、关节痛、过敏性休克等不良反应。

4)疗效观察　服用铁剂 12～24 h 临床症状好转,烦躁等精神症状减轻,食欲增加。36～48 h 开始出现红细胞系增生现象。2～3 日后网织红细胞开始升高,5～7 日达高峰,以后逐渐下降,2～3 周后降至正常。1～2 周后血红蛋白开始上升,一般 3～4 周达正常。如用药 3～4 周仍无效,应查找原因,如剂量不足、制剂不良、导致铁不足的因素继续存在等。

**3. 输血的护理**　一般病例不需输血,重度贫血并发心功能不全或明显感染者可少量多次输血,每次输血量不超过 7 mL/kg。贫血越重,一次输血量越少,输血速度越慢。也可输给浓缩红细胞或压积红细胞。

输血前注意检验血型、交叉配血,输血过程严格执行无菌操作,密切观察有无输血反应,疑有输血反应时,应立即减速或停止输血,及时报告医师紧急处理。

**4. 心理护理**　关心爱护患儿,向家长及年长患儿介绍本病的病因、临床表现、预后等知识,让他们了解诊疗方法、护理措施,使他们能够减少焦虑、恐惧,树立信心,主动配合检查、治疗和护理。

**5. 健康教育**　通过卫生宣教,让家长及年长儿认识到缺铁的危害,并做好预防工作,从而降低本病的发病率。

(1)加强孕期及喂乳期的母亲保健,孕妇及乳母应多食含铁丰富的食物,及时发现和治疗贫血。

(2)指导合理喂养,提倡母乳喂养,及时添加含铁丰富的辅食。年长儿要养成良好的饮食习惯,避免挑食、偏食和食用过多的零食。

(3)指导家长对于早产儿、多胞胎及低出生体重儿,应从出生后 2 个月左右给予铁剂(元素铁不超过每日 2 mg/kg,最大不能超过 15 mg/d)预防。

(4)宣传贫血的危害性,定期对儿童进行体检,做到早发现、早治疗。

---

**课堂互动:**

　　为了预防缺铁性贫血,早产儿、低出生体重儿开始添加铁剂的时间为(　　)。

　　A. 3～4 个月　　　　B. 2 个月左右　　　　C. 1 个月左右

　　D. 出生后　　　　　E. 其余选项都是

【护理评价】

患儿倦怠、乏力症状是否减轻,活动耐力有无增强。能否正确选择含铁丰富的食物,合理安排患儿饮食,并正确服用铁剂。家长及年长儿是否知道本病的病因,并主动配合治疗,参与护理患儿。

# 第四节 营养性巨幼细胞贫血

营养性巨幼细胞贫血(nutritional megaloblastic anemia,NMA)是由于维生素 $B_{12}$ 和(或)叶酸缺乏所致的一种大细胞性贫血,以 6 个月至 2 岁的婴幼儿多见,起病缓慢。尤其是在维生素 C 缺乏及感染时容易发病。主要临床特点是贫血、神经精神症状、红细胞的胞体变大以及骨髓中出现巨幼红细胞,用维生素 $B_{12}$ 和(或)叶酸治疗有效。

【病因和发病机制】

**1. 引起维生素 $B_{12}$ 和叶酸缺乏的原因**

1)维生素 $B_{12}$ 缺乏的原因

(1)储存不足:胎儿可从母体获得维生素 $B_{12}$,并储存于肝脏,供出生后造血所需。如孕妇缺乏维生素 $B_{12}$,可致胎儿维生素 $B_{12}$ 储存不足。

(2)摄入不足:单纯母乳喂养而未及时添加换乳期食物,以及年长儿偏食、挑食者易引起维生素 $B_{12}$ 缺乏。

(3)代谢吸收障碍:内因子缺乏导致维生素 $B_{12}$ 吸收障碍。

(4)需要量增加:因婴儿生长发育较快,对维生素 $B_{12}$ 需要量相对增加;严重感染可使维生素 $B_{12}$ 的消耗增加。

2)叶酸缺乏的原因

(1)摄入不足:单纯牛乳或羊乳喂养而未及时添加换乳期食物。

(2)吸收不良:慢性腹泻、小肠疾病、小肠切除等使叶酸吸收减少。

(3)药物作用:长期或大量应用广谱抗生素使肠道细菌合成叶酸减少,抗叶酸制剂(氨甲蝶呤、嘌呤等)及某些抗癫痫药(苯妥英钠、苯巴比妥钠等)可致叶酸缺乏。

(4)代谢障碍:某些参与叶酸代谢的酶缺乏及遗传性叶酸代谢障碍可致叶酸缺乏。

**2. 发病机制** 维生素 $B_{12}$ 或叶酸缺乏使 DNA 合成减少,红细胞的分裂和增生时间延长,而血红蛋白的合成不受影响,使红细胞胞质增多,胞核发育落后于胞质,红细胞体积变大,形成巨幼红细胞。DNA 合成不足也可使粒细胞和巨核细胞成熟障碍,胞体增大,出现巨大幼稚粒细胞和中性粒细胞分叶过多现象。另外,维生素 $B_{12}$ 与神经髓鞘中脂蛋白的形成有关,当维生素 $B_{12}$ 缺乏时,致使神经髓鞘的结构不完整,导致周围神经变性,神经细胞出现退行性病变,因而出现精神神经症状。

**知识链接** 维生素 $B_{12}$ 和叶酸的代谢

**【护理评估】**

**1. 健康史**

(1)应全面了解儿童的喂养方式及饮食习惯,是否长期单纯乳类喂养尤其是羊乳喂养而未及时添加富含叶酸、维生素 $B_{12}$ 的辅食,年长儿有无偏食、挑食等不良饮食习惯,致使叶酸和维生素 $B_{12}$ 摄入不足。

(2)有无胃肠道疾病、肝脏疾病等造成叶酸和维生素 $B_{12}$ 吸收障碍。

(3)是否有儿童生长发育的速度过快导致维生素 $B_{12}$ 和叶酸的需要量增加等因素存在。

**2. 身心状况**

1)临床表现　起病缓慢,临床上以轻度和中度贫血多见。

(1)一般表现:多呈虚胖或伴轻度水肿,毛发稀疏,皮肤可见出血点或淤斑。

(2)贫血表现:患儿面色蜡黄,疲乏无力。常伴有肝、脾和淋巴结肿大。

(3)神经精神症状:表情呆滞、嗜睡,对外界反应迟钝,少哭不笑,智力、动作发育落后,甚至出现倒退现象,严重者可出现头部、肢体、躯干和全身震颤,甚至抽搐,肌张力增强,腱反射亢进,踝阵挛阳性。单纯叶酸缺乏者不发生神经系统症状,但可导致精神异常。

(4)其他:多有食欲不振、腹泻、呕吐和舌炎等。重症患儿可有心脏扩大、心前区收缩期杂音、心力衰竭等。易发生感染和出血。

2)心理-社会状况　评估患儿及其家长对本病的病因及预防知识的了解程度,以及对健康的需求及家庭背景等。年长儿是否因贫血导致肢体震颤,以及精神不集中、记忆力减退导致学习成绩下降,从而引起自卑、焦虑、恐惧心理。家长由于缺乏本病的相关知识,担心患儿的病情会对儿童今后造成影响,从而产生歉疚、担忧、焦虑心理。

3)辅助检查　血常规检查示红细胞数减少较血红蛋白下降更明显,红细胞体积大,中央淡染区不明显,还可见巨大幼粒细胞,中性粒细胞核分叶过多现象。骨髓象示红细胞系统增生明显活跃,各期幼红细胞巨幼变,细胞核发育落后于细胞质。血清维生素 $B_{12}$ 和叶酸含量测定均低于正常(维生素 $B_{12}$ 正常值为 $200\sim800$ ng/L,小于 100 ng/L 时示有缺乏;叶酸正常值为 $5\sim6$ μg/L,小于 3 μg/L 时示有缺乏)。

**【常见护理诊断/问题】**

**1. 活动无耐力**　与贫血导致组织缺氧有关。

**2. 营养失调:低于机体的需要量**　与维生素 $B_{12}$ 和(或)叶酸摄入不足,以及吸收不良等有关。

**3. 生长发育障碍**　与营养不足、贫血及维生素 $B_{12}$ 缺乏影响生长发育有关。

**4. 知识缺乏**　与家长营养知识不足及缺乏本病护理知识等有关。

> **课堂互动:**
>
> 　　2 岁男孩,消瘦,食欲差,脸色苍白,1 岁半时会行走和说短语,目前不能走,不会叫爸爸和妈妈,肝右肋下 4 cm,脾左肋下 3 cm,血常规示大细胞性贫血。最主要的护理诊断是(　　)。
>
> 　　A. 有感染的危险　　　　B. 生长发育改变　　　　C. 心排血量减少
>
> 　　D. 有体温改变的危险　　E. 营养失调:低于机体需要量

**【护理目标】**

(1)患儿的活动量逐渐增加,活动时无头晕、心悸、气促等症状。

(2)患儿不良饮食习惯被纠正,营养状况改善,贫血得到纠正。

(3)患儿生长发育达到正常水平。

(4)患儿不发生感染或虽发生感染但得到有效控制。

**【护理措施】**

**1. 一般护理**

1)休息  一般不需严格卧床休息,根据患儿的活动耐受情况安排其活动,避免过度劳累。严重贫血者适当限制活动,协助满足其日常生活所需。有明显震颤者要加强护理,避免受到损伤,可遵医嘱用镇静剂。

2)饮食护理  改善营养状况,合理喂养。婴幼儿应及时添加富含维生素 $B_{12}$ 和叶酸的辅食,如动物肝肾脏、肉类、蛋黄及海产品、新鲜蔬菜、水果、谷类、酵母等;乳母也应摄入含维生素 $B_{12}$ 和叶酸丰富的食物;年长儿要有良好饮食习惯,纠正偏食;贫血患儿要注意食物的色、香、味的调配,增加患儿的食欲,喂养要耐心,鼓励患儿进食,保证机体对营养物质的摄入。

3)监测生长发育  定期体格检查,评估患儿的体格发育、智力、运动功能发育等情况,对发育落后者加强训练和教育。

**2. 用药护理**

1)遵医嘱用维生素 $B_{12}$ 和叶酸  有明显神经精神症状者,以给予维生素 $B_{12}$ 为主,维生素 $B_{12}$ 肌内注射,每次 $100\ \mu g$,每周 2～3 次,连用数周,至临床症状好转、血常规恢复正常为止。无明显神经精神症状者,以口服叶酸为主,每次 5 mg,每日 3 次,连用数周,至临床症状好转、血常规恢复正常为止。同时加服维生素 C 有助于叶酸的吸收。单纯维生素 $B_{12}$ 缺乏者,不宜加用叶酸,以免加重神经精神症状。

2)其他药物的应用  维生素 $B_6$ 有助于神经系统症状的恢复;肌肉震颤可用镇静剂治疗;重症贫血者可予以输血;恢复期加服铁剂。

**3. 健康教育**

(1)让家长了解按时添加辅食的重要性,婴幼儿应及时添加富含维生素 $B_{12}$ 和叶酸的辅食,年长儿注意纠正不良饮食习惯,改善和纠正乳母的营养状况。

(2)家长学会护理本病的知识,指导合理用药。

**【护理评价】**

评价患儿活动后头晕、心悸、气促等症状是否好转;患儿是否已纠正不良的饮食习惯,营养状况是否已经改善;患儿生长发育是否与月龄相符;感染是否得到有效的控制。

附  其他常见小儿贫血性疾病(表 11-3)

**表 11-3  其他常见小儿贫血性疾病**

| 疾病 | 病因 | 临床表现 | 实验室检查 | 治疗 | 护理 |
|---|---|---|---|---|---|
| β-珠蛋白生成障碍性贫血 | 遗传因素(常染色体不完全显性遗传)致珠蛋白合成障碍 | 发病早,慢性进行性贫血、生长发育差、肝脾大、轻度黄疸、特殊面容 | Hb、RBC 减少,网织红细胞计数增多,骨髓红细胞系增生明显活跃,HbF 或 HbH 增加 | 输血,脾切除,造血干细胞移植 | 注意休息与营养,防治感染,开展人群普查与遗传咨询 |

续表

| 疾病 | 病因 | 临床表现 | 实验室检查 | 治疗 | 护理 |
|---|---|---|---|---|---|
| 遗传性球形红细胞增多症 | 常染色体显性遗传,红细胞膜缺陷 | 呈慢性溶血过程,主要表现为贫血、黄疸、脾大 | Hb、RBC减少,网织红细胞计数增多,球形红细胞增多,红细胞渗透脆性增高 | 脾切除 | 防治感染,注意溶血危象发生 |
| 红细胞葡萄糖-6-磷酸脱氢酶缺乏症(G-6-PD) | 葡萄糖-6-磷酸脱氢酶缺乏,为X连锁不完全显性遗传 | 常在进食蚕豆、服用氧化性药物或感染后出现黄疸、血红蛋白尿、贫血 | Hb、RBC减少,网织红细胞计数增多,葡萄糖-6-磷酸脱氢酶活性下降,血清间接胆红素增加 | 去除诱因,碱化尿液,输葡萄糖-6-磷酸脱氢酶正常的红细胞制剂 | 避免食用蚕豆及其制品,忌用氧化性药物,观察溶血症状,防治感染,高发区进行普查 |
| 再生障碍性贫血 | 原发性或因理化、生物等因素使骨髓造血功能受到抑制 | 进行性贫血、出血、反复感染,肝、脾、淋巴结一般不肿大 | 全血细胞减少,Hb减少,骨髓增生低下 | 激素、中药、输血、抗生素、造血干细胞移植 | 加强营养,防治感染,去除病因,忌用抑制骨髓的药物,贫血和出血的护理 |

在线答题

（周密）

# 第十二章
# 神经系统疾病患儿的护理

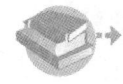 **学习目标**

1. **掌握**：化脓性脑膜炎、小儿惊厥的护理评估、护理诊断、护理措施及健康指导。
2. **熟悉**：小儿神经系统解剖生理特点，脑性瘫痪的护理诊断和护理措施。
3. **了解**：化脓性脑膜炎、小儿惊厥和脑性瘫痪的病因、辅助检查和治疗要点。

## 第一节　小儿神经系统解剖生理特点

神经系统包括中枢神经系统、周围神经系统，中枢神经系统起着控制枢纽的作用，主要由脑和脊髓组成。周围神经系统包括 12 对脑神经、31 对脊神经、躯体神经等。在儿童生长发育过程中，神经系统发育最早，速度也快。各个年龄阶段具有一定的解剖生理特点和正常的表现特征。

### 一、脑

在胎儿期神经系统发育最早，尤其是脑的发育最为迅速。出生时的新生儿大脑重量约370 g，占体重的 10%～12%，大脑表面已有浅而宽的沟回，发育不完善，脑皮层较薄，细胞分化较差，髓鞘形成不全，灰质和白质的分界不明显。随着年龄的增长，脑发育逐渐成熟。儿童 1 岁时完成脑发育的 50%，3 岁时完成脑发育的 75%，6 岁时完成脑发育的 90%。生后 3 个月形成脑神经髓鞘，3 岁后形成周围神经髓鞘，故婴幼儿对外来刺激的反应常较缓慢而易于泛化，遇强刺激时易发生昏睡或惊厥。由于小儿大脑皮质发育较差，皮质下中枢兴奋性较高，常表现为肌张力较高，出现无意识的手足徐动。

### 二、脊髓

出生时发育已较成熟，功能基本具备，但与脊柱发育不平衡。新生儿脊髓下端在第 2 腰椎下缘，4 岁时达到第 1、2 腰椎，故对婴幼儿进行腰椎穿刺时位置要低，以免伤及脊髓，常以第4、5腰椎间隙为宜,4岁以后应以第3、4腰椎间隙为宜。

### 三、脑脊液

新生儿脑脊液少,约 50 mL,压力低,故抽取较为困难。正常脑脊液外观无色透明,细胞数不超过 $10 \times 10^6/L$(新生儿$<20 \times 10^6/L$),含糖量 2.8~4.5 mmol/L,氯化物 118~128 mmol/L,蛋白$<0.4$ g/L(新生儿 0.2~1.2 g/L)。

### 四、神经反射

**1. 出生时即存在以后永不消失的反射** 角膜反射、瞳孔对光反射、结膜反射及吞咽反射等。这些反射一旦减弱或消失,提示神经系统有病理改变。

**2. 出生时存在以后逐渐消失的反射** 觅食反射、吸吮反射、拥抱反射、握持反射及颈肢反射等,在出生时存在,生后 3~7 个月消失。当神经系统发生病理改变时,这些反射存在与消失的时间将发生变化。

**3. 出生时不存在以后逐渐出现并终生存在的反射** 腹壁反射、提睾反射及腱反射等。这些反射在新生儿期不易引出,到 1 岁后可引出并较稳定。这些反射该出现时不出现或减弱为异常。

**4. 病理反射** 巴宾斯基征(Babinski 征)、戈登征(Gordon 征)、奥本海姆征(Oppenheim 征)等。2 岁以内的婴幼儿,由于神经系统发育不成熟,巴宾斯基征(Babinski)阳性可为生理现象;若大于 2 岁或单侧阳性可为病理现象。

**5. 脑膜刺激征** 小儿重点检查颈强直、克尼格征(Kernig 征)、布鲁津斯基(Brudzinski 征)等。因小婴儿屈肌张力较高,故生后 3~4 个月表现为阳性多无病理意义。而在婴儿期因颅缝和囟门未闭合可以缓解颅内压力,所以脑膜刺激征可表现不明显或出现较晚。

# 第二节　化脓性脑膜炎

**案例导入**

患儿,男,8 个月,因发热 3 日,抽搐 2 次入院。患儿入院前 3 日开始发热,体温 38.5~39.6 ℃,伴有咳嗽、流涕,烦躁。呕吐 3 次,量较多,呈喷射状,为胃内容物。入院当天突然出现抽搐,急诊入院。体检:体温 39 ℃,脉搏 120 次/分,呼吸 36 次/分,烦躁不安,皮肤未见淤斑、淤点。前囟饱满、张力略高,颈强直。心肺腹部未见异常。

工作任务:

1. 患儿存在哪些主要护理诊断?

2. 针对护理诊断你将如何制订护理措施?

化脓性脑膜炎(purulent meningitis,PM)是由各种化脓性细菌感染引起的脑膜炎症,临床上以急性发热、呕吐、头痛、惊厥、意识障碍、脑膜刺激征和脑脊液改变为特征。本病的病死率为 5%~15%,约 1/3 存活者可能遗留神经系统后遗症。

**【病因和发病机制】**

多数化脓性细菌均可引起脑膜炎,但致病菌种类与患儿年龄及机体免疫状态有密切关系,0～2个月的小婴儿,致病菌以革兰阴性杆菌和金黄色葡萄球菌为主,2个月至3岁患儿多由流感嗜血杆菌、脑膜炎球菌和肺炎链球菌多见,5岁以上患儿主要致病菌为脑膜炎球菌、肺炎链球菌。

细菌可通过多种途径侵入脑膜,最常见的是血行播散,细菌大多从呼吸道侵入,也可经皮肤、黏膜或新生儿脐部侵入,经血液循环到达脑膜。少数由邻近组织器官感染如副鼻窦炎、中耳炎、乳突炎、眼眶蜂窝组织炎等直接扩散而产生脑膜炎。颅骨外伤、骨折等可使细菌直接进入脑膜。细菌进入脑脊液后迅速繁殖,形成以软脑膜、蛛网膜和表层脑组织为主的炎症反应,引起硬脑膜下积液或积脓、脑积水。并可引起颅内压升高,甚至发生脑疝。炎症还可损害脑实质、脑神经、运动神经和感觉神经而产生相应的神经系统症状与体征。

**【护理评估】**

**1. 健康史** 向患儿及其家长询问,了解小儿患病前有无呼吸道、消化道或皮肤感染史。

**2. 身心状况**

1)临床表现 多为急性起病,部分患儿于病前有上呼吸道或消化道感染症状。

(1)典型临床表现:

①感染性全身性中毒症状:发热、面色灰白、烦躁不安。

②急性脑功能障碍症状:进行性的意识改变,出现精神萎靡、嗜睡、昏睡、昏迷。

③颅内压增高:年长儿表现为剧烈头痛,喷射性呕吐,婴儿表现为易激惹、尖叫、双眼凝视、惊厥等。病情严重者合并脑疝,则有呼吸不规则、突然意识障碍加重,双侧瞳孔不等大,对光反射减弱或消失等。

④脑膜刺激征:颈强直、Kernig 征、Brudzinski 征阳性,以颈强直最常见。

(2)非典型临床表现:年龄小于3个月的幼婴和新生儿起病隐匿,症状多不典型。表现为体温升高或降低,甚至体温不升;面色青紫或苍白,吸吮力差,拒乳呕吐,黄疸加重等;肌张力减弱或不典型性惊厥发作;颅骨缝及囟门的缓冲作用使颅内压力增高与脑膜刺激征不明显。

(3)并发症:

①硬脑膜下积液:有30％～60％的化脓性脑膜炎患儿并发硬脑膜下积液,多见于1岁以内、患肺炎链球菌和流感嗜血杆菌脑膜炎的患儿。治疗过程中体温不退或退而复升,或一般症状好转后又出现颅内压增高征象、惊厥、意识障碍等,首先应怀疑本并发症的可能性。做 CT 有助于诊断,也可进行硬膜下穿刺,如积液量＞2 mL,蛋白质＞0.4 g/L即可确诊。

②脑室管膜炎:多见于革兰阴性杆菌感染且延误治疗的1岁以内患儿。表现为在治疗过程中出现高热不退,呼吸衰竭、惊厥频繁、前囟饱满等症状的加重,CT 可见脑室扩大,脑室穿刺检查脑室液,如白细胞数≥50×10⁶/L,糖＜1.6 mmol/L 或蛋白质＞400 mg/L 时即可诊断。治疗大多困难,病死率和致残率高。

③脑积水:由脑膜炎症造成的脑脊液循环障碍所致。除一般神经系统症状外,患儿头围呈进行性增大、颅缝裂开、头皮变薄、静脉扩张、患儿额大面小。严重的脑积水由于颅内

压增高压迫眼球,形成双目下视,巩膜外露的特殊表情,称"落日眼"。由于颅骨缝裂开,头颅叩诊可呈"破壶音"。

④脑性低钠血症:由炎症累及下丘脑和垂体后叶所致,30%~50%患儿出现低钠血症及血浆渗透压降低,进一步加重脑水肿,低钠性惊厥和意识障碍加重,甚至昏迷。

⑤其他:如脑神经受累可产生耳聋、失明,以及脑实质受累可产生继发性癫痫、智力低下等。

2)心理-社会状况　婴幼儿患化脓性脑膜炎的病死率和后遗症的发生率相对较高,所以要重视评估患儿家长对疾病的认知程度,对治疗、护理知识的掌握程度,对患儿健康的需求;是否有焦虑和恐惧的心理状况。评估家庭对疾病治疗和护理的经济承受能力和社会的支持水平。

3)辅助检查

(1)脑脊液:脑脊液检查为本病确诊的重要依据。典型的脑脊液改变为压力增高,外观混浊,白细胞总数明显增多达 $1000×10^6/L$ 以上,白细胞分类以中性粒细胞为主;蛋白质明显升高,多在 1 g/L 以上,糖和氯化物含量显著下降,糖<1.1 mmol/L。脑脊液涂片和培养可帮助明确病因。

(2)血液检查:①血常规:白细胞总数明显增高,严重感染者也可见白细胞总数减少。②血培养:病程早期未使用抗生素,血培养阳性率较高,可帮助确定病原菌。③头颅 CT 或MRI:可确定脑水肿、脑膜炎、脑室扩大、硬脑膜下积液等病理改变。

4)治疗要点　主要是抗生素治疗,对症、支持治疗和并发症治疗。

(1)抗生素治疗原则:早期、联合、足量、足疗程、静脉给药。由于化脑病情重、进展迅速,应及早选用易于透过血脑屏障的抗生素静脉治疗。病原菌尚未明确时可选用氨苄西林、大剂量青霉素,目前主张选用第三代头孢菌素:头孢曲松钠或头孢噻肟等。有条件的医院最好根据药敏试验结果选择抗生素。

(2)肾上腺皮质激素治疗:应用肾上腺皮质激素不仅可抑制多种炎症因子的产生,还可降低血管通透性,减轻脑水肿及颅内高压症状。一般用地塞米松 0.6 mg/(kg·d),分 4 次静脉注射,一般连用 2~3 日。

(3)并发症治疗:

①硬脑膜下积液:积液量多且出现颅内压增高表现时,采取硬膜下穿刺将积液放出的方法(放液量每次每侧不超过 15 mL),有的患儿需多次反复穿刺,大多数患儿的积液可逐渐减少而治愈。

②脑室管膜炎:采取侧脑室穿刺引流的方法缓解症状。

③脑积水:可行正中孔粘连松解、导水管扩张及脑脊液分流手术进行治疗。

(4)对症及支持治疗:高热时可酌情应用退热药物。出现颅内压增高的症状,可给予20%甘露醇降颅内压。惊厥发作时可使用地西泮、苯巴比妥等镇静止惊剂。保证能量摄入,维持水、电解质以及酸碱平衡。

【常见护理诊断/问题】

**1. 体温过高**　与细菌感染有关。

**2. 潜在并发症**　颅内压增高。

**3. 有受伤的危险**　与惊厥发作有关。

**4. 营养失调：低于机体需要量**　与摄入不足、机体消耗增多有关。

课堂互动：

　　2个月患儿，发热、抽搐2日，神志不清1日住院。查体：体温38.7℃，脉搏132次/分，呼吸42次/分，表情呆滞，两眼凝视，时有上翻，口角抽动，前囟隆起，颈抵抗不明显，Brudzinski征可疑，心、肺未见异常。婴儿患化脓性脑膜炎时脑膜刺激征不明显是由于（　　）。

　　　　A. 脑膜炎症反应轻
　　　　B. 神经系统发育不够完善
　　　　C. 机体反应差
　　　　D. 囟门及颅缝未闭，对颅内高压可起缓冲作用
　　　　E. 颈部肌肉不发达

【护理目标】

（1）患儿体温恢复正常。

（2）患儿颅内高压症状得到及时处理。

（3）患儿没有受伤的情况发生。

（4）患儿每日能摄入足够的营养，维持正常体重。

【护理措施】

**1. 一般护理**

1）维持正常体温　保持病室安静清洁，空气新鲜，每日开窗通风3~4次。维持病室温度为18~20℃、湿度为50%~60%。高热患儿要卧床休息，每4h测量体温1次。当体温超过38.5℃时，应及时给予物理降温或药物降温处理，以降低脑的耗氧量，防止发生惊厥。退热出汗时应及时更换汗湿的衣服，注意保暖，保持皮肤、床单、被套的清洁、干燥，及时记录降温效果。鼓励患儿多饮水，必要时静脉补液。注意皮肤和口腔护理。

2）保证足够的营养供应　满足患儿对机体能量的需求，维持水、电解质平衡；神志清醒者给予易消化、营养丰富的流质或半流质饮食。意识障碍者给予静脉高营养或鼻饲。对呕吐频繁者，可根据个体情况，采取静脉补液的方式维持液体量与能量的摄入。

3）防止外伤、意外　保持安静，减少刺激等。注意患儿安全，应由专人守护及陪伴。修剪指甲或适当约束患儿，以防自伤和外伤。一旦发生惊厥，将患儿头偏向一侧，给予口腔保护以免舌咬伤，拉好床档，避免躁动及惊厥时受伤或坠床。及时清理患儿呕吐物，保持呼吸道通畅，防止造成误吸。

**2. 心理护理**　向家长及患儿介绍病情及疗效进展，鼓励其说出内心的感受和疑虑，减轻焦虑；多安慰、关心和爱护患儿，增强战胜疾病的信心。及时解除患儿的不适，取得患儿及其家长的信任。

**3. 病情观察**

1）监测生命体征和神志变化　若患儿烦躁不安、剧烈头痛、意识障碍、频繁呕吐、肌张力增高、前囟膨隆或紧张等表示有颅内压升高；若呼吸不规则、瞳孔不等大或忽大忽小、对

光反应迟钝或消失、血压升高提示有脑疝及中枢性呼吸衰竭。应经常巡视,密切观察,发现病情变化及时向医师报告,并准备好各种急救药品和其他物品,配合医师抢救。

2)并发症的观察　如患儿在治疗中发热不退或退而复升,前囟饱满、颅缝裂开、频繁惊厥、呕吐不止,应考虑硬脑膜下积液。可做 CT 检查,及早诊断,及时处理。

**4. 健康教育**　向患儿及其家长介绍病情、用药原则及护理方法,使其主动配合治疗。为恢复期或有神经系统后遗症的患儿制订相应的功能训练计划,教会家长具体的护理措施,以促使尽快恢复。

**【护理评价】**

患儿体温是否维持在正常范围;意识、精神状态是否恢复;惊厥发作时有无外伤、误吸情况;所需能量、水分及其他营养物质是否得到满足;体重是否维持在正常范围。患儿家长是否能正确对待疾病,焦虑心情是否得到改善,有后遗症的患儿家长是否掌握康复护理的方法。

# 第三节　儿童惊厥

**案例导入**

患儿,男,11 个月,因"发热 1 日,惊厥 1 次"入院。此为第二次惊厥发作,持续 2～3 min,诉 3 个月前曾有一次惊厥。查体:神志清醒,精神可,前囟已闭,肌力、肌张力正常。发作后不久患儿神志清醒,精神可。考虑:热性惊厥,急性上呼吸道感染。

工作任务:

1. 该患儿的主要护理诊断是什么?

2. 应采取哪些护理措施?

惊厥(convulsion)是痫性发作的常见形式,是指全身或局部骨骼肌群突然发生不自主收缩,以强直性或阵挛性收缩为主要表现,多伴有意识障碍。惊厥是儿科常见急症,以婴幼儿多见,反复发作可引起脑组织缺氧性损害。

**【病因】**

**1. 感染性病因**

1)颅内感染　如细菌、病毒、原虫、真菌等引起的脑膜炎、脑炎及脑脓肿,常表现为反复而严重的惊厥发作,大多出现在疾病初期或极期。常伴有不同程度的意识障碍和颅内压增高表现。

2)颅外感染　如热性惊厥、其他部位感染引起的中毒性脑病、败血症、破伤风等,通常于原发病极期出现反复惊厥、意识障碍和颅内压增高表现。

**2. 非感染性病因**

1)颅内疾病　脑占位性病变(如肿瘤、囊肿、血肿)、产伤、先天性脑发育异常、脑外伤等。

2)颅外疾病　窒息、缺氧缺血性脑病、各类代谢性疾病等。

**【护理评估】**

**1. 健康史** 了解患儿惊厥发作前有无先兆及诱因，评估发作的方式、持续时间、伴随症状。询问患儿既往有无抽搐史，发作频率、发作间隔时间、两次发作之间的意识状态等。询问有无围产期窒息、产伤史，询问喂养史、感染史、中毒史及传染病、心肾疾病、颅脑损伤或肿瘤等病史。已经诊断为癫痫的患儿，应了解其抗癫痫药物的使用情况。

**2. 身心状况**

1）临床表现

（1）惊厥：

①典型表现：惊厥发作时表现为突然意识丧失，头向后仰，面部及四肢肌肉呈强直性或阵挛性收缩、眼球固定、上翻或斜视、口吐白沫、牙关紧闭、面色青紫、部分患儿有大小便失禁。惊厥持续时间为数秒至数分钟或更长，发作停止后多入睡。惊厥典型表现常见于癫痫大发作。

②局限性抽搐：多见于新生儿或小婴儿。惊厥发作不典型，多为微小发作，如呼吸暂停、两眼凝视、反复眨眼、咀嚼、一侧肢体抽动等，一般神志清楚。

（2）惊厥持续状态：是指惊厥持续 30 min 以上，或两次发作间歇期意识不能完全恢复。惊厥持续状态为惊厥危重型，多见于癫痫大发作、严重的颅内感染、破伤风、代谢紊乱、脑瘤等。由于惊厥时间过长，可引起缺氧性脑损害、脑水肿甚至死亡。

（3）热性惊厥：发病年龄为 3 个月至 5 岁的小儿，当体温骤升至 38 ℃以上时突然发生惊厥，排除颅内感染性和其他导致惊厥的器质性疾病和代谢性疾病，既往没有无热惊厥史。分为单纯型热性惊厥和复杂型热性惊厥两种类型（表 12-1）。

表 12-1 单纯型热性惊厥和复杂型热性惊厥的临床特点

| | 单纯型热性惊厥 | 复杂型热性惊厥 |
| --- | --- | --- |
| 所占比例 | 70% | 30% |
| 起病年龄 | 6 个月至 5 岁 | 不限 |
| 惊厥发作形式 | 全面性发作 | 局灶性或全面性发作 |
| 惊厥的时间 | 多短暂，<10 min | 时间长，>10 min |
| 一次热程发作次数 | 仅一次，偶有 2 次 | 24 h 内可反复多次 |
| 神经系统异常 | 阴性 | 可阳性 |
| 惊厥持续状态 | 少有 | 较常见 |

2）体征 注意检查有无脑膜刺激征，前囟门是否紧张饱满，瞳孔是否等大等圆，对光反射是否灵敏，四肢肌张力是否改变，心律和呼吸节律是否改变等。

3）心理-社会状况 患儿家长由于缺乏本病的相关知识，担心疾病的严重程度、预后及对大脑发育的影响，会产生恐惧、焦虑等心理，常表现为惊慌、不知所措，在惊厥发作时采取摇晃患儿、大喊大叫等错误方式。由于部分惊厥有反复发作倾向，患儿会有自卑与焦虑心理，担心再次发作而长时间处于焦虑状态。

4）辅助检查 根据病情需要做血常规、大便常规、尿常规、血糖、血钙、血磷、尿素氮及脑脊液检查。必要时可做眼底检查、脑电图、心电图、B 超、CT、MRT 等。

5)治疗要点 控制惊厥发作,寻找和治疗病因,预防惊厥复发。

(1)镇静止惊:

①地西泮:为惊厥的首选药,对各型发作都有效,尤其适合惊厥持续状态,其作用发挥快(大多在 2 min 内止惊),较安全。剂量按每次 0.3~0.5 mg/kg 缓慢静脉注射,最大剂量 ≤10 mg,婴幼儿≤2 mg。地西泮的缺点是作用时间短暂,过量、过快可致呼吸抑制,血压下降,需观察患儿呼吸及血压的变化。

②苯巴比妥钠:是新生儿惊厥的首选药物,但新生儿破伤风应首选地西泮。其负荷量为 10 mg/kg 静脉注射,每日维持量为 5 mg/kg。本药抗惊厥作用时间较长,也有呼吸抑制及降低血压等不良反应。

③10%水合氯醛:每次 0.5 mL/kg,一次最大剂量不超过 10 mL,由胃管给药或加等量生理盐水保留灌肠。

(2)对症治疗 脑水肿者可静脉应用甘露醇、呋塞米或肾上腺皮质激素,高热者给予物理降温或药物降温,必要时给予氧气吸入。

(3)病因治疗 针对引起惊厥不同的病因,采取相应的治疗措施。

【常见护理诊断/问题】

**1. 急性意识障碍** 与惊厥发作有关。

**2. 有窒息的危险** 与惊厥发作、咳嗽和呕吐反射减弱、呼吸道堵塞有关。

**3. 有受伤的危险** 与抽搐、意识障碍有关。

**4. 体温过高** 与感染或惊厥持续状态有关。

【护理目标】

(1)患儿意识障碍减轻。

(2)患儿不发生窒息。

(3)患儿无外伤情况发生。

(4)患儿体温恢复正常。

【护理措施】

**1. 预防窒息** 惊厥发作时应就地抢救,立即让患儿平卧,头偏向一侧,在头下垫一些柔软的物品。解开衣扣,松解衣服,及时清除患儿口鼻腔分泌物、呕吐物等,保证气道通畅。将舌轻轻向外牵拉,防止舌后坠阻塞呼吸道造成呼吸不畅。备好急救用品,如开口器、吸痰器、气管插管用具等。按医嘱给予止惊药物,如地西泮、苯巴比妥等,观察并记录患儿用药后的反应。

**2. 控制惊厥发作** 立即遵医嘱使用镇静止惊药物,观察并记录患儿用药后的效果及不良反应。保持安静,避免声、光刺激及一切不必要的检查,治疗、护理集中进行,动作轻柔。

**3. 预防外伤** 对有可能发生惊厥的患儿要有专人守护,以防发作时受伤。惊厥发作时,将纱布放在患儿手中和腋下,防止皮肤摩擦受损。在已出牙患儿上下白齿之间放置牙垫,防止舌咬伤。牙关紧闭时,不要用力撬开,以避免损伤牙齿。床边放置床档,防止坠床,在床栏杆处放置棉垫,防止患儿抽搐时碰到栏杆,同时将床上硬物移开。若患儿发作时倒在地上应就地抢救,移开可能伤害患儿的物品,勿强力按压或牵拉患儿肢体,以免骨折或脱臼。

**4. 降温** 密切监测体温变化,高热时给予物理或药物降温,并观察降温效果。

**5. 密切观察病情变化** 观察患儿的生命体征、意识状态、瞳孔大小和对光反应等。观察并记录惊厥发作的次数、频率、持续和间歇时间及伴随症状,及时发现并发症早期表现,并通知医师,配合抢救。

---

**课堂互动:**

惊厥持续状态的处理,错误的是( )。

A. 尽快找出病因　　　　　B. 吸氧　　　　　C. 禁用甘露醇

D. 首选地西泮止惊　　　　E. 积极降温

---

**6. 健康教育** 向家长详细交代患儿病情,解释惊厥的病因和诱因,指导家长掌握预防惊厥的措施。因热性惊厥患儿在今后发热时还可能发生惊厥,故应告诉家长及时控制体温是预防惊厥的关键,教给家长在患儿发热时进行物理降温和药物降温的方法。演示惊厥发作时急救的方法,如按人中、合谷穴,保持镇静,发作缓解时迅速将患儿送往医院。癫痫患儿应按时服药,不能随便停药。经常和患儿及其家长交流,解除其自卑或焦虑心理,建立战胜疾病的信心。同时强调定期门诊随访的重要性,根据病情及时调整药物。对惊厥发作时间较长的患儿应指导家长今后用游戏的方式观察患儿有无神经系统后遗症,如耳聋、肢体活动障碍、智力低下等,及时给予治疗和康复锻炼。

**【护理评价】**

患儿体温、神志是否恢复正常,惊厥发作时有无外伤、窒息等情况发生。

# 第四节　脑性瘫痪

---

**案例导入**

患儿,男,18个月。因自幼运动发育落后而来院就诊。该患儿为孕34周出生,出生体重1500 g,剖宫产娩出。母乳喂养,按时添加蛋黄、米粉、肉汤等辅食。4个月俯卧位抬头,8个月翻身,10个月独坐,目前仍不能独立行走。体检:营养一般。肌张力高,活动受限,上肢屈肌张力增加,肩关节内收,肘关节屈曲,手指屈曲,呈紧握拳状,拇指内收,紧握掌心。下肢大腿内收,肌张力增高,大腿外展困难,髋关节呈屈曲姿势,足尖着地,行走时剪刀步态。腱反射亢进。心肺(一)。腹软,肝脾不肿大。头颅MRI:双侧侧脑室后角白质软化。

工作任务:

1. 如何对该患儿进行护理评估?

2. 列出护理诊断及主要护理措施。

---

脑性瘫痪(cerebral palsy)简称脑瘫,是指出生前到出生后1个月内各种原因所致的非

进行性脑损伤,主要表现为中枢性运动障碍和姿势异常。可伴有癫痫、智力低下、视觉、听觉或语言功能障碍等。其发病率在我国为 2‰,男孩多于女孩。

多年来一直认为异常分娩是导致脑瘫的主要原因。近年来对脑瘫病因做了更深入的探讨,认为胚胎早期发育异常很可能是造成早产、低出生体重和围生期缺血缺氧等的重要原因,也是高危新生儿存活后发生脑性瘫痪的重要基础。

【病因】

引起脑性瘫痪的原因很多,可发生在出生前、出生时和出生后。

**1. 出生前因素** 胎儿脑发育畸形、先天性脑积水,母亲妊娠期各种异常情况如妊娠高血压综合征、感染、中毒、糖尿病及放射线照射等。

**2. 出生时因素** 产伤、窒息、颅内出血、缺氧及羊水或胎粪吸入等。

**3. 出生后因素** 如早产、低出生体重、胆红素脑病、严重感染和外伤等。

【护理评估】

**1. 健康史** 详细询问患儿出生史,如有无早产、宫内窘迫或缺血缺氧性脑病、脐带绕颈等。详细询问母亲孕期有无营养障碍、妊娠高血压综合征、糖尿病和接触放射线、使用药物等病史。详细询问新生儿有无严重感染(如化脓性脑膜炎)、外伤、颅内出血、胆红素脑病等。

**2. 身心状况**

1)临床表现 运动障碍是脑性瘫痪患儿最基本的表现,其特征如下。

(1)运动发育落后和主动运动减少:患儿抬头、翻身、坐起和四肢运动发育落后。自主运动困难,运动僵硬、不协调、不对称。

(2)肌张力异常:肌张力增高、低下或高低变化不定。肌张力增高者多呈足尖着地行走,或双下肢呈剪刀状交叉。

(3)姿势异常:如头和四肢不能保持在中线位上,呈角弓反张或四肢痉挛。

(4)反射异常:多种原始反射消失延缓。膝腱反射亢进、可有踝阵挛和巴宾斯基征阳性。

脑性瘫痪患儿常伴有一系列发育异常,如智力低下(约 2/3),约半数伴视力障碍、听力障碍、语言障碍、癫痫发作或情绪、行为障碍等。

2)临床类型 按照运动障碍的性质,脑性瘫痪可分以下类型:

(1)痉挛型:最常见,约占全部病例的 70%,主要因锥体系受损致肌张力增高,肢体活动受限。上肢屈肌张力增高,肩关节内收,肘关节、手腕部及指尖关节屈曲,拇指内收,手呈紧握拳状。下肢大腿内收肌张力增高,大腿外展困难,踝关节跖屈。坐位时两下肢向前伸直困难,站立位行走时足尖着地,两腿交叉呈剪刀样步态。

(2)手足徐动型:此型临床也经常见到,约占 20%,病变主要在脑的基底核部位。患儿活动时,常表现四肢及头部不停晃动,面部怪异表情如皱眉、眨眼、伸舌等。由于颜面肌肉、舌肌与发音器官也多受累,故常伴语言障碍、吐字不清,而智力多无明显异常。

(3)肌张力低下型:较少见,临床表现为缺乏抗重力伸展能力,由于肌张力低下,患儿抬头、坐位都很困难,常仰卧位,四肢外展、外旋,形成蛙姿位。

(4)其他:另外可见强直型、共济失调型、震颤型和混合型。

3)心理-社会状况  由于病情轻重不一,约有 2/3 的患儿合并智力落后,半数伴有视、听、语言或情绪、行为障碍等。因此,评估患儿及其家属是否了解本病的病因、临床表现及治疗、护理知识。对本病的预后是否充满信心。评估患儿是否因智力发育低下导致学习困难而产生焦虑或自卑感。

4)辅助检查

(1)影像学检查:脑电图检查可帮助明确病变的部位、范围或是否合并癫痫。

(2)视听觉功能检测:可帮助确定有无视力、听力障碍。

(3)智力测定:明确智力受损程度,可作为诊断和疗效评定的参考指标。

【常见护理诊断/问题】

**1. 生长发育改变**  与脑损伤有关。

**2. 有失用综合征的危险**  与肢体痉挛性瘫痪有关。

**3. 有皮肤完整性受损的危险**  与躯体不能活动有关。

**4. 躯体移动障碍**  与中枢性脑性瘫痪有关。

【护理目标】

(1)患儿生长发育未改变。

(2)患儿未出现失用综合征。

(3)患儿皮肤完整性未受损。

【护理措施】

**1. 一般护理**

1)日常生活及活动  人们维持生活最基本的活动有进食、更衣、洗漱、如厕等。但脑瘫患儿存在多方面能力缺陷,所以指导父母和家庭其他成员正确护理患儿非常重要。为患儿选择穿脱方便的衣服,更衣时注意患儿体位,一般病重侧肢体先穿后脱。注意培养患儿生活自理能力,根据患儿年龄进行日常生活动作训练。对伴有听力、语言障碍的患儿,应按儿童语言发育规律进行训练,给患儿丰富的语言刺激,鼓励患儿发声,纠正发声异常。

2)保证营养供给,提供高热量、高蛋白、高维生素、易消化的食物  婴幼儿应注意辅食添加。喂食时保持患儿头处于中线位,避免头后仰导致异物吸入。牙齿紧咬时勿强行用匙喂食,以免损伤牙齿。训练手持汤匙及用手取食物,并鼓励独立进食。如热量不能保证,应行鼻饲或静脉补充。

3)皮肤护理  协助长时间卧床的患儿翻身,白天尽量减少卧床时间。保持皮肤清洁、干燥,防止发生压疮或继发感染。

**2. 心理护理**  向家长及年长儿介绍本病的治疗进展,使其树立信心和耐心。鼓励患儿与正常儿童一起参加集体活动,多表扬其进步的地方,调动其积极性,防止患儿产生孤独、自卑心理;促进其健康成长。但应避免过于偏爱。

**3. 生活护理**  观察患儿的睡眠、饮食、情绪、运动等方面是否有变化。

**4. 功能训练**

1)体能运动训练  针对运动障碍和异常姿势进行的物理训练。

2)技能训练  主要训练上肢和手的功能,提高日常生活自理能力。

3)语言训练  主要是听力、发音、语言和咀嚼吞咽功能的协同矫正。

4)进食训练　训练患儿自己进食的能力。

功能训练要从简单到复杂、从被动到主动肢体锻炼,以促进肌肉、关节活动和改善肌张力。同时配合针刺、理疗、按摩、推拿和必要的矫形器等,纠正异常姿势。

**5. 治疗指导**　主要目的是促进各系统功能的恢复和正常发育,纠正异常姿势,减轻其伤残程度。应多学科协作、及时诊断,早期治疗。一旦确立诊断,应尽早进行功能训练、针灸、理疗、按摩、夹板等促进正常运动发育,抑制异常运动和姿势;家长与医务人员密切配合,共同制订训练计划,评估训练效果;此外可考虑手术矫形减轻肢体畸形。发育异常者应进行训练。有癫痫发作者应按发作类型予以抗癫痫药物治疗。

**6. 健康教育**　针对脑瘫患儿需要长期治疗和护理的特点,健康教育主要以家庭教育为主。教会家长照顾患儿的方法,并帮助家长制订切实可行康复计划。指导促进患儿心理健康。家庭应多给患儿关心与鼓励,耐心指导,注意挖掘潜力,使患儿有成就感并不断进步,切不可歧视或溺爱孩子,以免造成性格缺陷。

**【护理评价】**

评价患儿生长发育是否受到影响,是否出现失用综合征,皮肤完整性是否受损等。

在线答题

（周密）

# 第十三章
# 内分泌系统疾病及
# 遗传性疾病患儿的护理

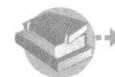 **学习目标**

1. **掌握**：先天性甲状腺功能减退症、儿童糖尿病、21-三体综合征、苯丙酮尿症的护理评估要点、护理措施。

2. **熟悉**：先天性甲状腺功能减退症、儿童糖尿病、21-三体综合征、苯丙酮尿症的治疗原则。

3. **了解**：先天性甲状腺功能减退症、儿童糖尿病、21-三体综合征、苯丙酮尿症的病因、发病机制。

## 第一节　先天性甲状腺功能减退症

先天性甲状腺功能减退症（congenital hypothyroidism）简称先天性甲减，是由于甲状腺激素合成或分泌不足引起的，又叫克汀病或呆小病，是小儿时期最常见的内分泌疾病。根据病因不同可分为散发性和地方性两类。散发性是因先天性甲状腺发育异常或甲状腺激素合成途径中酶缺陷所致；地方性多见于甲状腺肿流行地区，因该地区水、土壤和食物中碘缺乏所致。随着我国碘化食盐的广泛使用，地方性呆小病的发病率已明显下降。

**【病因和病理生理】**

**1. 病因**

1）散发性先天性甲状腺功能减退症

（1）甲状腺不发育、发育不全或异位：最主要的原因，大约占90％，多见于女孩。其中1/3病例为甲状腺完全缺如，可能与遗传及免疫介导机制有关。

（2）甲状腺激素合成障碍：第二位的原因，多见于甲状腺激素合成和分泌过程中酶的缺陷，造成甲状腺素合成不足，多为常染色体隐性遗传病。

(3)促甲状腺激素(TSH)缺乏:因垂体分泌 TSH 障碍而引起。

(4)甲状腺或靶器官反应低下:因甲状腺相关蛋白缺陷或靶器官对激素不敏感所致,较罕见。

(5)母亲因素:母亲在妊娠期服用抗甲状腺药物或母亲患自身免疫性疾病,存在 TSH 受体抗体,可通过胎盘影响胎儿造成,亦称暂时性甲状腺功能减退症,通常 3 个月后好转。

2)地方性先天性甲状腺功能减退症 因孕妇饮食中缺碘,使胎儿在胚胎期因碘缺乏而致甲状腺功能低下,可引起不可逆的神经系统损害。

**2. 病理生理** 甲状腺激素的主要生理作用是加速细胞内氧化过程,促进新陈代谢,提高基础代谢率;促进蛋白质合成,增加酶活性;提高糖的吸收和利用;加速脂肪分解、氧化;促进细胞组织的分化成熟;促进钙、磷在骨质中的合成代谢和骨软骨生长;促进肌肉、循环、消化系统的功能;促进中枢神经系统的生长发育。因此,当甲状腺功能不足时,会引起代谢障碍、生理功能低下、生长发育迟缓、智能障碍等。

【护理评估】

**1. 健康史** 询问母亲妊娠史,是否服用过抗甲状腺药物,了解家族中有无类似疾病,询问患儿的胎龄,精神、食欲、活动等情况,是否有喂养困难。

**2. 身心状况**

1)临床表现

(1)散发性先天性甲状腺功能减退症:症状出现早晚及轻重程度与患儿残留的甲状腺组织多少及功能有关。无甲状腺组织的患儿,在早期即可出现症状。有少量腺体的多在 3~6 个月时开始出现症状,少数可在数年后才出现症状。

①新生儿期表现:常为过期产儿和巨大儿。最早出现的症状是生理性黄疸时间延长,一般超过 2 周。胎便排出延迟,生后常有腹胀、便秘、脐疝。吸吮差,喂养困难。对外界反应迟钝,常处于睡眠状态,哭声嘶哑,少哭。四肢冷,常有硬肿。

②生理功能低下:反应差,食欲不好,安静少动,嗜睡,体温低,怕冷,脉搏、呼吸缓慢,心音低钝,腹胀,便秘,第二性征出现迟。

③生长发育落后:身材矮小,四肢短,而躯干相对长,上部量:下部量>1.5,囟门关闭延迟,出牙迟,动作发育迟缓,如抬头、翻身、坐、站、走等的时间均延迟。

④智力低下:记忆力和注意力降低,表情呆板、淡漠,神经反射迟钝。

⑤特殊面容:头大,颈短而粗,皮肤粗糙,面色苍黄,头发稀少而干枯,眼睑水肿,眼距宽,眼裂小,鼻梁宽平,舌大而宽厚,常伸出口外。

(2)地方性先天性甲状腺功能减退症:临床表现为两种不同的症候群。

①"黏液水肿性"综合征:生长发育和性发育落后,黏液水肿,智力低下。约 25% 患儿有甲状腺肿大。

②"神经性"综合征:以共济失调、痉挛性瘫痪、聋哑和智力低下为特征,但身材正常,甲状腺功能正常或轻度减低。

2)心理-社会状况 本病严重影响患儿的智力发育和体格生长,应评估家长有无焦虑情绪,对本病的病因、预后、治疗原则及护理知识的了解程度,家庭经济状况等。

3)辅助检查

(1)新生儿筛查:目前多采用出生后 2～3 日的新生儿干血滴纸片检测 TSH 浓度作为初筛,结果 TSH＞20 mU/L 时,进一步检测血清 T₄、TSH 以确诊。

(2)血清 T₄、T₃、TSH 测定:任何新生儿筛查结果可疑或临床有可疑症状的小儿都应检测血清 T₄ 和 TSH,如血清 T₄ 降低,TSH 明显增高时可确诊。血清 T₃ 在甲状腺功能减退时可能降低或正常。

(3)甲状腺 $^{131}$ I 吸收率测定:散发性先天性甲状腺功能减退症者甲状腺碘 $^{131}$ I 吸收率降低。

(4)X 线检查:患儿骨龄明显低于实际年龄。

(5)其他:如放射性核素检查、TSH 刺激试验、甲状腺扫描等。

4)治疗要点 不论何种原因引起者,一旦确诊,都应尽早给予 T₄ 终生治疗,以维持正常生理功能,并随患儿发育情况,随时调整剂量。

【常见护理诊断/问题】

**1. 体温过低** 与代谢率低有关。

**2. 营养失调:低于机体需要量** 与喂养困难、食欲减低有关。

**3. 便秘** 与肌张力低下、活动量少有关。

**4. 生长发育迟缓** 与 T₄ 合成不足有关。

**5. 知识缺乏(家长)** 患儿父母缺乏疾病相关知识。

【护理目标】

(1)患儿体温保持正常。

(2)患儿营养均衡,体重增加。

(3)患儿大便通畅。

(4)患儿能掌握基本生活技能,无意外伤害发生。

(5)患儿及其父母掌握正确服药方法及药效观察方法。

【护理措施】

**1. 一般护理**

1)保暖 应注意室内温度,适时增减衣服,避免受凉,加强皮肤护理。

2)保证营养供给 指导喂养方法,对吸吮困难、吞咽缓慢者要耐心喂养,不能吸吮者用滴管喂奶或鼻饲。供给高蛋白、高维生素、富含钙质及铁剂的易消化食物,保证生长发育需要。

3)保持大便通畅 指导防治便秘的措施。提供充足液体入量,早餐前半小时喝 1 杯热开水,可刺激排便。多给予含粗纤维的食物如蔬菜、水果;每日按肠蠕动方向按摩腹部数次,增加肠蠕动。增加活动量,养成定时排便习惯,必要时使用大便软化剂、缓泻剂或进行灌肠。

4)加强行为训练,提高生活自理能力 加强患儿日常生活护理,防止意外伤害发生。根据具体情况用玩具、音乐、语言、体操和全身运动等形式加强患儿智力、行为训练,以促进生长发育,帮助其掌握基本生活技能。

**2. 用药护理** 让家长和患儿了解终生服用甲状腺素片的必要性、服药的方法、疗效和不良反应观察的必要性。甲状腺素制剂作用缓慢,用药1周左右可达最佳疗效,故服药后要密切观察患儿食欲、活动量及排便情况,定期测体温、脉搏、体重及身高;密切观察患儿生长曲线、智商、骨龄,以及血 $T_3$、$T_4$ 和 TSH 的变化等。用药量不足,患儿身高和骨骼发育仍落后;用药量过大可导致医源性甲亢,如烦躁、多汗、消瘦、腹痛和腹泻等症状。故应定期随访,治疗初期,每2周随访1次;血清 $T_4$ 和 TSH 正常后,每3个月随访1次;服药1～2年后,每6个月随访1次。

**3. 心理护理** 告知家长和患儿本病应早期治疗,坚持终生服药,定期随访,本病是可以治疗的,可不影响患儿生活和智力,以增强患儿及其家长的信心,消除焦虑的情绪。教会家长对患儿进行智力和行为训练的方法。

**4. 健康教育** 加强围生期保健,重视新生儿筛查。告诉家长本病是少数可以治疗的遗传代谢性疾病之一,疗效取决于治疗开始的早晚,出生后1～2个月即开始治疗者,可避免遗留神经系统功能损害。因此,早期诊断、早期治疗非常重要。本病必须终生服用甲状腺素片,讲解药物治疗的重要性,指导家长和患儿坚持终生用药。

**【护理评价】**

评价患儿体温是否保持正常。营养是否均衡,体重是否增加。大便是否通畅。患儿是否掌握基本生活技能。患儿及其父母是否掌握正确服药方法及药效观察方法。

---

**课堂互动:**

  患儿,男,3岁,身高65 cm,平日安静少动,腹胀,经常便秘。体检:智力低下,舌厚而大,皮肤粗糙,腕部骨化中心一个,$T_4$ 下降,TSH 上升,首选治疗药物是(  )。

  A. 生长激素

  B. 甲状腺素片连服1年

  C. 维生素D＋钙片

  D. 甲状腺素片,服至青春期

  E. 甲状腺素片,终生服药

---

# 第二节 小儿糖尿病

糖尿病(diabetes mellitus,DM)是由于胰岛素分泌绝对缺乏或相对不足引起的糖、脂肪、蛋白质代谢紊乱,使血糖增高、尿糖增加的一种内分泌疾病。可分为1型和2型。1型糖尿病又叫胰岛素依赖型糖尿病(IDDM),是由胰岛B细胞分泌胰岛素绝对不足所致。2型糖尿病又叫非胰岛素依赖型糖尿病(NIDDM),由于胰岛B细胞分泌胰岛素不足或靶细胞对胰岛素不敏感(胰岛素抵抗)。儿童糖尿病98％为1型糖尿病。

**【病因和发病机制】**

1型糖尿病的病因未完全阐明,目前认为与遗传易感性、环境因素及自身免疫有关。

当胰岛素分泌不足或缺如时,细胞对糖的摄取和利用减低,血中葡萄糖增高,而能量供给不足,患儿出现乏力、软弱、饥饿及多食。与此同时,因胰高血糖素的分泌过多,促使肝糖原分解和糖原异生增多,使血糖更高。当血糖浓度超过肾阈值时,引起渗透性利尿(多尿)、电解质紊乱和慢性脱水,产生口渴多饮。由于糖利用受阻,蛋白质大量分解以供能量之需,使生长发育延迟和抵抗力降低,导致继发感染。由于脂肪的分解使机体消瘦,当脂肪代谢障碍严重时,中间产物不能进入三羧酸循环,酮体在血中堆积,形成酮症酸中毒。

**【护理评估】**

**1. 健康史** 询问患儿有无糖尿病家族史,既往身体状况、饮食习惯、饮食结构和患病后进食情况,每日液体摄入量、排泄、休息状况。询问起病前有无急性感染,是否经常发生皮肤疮疖及遗尿现象。

**2. 身心状况**

1)临床表现

(1)典型症状:多数患儿有多尿、多饮、多食和体重下降(即"三多一少")等典型症状。但婴儿多饮多尿不易被察觉,学龄儿可因夜尿增多而发生遗尿。年长儿还可出现消瘦、精神不振、倦怠乏力、体重减轻等。

(2)酮症酸中毒症状:儿童糖尿病起病急骤,约有40%的患儿因急性感染、饮食不当、创伤、诊断延误或诊断已明确但突然中断胰岛素治疗等因素诱发酮症酸中毒。表现为起病急,食欲减退,恶心、呕吐,腹痛,关节或肌肉疼痛,皮肤黏膜干燥,呼吸深长,呼气中有烂苹果味,脉搏细速,血压下降,体温不升,随即可出现嗜睡、淡漠、昏迷甚至死亡。少数患儿起病缓慢,以精神呆滞、软弱、体重减轻等为主要表现。

2)体征 体格检查除体重减轻、消瘦外,一般无阳性体征。酮症酸中毒时可出现呼吸深长、脱水和神志改变。病程长,血糖控制不佳,可出现生长发育迟缓、青春期延迟、智能发育迟缓,肝大,称为 Mauriac 综合征。晚期可出现高血压、蛋白尿等糖尿病肾病表现,最后致肾衰竭。还可发生白内障、视网膜病变,甚至失明。

3)心理-社会状况 评估患儿及其家长对糖尿病的了解程度,观察是否产生焦虑、悲观、失望等心理。因糖尿病需终生用药、行为干预与饮食管理,故应评估患儿及其家长心理及经济承受能力。

4)辅助检查

(1)尿液检查:尿糖定性一般阳性,尿酮体阳性提示有酮症酸中毒,尿蛋白阳性提示有肾脏的继发损害。

(2)血液检查:

①血糖:有典型糖尿病症状并且空腹血糖≥7.0 mmol/L 且口服葡萄糖耐量试验(OGTT)2 h 血糖值>11.1 mmol/L,随机血糖≥11.1 mmol/L(200 mg/dL)者即可诊断为糖尿病。

②血脂:血清胆固醇、甘油三酯和游离脂肪酸明显增高。

③血气分析:血 pH<7.30,$HCO_3^-$<15 mmol/L 时,证实有酮症酸中毒。

④糖化血红蛋白($HbA_{1c}$):其量与血糖浓度呈正相关,可作为患儿在以往 2~3 个月期间血糖是否得到满意控制的指标。正常人 $HbA_{1c}$<7%,治疗效果好的糖尿病患儿 $HbA_{1c}$<7.5%,$HbA_{1c}$ 7.5%~9%则提示病情控制不好,$HbA_{1c}$>9%说明发生糖尿病微血管并发症的危险增加。

⑤其他:葡萄糖耐量试验异常。血清钠、氯低于正常,钾在治疗前多正常。

5)治疗要点　儿童糖尿病治疗目的:消除症状,稳定血糖;维持儿童正常生长和性发育;防止中晚期并发症出现。采取胰岛素替代疗法、饮食管理、运动和精神心理相结合的综合治疗方案。

【常见护理诊断/问题】

**1. 营养失调:低于机体需要量**　与胰岛素缺乏导致代谢紊乱有关。

**2. 有感染的危险**　与蛋白质代谢紊乱、免疫功能降低有关。

**3. 潜在并发症**　酮症酸中毒、低血糖。

**4. 知识缺乏**　患儿及其家长缺乏糖尿病控制的有关知识和技能。

【护理目标】

(1)患儿营养均衡,体重增加。

(2)患儿无感染发生。

(3)患儿无并发症发生,或一旦发生能及时控制。

(4)患儿及其家长掌握糖尿病饮食控制方法、胰岛素治疗方法和运动疗法,并能观察和防治并发症。

【护理措施】

**1. 饮食控制**　饮食管理是护理糖尿病患儿的重要措施。饮食以能保持正常体重、减少血糖波动、维持血脂正常为原则,每周测体重 1 次。

1)能量计算方法　每日所需热卡＝1000＋[年龄×(80～100)],年幼儿宜偏高,年长儿宜偏低。另外,不需考虑体重、食欲、活动量。热量分配为碳水化合物占 50%～55%,蛋白质占15%～20%,脂肪占 30%。全日热量分为三餐,早餐摄入 1/5、中餐摄入 2/5、晚餐摄入 2/5,并在每餐中留少量食物作为餐间点心。当游戏运动增加时给少量加餐食物或减少胰岛素用量。食物应富含蛋白质和纤维素。

2)膳食调配注意事项　饮食中限制含糖食物,碳水化合物最好以糙米和玉米为主。脂肪应以植物油为主,限制动物性脂肪的摄入。食用含纤维素多的食物,易饥饿者,增加粗杂粮、豆类和新鲜蔬菜的比例。蛋白质应以禽、鱼等动物蛋白(占 50%)为主。饮食需定时定量,勿吃额外食品。饮食量在一段时间内应相对稳定,详细记录进食情况。应根据患儿的生活方式合理制订食谱,注重可行性,父母及家庭应积极配合。

**2. 预防感染**　注意个人卫生,做好口腔、皮肤护理,做到勤洗澡、勤换衣、勤剪指甲,以防皮肤抓伤。对遗尿小儿,夜间定时唤醒排尿,因尿糖刺激会阴部可引起瘙痒,故需及时清洗臀部,预防泌尿道感染。

**3. 用药护理**

1)了解胰岛素治疗方案　胰岛素制剂有 3 种,即普通胰岛素(RI)、中效珠蛋白胰岛素(NPH)和长效鱼精蛋白锌胰岛素(PZI)。每次注射将 NPH 和 RI 按 2∶1 或 3∶1 混合使用,剂量为 0.5～1.0 U/kg。每日皮下注射:将 1 日总量的 2/3 在早餐前 30 min 注射,1/3 在晚餐前 30 min 注射;每次尽量用同一型号的 1 mL 注射器以保证剂量的绝对准确,按照先 RI 后 NPH 或 PZI 顺序抽取药物,混匀后注射,以保证剂量绝对准确。每次餐前用试纸复查尿糖,根据尿糖情况,每 2～3 日调整剂量 1 次,直至尿糖不超过＋＋。

2)注射胰岛素的注意事项　应防止注入皮内致组织坏死。有计划地选择注射部位如大腿前部、腹壁、上臂外侧、臀部均可。以上部位可按顺序轮换,每次注射要离上次注射点至少 2 cm,注射部位要间隔 4 周以上方可重复注射,以免局部皮下脂肪萎缩硬化。注射后及时进食,以防低血糖发生。

3)长期使用胰岛素时应注意胰岛素过量(Somogyi 现象)和胰岛素不足(清晨现象)　Somogyi 现象即在午夜至凌晨时发生低血糖,随即反调节激素分泌增加,使血糖陡升,以致清晨血糖、尿糖异常增高,即出现低血糖-高血糖反应,只需减少胰岛素用量即可消除。清晨现象是指胰岛素用量不足时,在清晨 5～9 时出现血糖和尿糖增高,可在晚间加大胰岛素注射剂量,或将注射时间稍往后移即可。

4)根据儿童糖尿病病情发展调整胰岛素剂量　儿童糖尿病有特殊的临床过程,应在不同病期调整胰岛素用量。

(1)急性代谢紊乱期:自症状开始到临床确诊,一般不超过 1 个月,除有血糖增高、糖尿和酮尿症外,部分患儿表现为酮症酸中毒,需积极治疗。

(2)暂时缓解期:多数患儿经确诊和适当治疗后症状消失、血糖下降、尿糖减少或转阴,此时胰岛 B 细胞恢复分泌少量胰岛素,患儿对外源性胰岛素的需要量减少,这种暂时缓解一般持续数周,最长达半年以上。

(3)强化期:经过缓解期后,患儿出现血糖增高、尿糖不易控制,必须注意随时调整胰岛素剂量,直到青春期结束为止。

(4)永久糖尿病期:青春期后,病情逐渐稳定,胰岛素用量也较固定。

**4. 并发症的护理**

1)糖尿病酮症酸中毒的护理

(1)绝对卧床休息,安排专人护理,密切观察并详细记录生命体征、脱水症状及尿量等。

(2)迅速建立静脉通道:立即建立两条静脉通道,一条为纠正脱水、酸中毒快速输液用,常用生理盐水 20 mL/kg,在半小时至 1 h 内输入,随后根据患儿脱水程度继续补液。另一条静脉通道输入小剂量胰岛素降低血糖,最好采用微量输液泵缓慢输入。在输液过程中随酸中毒的纠正、胰岛素和葡萄糖的输入,钾从细胞外进入细胞内,此时可出现低钾血症,因此在患儿正常排尿后应立即补钾。对严重酸中毒患儿可给予等渗碳酸氢钠溶液静滴,输液速度及量须根据小儿年龄及酸中毒的程度调整,并详细记录 24 h 液体出入量,以防补液不当导致脑水肿、低血糖、低血钾、心力衰竭而突发死亡。

(3)协助胰岛素治疗,严密监测血糖波动:及时采血化验血糖、血酮、尿素氮、血钠、血钾,进行血气分析等。每次排尿应查尿糖及尿酮。

(4)治疗诱发因素:积极寻找病因,常规做血、尿培养,以便及时发现感染源,遵医嘱使用有效抗生素控制感染。

2)低血糖的护理　胰岛素用量过大或注射后作用最强的时间没有按时和定量进餐,或增加活动量后可引起低血糖。其典型表现为突发饥饿感、心悸、手抖、软弱、脉速、多汗,严重者出现惊厥、昏迷、休克,甚至死亡。一旦发生应立即平卧,进食糖水或糖块,必要时静脉注射 50% 葡萄糖液 40 mL。患儿清醒后可再进食,防止再度昏迷。

**5. 运动锻炼**　糖尿病患儿应每日做适当运动。运动时肌肉对胰岛素的敏感性增强,从而增加葡萄糖的利用,有利于血糖的控制。应注意运动时间以进餐 1 h 后为宜,不在空腹时运动,运动后有低血糖症状时可加餐。

**6. 心理护理** 糖尿病患儿需终生用药,进行行为干预与饮食管理,给患儿及其家长带来很大的精神负担,故应多与患儿及其家长沟通,了解其顾虑并加以疏导。治疗成败的关键是能否坚持并正确执行治疗方案,故护士应耐心介绍疾病有关知识,鼓励其树立信心,坚持治疗。

**7. 健康教育** 向患儿及其家长详细介绍糖尿病相关知识,教育患儿生活应有规律,注意个人卫生,预防各种感染,掌握饮食和运动疗法的方法和注意事项。指导患儿及其家长独立进行血糖和尿糖的监测,示教正确抽吸和注射胰岛素的方法,指导定期随访以便调整胰岛素用量。帮助患儿及其家长学会观察低血糖反应,教育患儿随身携带糖块及卡片,卡片上写:姓名、住址、病名、膳食治疗量、胰岛素注射量、医院名称及负责医师,以便任何时候发生并发症可立即救治。

**【护理评价】**

评价患儿营养是否均衡,体重是否增加。患儿有无感染发生。患儿有无并发症发生。患儿及其家长是否掌握饮食控制的方法、胰岛素使用方法、运动的方法和注意事项。

# 第三节　21-三体综合征

21-三体综合征(21-trisomy syndrome)又称为先天愚型或唐氏(Down)综合征,是儿童最常见的常染色体畸变疾病。国内发病率为 1:(600~1000)。发病率随母亲年龄的增高而增加。主要临床特征为特殊面容、体格和智力发育落后,可伴多发畸形。

**【病因和发病机制】**

21-三体综合征的发病原因与多种因素有关。母亲的妊娠年龄、遗传、致畸变物质(如放射线)、病毒感染等可致染色体畸变。其中母亲的妊娠年龄与本病关系最密切,女性在 35 岁以上怀孕,发生本病的概率明显增高。

本病为常染色体畸变引起,第 21 号染色体呈三体型,是由于生殖细胞在减数分裂时或受精卵在有丝分裂时发生不分离,致体细胞中存在一额外的 21 号染色体。根据染色体核型可分为标准型、异位型、嵌合型,以标准型最多见,占全部患儿的 95%。

**【护理评估】**

**1. 健康史** 评估家族中是否有类似疾病,父母是否近亲结婚,母亲妊娠年龄,母亲孕期是否接触过放射线、化学药物,是否患过病毒感染性疾病。

**2. 身心状况**

1)临床表现　主要临床特征为特殊面容、智力低下和生长发育迟缓,可伴有多种畸形。

(1)特殊面容:出生时即有明显的特殊面容,头小脸圆,眼裂小,眼距宽,外眼角上斜,内眦赘皮,鼻梁低平,硬腭窄小,故常张口伸舌。外耳小,颅骨缝较宽,前囟增大关闭延迟,头发细软且较少。颈短、宽,颈周皮肤松弛(图 13-1)。

(2)智力低下:是本病最突出的临床表现。随年龄增大,其智力低下表现逐渐明显,智

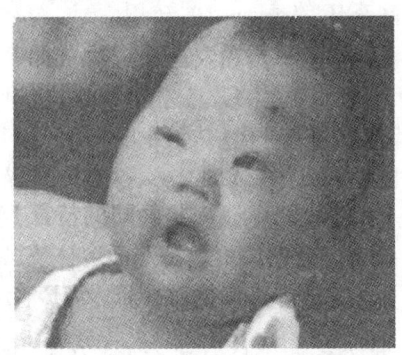

图 13-1　21-三体综合征患儿的面容

商通常在 25～50,抽象思维能力受损最明显。

(3)生长发育迟缓:身材矮小,头围小于正常,骨龄落后于实际年龄,出牙延迟,四肢短,肌张力低,韧带松弛,关节可过度屈伸,手指粗短,小指向内弯曲。运动及性发育均延迟。

(4)约有 50％患者伴有先天性心脏病,其次是消化道畸形。因免疫功能低下,易患各种感染。白血病的发病率明显高于正常人群。

(5)皮纹特点:表现为通贯手,轴三角的 atd 角一般大于 45°,斗纹少,箕纹多(图 13-2)。

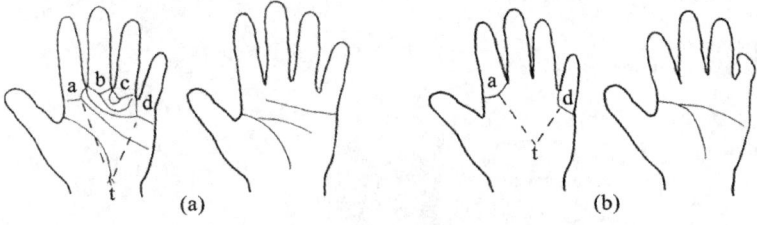

图 13-2　正常人与 21-三体综合征患儿的皮纹比较

2)心理-社会状况　患儿家长产生焦虑感,对患儿失去信心,表现为沮丧,而患儿由于智能低下及特殊面容,失去正常生活能力,甚至生活不能自理,不能正常入学接受教育,易受到同龄伙伴的嘲笑,如此会加重患儿及其家长的自卑感。由于患儿免疫力低下,易患病及伴发畸形,不断求医又加重了患儿家庭的经济负担,这些都使患儿家长的心理及社会负担过重,甚至有的家长不能承受此种压力而遗弃患儿。应评估家长对本病的了解程度,父母角色是否称职,家庭经济状况等。

3)辅助检查

(1)染色体核型分析:外周血淋巴细胞或羊水细胞染色体核型检查可发现异常,绝大多数为 21-三体畸变,少数为 D/G 或 G/G 易位型、嵌合型。

(2)分子细胞遗传学检查:检测 21 号染色体数目和结构,可发现异常。

4)治疗要点　目前尚无有效治疗方法,主要是进行教育和训练。注意预防感染,可试用维生素、叶酸、谷氨酸等,以改善患儿精神活动。如伴有其他畸形,可考虑手术矫正。

【常见护理诊断/问题】

**1. 自理缺陷**　与智力低下有关。

**2. 焦虑(家长)**　与儿童患严重疾病有关。

**3. 知识缺乏** 患儿家长缺乏遗传病的相关知识。

**【护理目标】**

（1）患儿能逐步自理生活，从事简单劳动。

（2）患儿家长达到良好心理适应。

（3）患儿家长掌握有关疾病知识及对患儿进行教育、训练的技巧。

**【护理措施】**

**1. 一般护理** 加强生活护理，培养自理能力。细心照顾患儿，协助吃饭、穿衣，定期协助洗澡，并防止发生意外事故。保持皮肤清洁、干燥，患儿长期流涎，应及时擦干，保持下颌及颈部清洁，以免皮肤溃烂。帮助家长制订教育、训练方案，进行示范，使患儿通过训练能逐步生活自理，从事简单劳动。

**2. 预防感染** 保持空气清新，避免接触感染者，注意个人卫生，保持口腔、鼻腔清洁，勤洗手，呼吸道感染者接触患儿需戴口罩。

**3. 家长支持** 当家长得知孩子患有先天愚型时，常难以接受并表现出忧伤、自责，应及时给予情感支持，提供有关孩子养育、家庭照顾的知识，使他们尽快适应疾病带来的影响。

**4. 遗传咨询及健康教育** 35 岁以上妇女，妊娠后应做羊水细胞检查。孕期避免接受 X 线照射，勿滥用药物，预防病毒感染。

**知识链接** 遗传咨询和产前筛查

**【护理评价】**

患儿是否能逐步自理生活，从事简单劳动。患儿家长是否能达到良好心理适应，是否已掌握有关疾病知识及对患儿进行教育、训练的技巧。

# 第四节　苯丙酮尿症

苯丙酮尿症（phenylketonuria，PKU）是先天性氨基酸代谢障碍中最为常见的一种，是由于苯丙氨酸代谢过程中酶缺陷导致苯丙氨酸及其酮酸蓄积，并从尿中大量排出而得名，属常染色体隐性遗传病。未能及早治疗的患儿可发生不可逆的脑损伤而致智力低下，甚至惊厥发作。其发病率随种族而异，我国发病率为 1∶11000，北方人群高于南方人群。是目前少数可治疗的遗传代谢病之一。

　　本病分为典型和非典型两种,绝大多数患儿为典型病例。典型苯丙酮尿症是由患儿肝细胞缺乏苯丙氨酸羟化酶,不能将苯丙氨酸转化为酪氨酸,使苯丙氨酸在体内蓄积所致。大量苯丙氨酸在血液、脑脊液、各种组织和尿液中浓度极高,同时产生大量苯丙酮酸、苯乙酸、苯乳酸等旁路代谢产物并从尿中排出。高浓度的苯丙氨酸及其旁路代谢产物导致脑损伤。同时,因酪氨酸生产减少,致使黑色素合成不足,患儿毛发、皮肤色素减少。非典型苯丙酮尿症是因四氢生物蝶呤的缺乏,使苯丙氨酸不能氧化成酪氨酸,造成多巴胺、5-羟色胺等重要神经递质缺乏,加重神经系统的功能损害。

【护理评估】

**1. 健康史**　评估患儿父母是否为近亲结婚,有无遗传性疾病家族史,既往身体状况,发病的年龄。

**2. 身体状况**

1)临床表现　患儿出生时正常,通常在3～6个月时开始出现症状,1岁时症状明显。

(1)神经系统:最为突出的症状为智能发育落后,智商常低于正常。有行为异常,如兴奋不安、忧郁、多动、孤僻等。可有癫痫小发作,少数呈现肌张力增高和腱反射亢进。非典型苯丙酮尿症患儿的神经系统症状出现较早且较重,常见肌张力明显减低、嗜睡、惊厥发作等,如不及时治疗,常在幼儿期死亡。

(2)皮肤:患儿在出生数月后因黑色素合成不足,头发由黑变黄,皮肤白皙,皮肤湿疹较常见。

(3)体味:由于尿和汗液中排出较多苯乙酸,可有特殊的鼠尿臭味。

2)心理-社会状况　评估家长对苯丙酮尿症的了解程度,观察是否产生焦虑、悲观、失望等心理。因本病需患儿终生进行饮食限制,故应评估患儿及其家长心理承受能力。

3)辅助检查

(1)新生儿筛查:新生儿哺乳3日后,针刺足跟末梢血,滴于专用采血滤纸上,晾干后即寄送到筛查实验室,采用Guthrie细菌生长抑制试验半定量测定血液中苯丙氨酸的浓度,当苯丙氨酸含量＞0.24 mmol/L,即两倍于正常参考值时,应复查或采静脉血进行苯丙氨酸和酪氨酸定量测定。

(2)尿三氯化铁试验:一般用于较大婴儿和儿童的筛查。可将三氯化铁滴入尿液,如尿中苯丙氨酸浓度增高,则立即出现绿色反应,提示阳性。此外,2,4-二硝基苯肼试验也可测定尿中苯丙氨酸,黄色沉淀为阳性。

(3)尿蝶呤图谱分析:主要用于所有的血苯丙氨酸增高患儿的诊断。

(4)脑电图:可有异常。

(5)DNA分析:目前对苯丙氨酸羟化酶、二氢生物蝶呤还原酶等基因缺陷都可用DNA分析方法进行基因突变检测和诊断,可进行产前诊断。

4)治疗要点　本病是少数可治性遗传代谢病之一,应力求早期诊断,尽早给予积极治疗,以避免神经系统的不可逆损伤。开始治疗的年龄越小,效果越好。主要是坚持低苯丙氨酸饮食。

【常见护理诊断/问题】

**1. 生长发育迟缓** 与高浓度的苯丙氨酸导致脑细胞受损有关。

**2. 有皮肤完整性受损的危险** 与皮肤异常分泌的刺激有关。

**3. 焦虑(家长)** 与患儿疾病有关。

【护理目标】

(1)患儿的生长发育恢复正常。

(2)患儿的皮肤完好。

(3)患儿家长达到良好心理适应。

【护理措施】

**1. 饮食控制** 低苯丙氨酸饮食。其原则是使摄入的苯丙氨酸的量既能保证生长发育和体内代谢的最低需要,又能使血中苯丙氨酸浓度维持在 0.12～0.6 mmol/L(2～10 mg/dL)。饮食治疗成功与否直接影响到患儿智力及体格发育,因此必须制订周密计划。应尽早在患儿出生 3 个月以前开始治疗,超过 1 岁后开始治疗,虽可改善惊厥症状,但智力低下是不可逆的。对婴儿可喂特制的低苯丙氨酸奶粉,对幼儿添加辅食时应以淀粉类、蔬菜和水果等低蛋白食物为主,忌用肉、蛋、豆类等含蛋白质高的食物。常用食物的苯丙氨酸含量见表 13-1。治疗时应根据年龄定期随访血中苯丙氨酸浓度,同时注意生长发育情况。饮食控制应至少持续到青春期以后。终生治疗对患者更有益。

表 13-1 常用食物的苯丙氨酸含量(每 100 g 食物)

| 食物 | 蛋白质/g | 苯丙氨酸/mg | 食物 | 蛋白质/g | 苯丙氨酸/mg |
|---|---|---|---|---|---|
| 人奶 | 1.3 | 36 | 藕粉或麦淀粉 | 0.8 | 4 |
| 牛奶 | 2.9 | 113 | 北豆腐 | 10.2 | 507 |
| 籼米 | 7.0 | 352 | 南豆腐 | 5.5 | 266 |
| 小麦粉 | 10.9 | 514 | 瘦猪肉 | 17.3 | 805 |
| 小米 | 9.3 | 510 | 豆腐干 | 15.8 | 691 |
| 白薯 | 1.0 | 51 | 瘦牛肉 | 19.0 | 700 |
| 土豆 | 2.1 | 70 | 鸡蛋 | 14.7 | 715 |
| 胡萝卜 | 0.9 | 17 | 水果 | 1.0 | — |

**2. 皮肤护理** 勤换尿布,保持皮肤干燥,对皮肤皱褶处特别是腋下、腹股沟应保持清洁,有湿疹时应及时处理。

**3. 健康教育** 给患儿家长介绍本病的有关知识,强调控制饮食与患儿智力和体格发育的关系,协助制订饮食治疗方案;提供遗传咨询;加强产前检查,积极推行新生儿筛查,及早发现本病;定期复查,评价患儿智能发育及体格发育情况。

【护理评价】

患儿的生长发育是否恢复正常,皮肤是否完好,家长是否能达到良好心理适应。

在线答题

(刘奉)

# 第十四章
# 结缔组织疾病患儿的护理

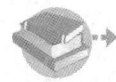

## 学习目标

1. **掌握**：风湿热、过敏性紫癜、皮肤黏膜淋巴结综合征的护理评估、护理措施。
2. **熟悉**：风湿热、过敏性紫癜、皮肤黏膜淋巴结综合征的护理诊断。
3. **了解**：风湿热、过敏性紫癜、皮肤黏膜淋巴结综合征的发病机制。

# 第一节 风 湿 热

### 案例导入

　　患儿,女,12 岁,因"游走性关节痛及心率增快 45 日"入院。患儿 45 日前患"上呼吸道感染"后出现乏力、心率增快,同时肩痛,相继腰痛,下颌关节痛及运动障碍;查体:体温 36.7 ℃,脉搏 108 次/分,呼吸 20 次/分,血压 130/85 mmHg,枕、额部有皮下结节,躯干有少许环形红斑;听诊心率增快,心音低钝,心尖部可闻及收缩期杂音,叩诊心浊音界向左扩大。临床初步诊断为:风湿热。

　　工作任务:

　　1. 如何对该患儿进行护理评估、应采取哪些护理措施?

　　2. 如何对患儿及其家长进行健康教育?

　　风湿热(rheumatic fever)是一种与 A 组 β 型溶血性链球菌感染密切相关的全身结缔组织的非化脓性免疫炎性疾病,为常见的风湿性疾病。临床表现为发热,多伴有心脏炎、关节炎,较少出现舞蹈病、环形红斑及皮下小结,以心脏损害最为多见和严重,反复发作可导致慢性风湿性心脏瓣膜病变。好发年龄为 6～15 岁,3 岁以下少见;一年四季均可发病,冬春季节、寒冷、潮湿地区发病率高;无性别差异。近年来风湿热的发病率有回升趋势,值得重视。

【病因和发病机制】

本病与 A 组 β 型溶血性链球菌感染密切相关,是 A 组 β 型溶血性链球菌咽峡炎后的自身免疫性疾病,常在感染链球菌后 1～4 周发病。风湿热的发病机制与 A 组 β 型溶血性链球菌的特殊结构成分和细胞外产物有关。

**1. 链球菌抗原的分子模拟** 有多种 A 组乙型溶血性链球菌的抗原与发病有关,其荚膜透明质酸与人体关节、滑膜有共同抗原;其细胞壁外层蛋白质中的某些成分与人体心肌、心瓣膜糖蛋白有共同抗原;其细胞膜的脂蛋白与人体心肌肌纤维有共同抗原。当链球菌感染后,机体产生抗链球菌抗体,一方面能清除链球菌起保护作用;另一方面由于链球菌抗原的分子模拟,此抗体也可与人体组织产生免疫交叉反应导致器官损害。

**2. 免疫复合物致病** 链球菌抗原与抗链球菌抗体可形成循环免疫复合物,沉积于人体关节滑膜、心肌、心瓣膜后激活补体成分,产生炎性病变。

**3. 其他** ①细胞免疫损伤:细胞免疫反应也参与风湿热的发病机制。②遗传机制:以遗传特征为基础的人体易感性或免疫应答的个体差异性在风湿热发病机制中起一定作用。

【护理评估】

**1. 健康史** 应评估患儿发病前有无上呼吸道感染的表现,如咽炎、扁桃体炎或猩红热等;有无发热、关节疼痛,是否伴有皮疹等,有无精神异常或不自主的动作表现。既往有无心脏病或关节炎病史。家族成员中有无类似的疾病。

**2. 身心状况**

1)临床表现 主要表现为心脏炎、关节炎、舞蹈病、环形红斑和皮下结节。

(1)一般表现:发热,热型不规则,有面色苍白、食欲差、多汗、倦怠、鼻出血、腹痛等症状。

(2)心脏炎:有 40％～50％ 的风湿热患儿累及心脏,是风湿热唯一的持续性器官损害,也是本病最严重的表现,以心肌炎及心内膜炎多见,亦可发生全心炎。

①心肌炎:轻者可无症状,重者可伴有不同程度的心力衰竭。常见心率增快与体温升高不成比例;心界扩大,心尖搏动弥散;第一心音减弱,可闻及奔马律;心尖部可闻及收缩期杂音。心电图示 P-R 间期延长、ST 段下移、T 波改变等。X 线检查可见心脏扩大,搏动减弱。

②心内膜炎:主要侵犯二尖瓣,其次为主动脉瓣。二尖瓣关闭不全表现为心尖部全收缩期杂音,向腋下传导,有时可闻及二尖瓣相对狭窄所致舒张期杂音;主动脉瓣关闭不全,在胸骨左缘第 3 肋间可闻及舒张期叹气样杂音,严重者脉压增大。急性期瓣膜损害多为充血水肿,恢复期可逐渐消失。反复发作后可引起永久性心瓣膜损害,导致风湿性心瓣膜病。

③心包炎:表现为心前区疼痛、呼吸困难及端坐呼吸,部分患儿心底部可闻及心包摩擦音。少数患儿积液量多时心尖搏动消失,心音遥远,严重者可出现颈静脉怒张、肝大等心脏压塞表现。X 线检查示心影向两侧扩大呈烧瓶状;心电图示低电压,早期 ST 段抬高,随后 ST 段回到等电位,并出现 T 波改变。超声心动图可确诊少量心包积液。一旦出现心包炎表现,提示有严重心脏损害,易发生心力衰竭。

(3)关节炎:有 50％～60％ 的风湿热患儿出现关节炎,典型表现为多发性、游走性大关节炎,常累及肘、腕、膝、踝等大关节,表现为关节红、肿、热、痛,功能障碍,不典型者仅表现为关节痛。好转后不留关节畸形。

(4)舞蹈病:有 3%～10% 的风湿热患儿出现舞蹈病。以 8～12 岁女孩多见,表现为突发、不自主、无目的的快速运动,如皱眉、挤眼、歪嘴、伸舌、耸肩、缩颈、书写困难、语言障碍、细微动作不协调等,在兴奋和注意力集中时加剧,睡眠时消失,可累及全身肌肉,以面部和上肢肌肉为主。可单独存在或与其他症状并存,约 40% 伴心脏损害,伴关节炎者罕见。

(5)皮肤症状:

①皮下小节:见于 5%～10% 的风湿热患儿,常伴有严重心脏炎,好发于大关节伸面及枕、额突处等,为圆形、质硬、无痛、可活动的粟粒或豌豆大小结节,经 2～4 周自然消失。

②环形红斑:较少见,呈环形或半环形边界清楚的淡色红斑,时隐时现,常见于躯干及四肢屈侧,可反复出现,消退后不留痕迹。

评估时应测量患儿生命体征,注意心率加快与体温升高是否成比例,听诊有无心音减弱、奔马律及心脏杂音;检查四肢的大、小关节有无红、肿、热、痛表现,有无活动受限;有无皮疹,尤其躯干和关节屈侧。

2)心理-社会状况　因风湿热常反复发作,产生心脏损害,易导致慢性风湿性心脏病,严重影响患儿的生命质量。所以应注意评估家长有无焦虑,对该病的预后、疾病的护理方法、药物的不良反应、预防复发等的认知程度。对年长儿还需注意评估有无因长期休学带来的担忧、由于舞蹈病带来的自卑等。了解患儿家庭环境及家庭经济情况,既往有无住院的经历。

3)辅助检查

(1)寻找链球菌感染证据:咽拭子培养可发现 A 组 β 型溶血性链球菌,约 80% 的风湿热患儿血清抗链球菌溶血素 O(ASO)升高,同时测定抗链球菌激酶(ASK)、抗脱氧核糖核酸酶 B(anti-DNase B)、抗透明质酸酶(AH),则阳性率可提高到 95%。

(2)风湿热活动指标:白细胞计数增高、C 反应蛋白(CRP)阳性、血沉增快、黏蛋白增高等为风湿活动的重要标志,但对诊断本病无特异性。

(3)心电图检查:P-R 间期持续延长提示风湿活动。

**知识链接** ⋯⋯⋯⋯⋯⋯⋯ 风湿热的诊断标准 ⋯⋯⋯⋯⋯⋯⋯⋯⋯⋯●

4)治疗要点　主要包括控制链球菌感染、抗风湿治疗和对症治疗等。有充血性心力衰竭发生时应选用小剂量洋地黄类药物,舞蹈病可酌情使用镇静剂,关节肿痛时应制动。

**【常见护理诊断/问题】**

**1.心排血量减少**　与心脏受损有关。

**2.疼痛**　与关节受累有关。

**3.体温过高**　与感染的病原体毒素有关。

**4.焦虑**　与发生心脏损害有关。

【护理目标】

（1）患儿保持充足的心排血量，表现为生命体征稳定。

（2）患儿疼痛减轻，活动正常。

（3）患儿体温恢复正常。

（4）患儿精神愉快，表现出放松和舒适。

【护理措施】

**1. 防止发生严重的心功能损害**

1）休息　急性期卧床休息2周，有心脏炎时轻者绝对卧床4周，重者绝对卧床6～12周，至急性症状完全消失，血沉接近正常时方可下床活动，伴心力衰竭者待心功能恢复后再卧床3～4周，根据心率、心音、呼吸、有无疲劳而调节活动量。一般恢复至正常活动量所需时间是：无心脏受累者1个月，轻度心脏受累者2～3个月，严重心肌炎伴心力衰竭者6个月。

2）饮食护理　给予易消化、营养丰富的食物，少吃多餐，心力衰竭患儿适当限制水和盐摄入，并详细记录出入水量，保持大便通畅。

3）密切观察病情变化　注意患儿面色、呼吸、心率、心律及心音的变化，如有烦躁不安、面色苍白、多汗、气急等心力衰竭的表现，应及时报告医师并做好抢救准备。

4）遵医嘱用药

（1）抗风湿治疗：心脏炎时首选糖皮质激素治疗，泼尼松2 mg/（kg·d），最大量≤60 mg/d，分次口服，2～4周后减量，总疗程8～12周，重症可静脉滴注地塞米松。无心脏炎的患儿可用阿司匹林，80～100 mg/（kg·d），最大量≤3 g/d，分次服用，至体温正常、关节症状消失、实验室活动指标正常，可逐渐减量，总疗程4～8周。

（2）使用抗生素，清除链球菌感染灶：大剂量青霉素静脉滴注，持续2～3周。青霉素过敏者可改用其他有效抗生素如红霉素等。

（3）其他治疗：有充血性心力衰竭时加用地高辛，但剂量宜小，并加用卡托普利、呋塞米和螺内酯。舞蹈病时可用苯巴比妥、氯丙嗪等镇静剂，关节肿痛时应给予制动。

（4）用药期间应注意观察药物不良反应：如阿司匹林可引起胃肠道反应、肝功能损害和出血，应饭后服药以减少对胃的刺激，并按医嘱加用维生素K防止出血；应密切观察应用泼尼松引起的不良反应，如满月脸、肥胖、消化性溃疡、肾上腺皮质功能不全、精神症状、血压增高、电解质紊乱、免疫抑制等；发生心肌炎时对洋地黄敏感且易出现中毒，用药期间应注意观察有无恶心、呕吐、心律不齐、心动过缓等不良反应。

**2. 对症护理**

1）缓解关节疼痛　关节疼痛时，可让患儿保持舒适的体位，避免患肢受压，移动肢体时动作要轻柔，也可用热水袋热敷以止痛。注意患肢保暖，避免寒冷潮湿，加强皮肤护理。

2）发热护理　密切监测体温变化，注意热型。高热时遵医嘱给予退热剂或物理降温。

**3. 心理护理**　关心爱护患儿，以儿童能接受的方式耐心解释各项检查、治疗、护理措施的意义，争取患儿的合作。及时解除患儿的各种不适感，如出汗、发热、关节疼痛等，以增强其战胜疾病的信心。给患儿及其家长解释药物治疗的方法及不良反应。

**4. 健康教育**　给家长介绍风湿热的有关知识和护理要点，教会家长观察病情、预防感染和防止疾病复发的各种措施;指导家长合理安排患儿的日常生活,避免剧烈的活动,以及防止受凉,定期到医院门诊复查;居住环境通风,避免潮湿。强调预防复发的重要性,说明预防风湿热初发及复发的关键是预防链球菌感染,预防复发首选长效青霉素120万U深部肌内注射,每月1次,至少持续5年,最好持续到25岁,有风湿性心脏病者,宜终生使用药物预防。

> **课堂互动:**
>
> 风湿性心脏炎伴心力衰竭的患儿应卧床休息至( )。
>
> A. 心电图正常
>
> B. 急性症状消失,抗链球菌溶血素O正常
>
> C. 急性症状消失,血沉正常
>
> D. 心电图和抗链球菌溶血素O正常
>
> E. 心电图和血沉正常

**【护理评价】**

评价患儿生命体征是否恢复正常,疼痛是否减轻、活动是否自如,体温是否恢复正常,是否表现出放松和舒适,积极参与护理计划,配合治疗和护理。

# 第二节 过敏性紫癜

过敏性紫癜(anaphylactoid purpura)又称亨-舒综合征,是一种免疫介导的以全身小血管炎为主要病变的血管炎综合征。临床主要表现为非血小板减少性皮肤紫癜,常伴便血、血尿、腹痛和关节肿痛等。多发生于2~8岁儿童,男孩多于女孩,四季均可发病,但春秋季多见。

**【病因和发病机制】**

病因尚不清楚,目前认为与某种致敏因素引起的自身免疫反应有关。微生物(细菌、病毒、寄生虫等)、药物(抗生素、磺胺药、解热镇痛剂等)、食物(鱼虾、蛋、牛奶等)及花粉、虫咬、疫苗注射等可能与过敏性紫癜发病有关,但均无确切证据。约半数患儿有链球菌性呼吸道感染史,但研究尚未发现其与该病明确相关。有报道A组溶血性链球菌是诱发过敏性紫癜肾炎的重要原因。另外研究发现本病患儿存在免疫功能异常。有一定的遗传倾向,同胞中可同时或先后发病。

过敏性紫癜可能的发病机制为:各种刺激因子,作用于具有遗传背景的个体,激发B淋巴细胞克隆扩增而导致IgA介导的系统性血管炎。

**【护理评估】**

**1. 健康史** 应评估患儿发病前1~3周有无上呼吸道感染史,是否进食蛋类、乳类、鱼虾等,是否用药及药物种类,是否接种疫苗。既往有无类似发作。

**2. 身心状况**

1)临床表现 多为急性起病,各种症状可以不同组合,出现先后不一,首发症状以皮肤

紫癜为主,少数病例以腹痛、关节炎或肾脏症状首先出现。约半数患儿伴有低热、乏力、精神萎靡、纳差等全身症状。

(1)皮肤紫癜:反复出现皮肤紫癜为本病特征,常为首发症状。多见于下肢和臀部,对称分布,分批出现,伸侧较多,严重者累及上肢,躯干和面部少见。初起呈紫红色斑丘疹,高出皮面,压之不褪色,数天后变为暗紫色,最终呈棕褐色而消退。部分病例可伴有荨麻疹和血管神经性水肿。少数重症患儿紫癜可融合成大疱伴出血性坏死。一般在4～6周消退,部分患儿可以数周、数月后复发。

(2)消化道症状:约1/2患儿可出现消化道症状,常出现脐周或下腹部疼痛,伴恶心、呕吐或便血。偶可并发肠套叠、肠梗阻、肠穿孔及出血坏死性小肠炎。

(3)关节症状:约1/3患儿出现膝、踝、肘、腕等大关节肿痛,活动受限。多在数日内消失,不遗留关节畸形。

(4)肾症状:有1/3～2/3的患儿出现肾受损的临床表现。多在病程2～4周时出现,也可为首发症状。多数患儿出现血尿、蛋白尿及管型,伴血压增高和水肿,称为紫癜性肾炎。少数呈肾病综合征表现。轻重不一,大多能完全恢复,少数发展为慢性肾炎,死于慢性肾衰竭。本病是否引起肾脏损害及其程度是决定远期预后的关键因素。

(5)其他:偶可出现颅内出血,导致头痛、惊厥、昏迷、失语、瘫痪。部分患儿有鼻出血、牙龈出血、咯血、心肌炎、心包炎等。

2)心理-社会状况　评估患儿及其家长对本病的认知程度。对因疾病而影响学业的患儿,应了解其心理状况。

3)辅助检查　常无特异性诊断检查,以下检查有助于了解病程和并发症。

(1)血常规检查:白细胞数正常或轻度增高,中性和嗜酸性粒细胞可增高。血小板计数正常甚至升高,出血和凝血时间正常,血块退缩试验正常,部分患儿毛细血管脆性试验阳性。

(2)尿常规检查:部分患儿可有血尿、蛋白尿、管型尿。

(3)大便隐血检查:伴消化道出血时常呈阳性。

(4)血清学检查:血清 IgA 常升高,IgG、IgM 轻度升高或正常;$C_3$、$C_4$ 正常或轻度升高;类风湿因子及抗核抗体阴性;重症血浆黏度增高。

**【常见护理诊断/问题】**

**1. 皮肤完整性受损**　与血管炎有关。

**2. 疼痛**　与关节肿痛、肠道变态反应性炎症有关。

**3. 潜在并发症**　消化道出血、紫癜性肾炎。

**【护理措施】**

**1. 一般护理**

1)休息　急性期卧床休息。

2)饮食护理　忌食辛辣、刺激性食物,忌食海鲜;过敏原不明者不吃过去未吃过的食物。腹痛较重者或大便隐血阳性者宜进少渣半流质饮食;消化道有明显出血时应禁食。

3)恢复皮肤的正常形态和功能　观察皮疹的形态、颜色、数量、分布,和有无反复出现等,每日详细记录皮疹变化;保持皮肤清洁,防擦伤和儿童抓伤,如有破溃及时处理,防止出血和感染;患儿衣着应宽松、柔软,保持清洁、干燥;避免接触可能的各种致敏原。

4)减轻或消除关节肿痛与腹痛 观察患儿关节肿胀及疼痛情况,保持关节的功能位置。根据病情选择合适的理疗方法,教会患儿利用放松、娱乐等方法减轻疼痛,遵医嘱用肾上腺皮质激素,以缓解关节疼痛。患儿腹痛时应卧床休息,尽量在床边守护,并做好日常生活护理。

**2. 病情观察**

(1)观察有无腹痛、便血等情况,同时注意腹部体征并及时报告和处理。有消化道出血时应卧床休息,限制饮食,给予无渣流质饮食,有大量出血时应禁食并考虑输血。

(2)观察尿色、尿量,定时做尿常规检查,若有血尿和蛋白尿,提示紫癜性肾炎,按肾炎护理。

**3. 用药护理** 本病尚无特效疗法,主要采取支持和对症治疗。有荨麻疹或血管神经性水肿时,用抗组胺药和钙剂;腹痛时用解痉剂;消化道出血静脉滴注西咪替丁,必要时输血。给予大剂量维生素 C 改善血管通透性;应用阿司匹林、双嘧达莫(潘生丁)、肝素等抗凝;应用肾上腺皮质激素缓解腹痛和关节疼痛,重症可加用免疫抑制剂。

**4. 健康教育** 向患儿及其家长宣传在春、秋季节预防感染的重要性,避免到人多的公共场所,防止受凉等。过敏性紫癜可反复发作或并发肾损害,给患儿和家长带来不安和痛苦,故应根据具体情况予以解释,帮助其树立战胜疾病的信心。并做好出院指导,教会家长和患儿观察病情,合理调配饮食;指导患儿和家长尽可能避免接触可能的过敏原,并定期来院复查。

【护理评价】

评价患儿皮肤完整性是否恢复正常,疼痛是否减轻,有无并发症发生或发生并发症后是否得到及时有效控制。

# 第三节　皮肤黏膜淋巴结综合征

皮肤黏膜淋巴结综合征又称川崎病,是一种以全身中、小动脉炎性病变为主要病理改变的急性发热性出疹性疾病。主要表现为急性发热、皮肤黏膜病损和淋巴结肿大。本病以婴幼儿多见,男孩多于女孩。一年四季均有发病,以春、秋两季居多。有 15%～20% 未经治疗的患儿发生冠状动脉损害,已成为儿童后天性心脏病的主要病因之一。

【病因和发病机制】

病因不明,可能与立克次体、短棒菌苗(丙酸杆菌)、链球菌、反转录病毒、支原体等多种病原体感染有关,但均未能证实。

发病机制尚不清楚。目前认为川崎病是一定易患宿主对多种感染病原触发的一种免疫介导的全身性血管炎。

【护理评估】

**1. 健康史** 应详细询问患儿病前有无上呼吸道及消化道感染史。起病情况,体温高低及热型,皮肤及口腔黏膜有无异常表现等。

**2. 身心状况**

1)临床表现

(1)主要表现:

①发热:为最早出现的症状,体温 38～40 ℃,呈稽留热或弛张热,持续 7～14 日,甚至更长,抗生素治疗无效。

②皮肤表现:发热时或发热后出现皮疹,呈向心性、多形性,常见的为斑丘疹、多形红斑样或猩红热样皮疹,无水疱及结痂,躯干部多见,持续 4～5 日消退。肛周皮肤发红、脱皮。

③手足症状:为本病的典型临床特点,急性期手足硬性水肿和掌跖潮红,恢复期指趾端膜状脱皮,重者指(趾)甲亦可脱落。

④球结膜充血:起病 3～4 日出现,无脓性分泌物或流泪。

⑤唇及口腔表现:口唇潮红、皲裂或出血,口腔黏膜弥漫性充血,舌乳头突起、充血呈草莓舌。咽部弥漫性充血,扁桃体可有肿大或渗出。

⑥颈淋巴结非化脓性肿大:单侧或双侧,质硬有触痛,表面不红,热退后消散。

(2)心脏受损:是本病最严重的表现。于病程 1～6 周出现心肌炎、心包炎和心内膜炎;冠状动脉损害常发生在疾病的第 2～4 周,但也可发生于疾病恢复期。心肌梗死和冠状动脉瘤破裂可导致心源性休克甚至猝死。

(3)其他:可有消化系统症状(呕吐、腹泻、腹痛、肝大、黄疸等)、间质性肺炎、无菌性脑膜炎、关节疼痛和肿胀等。

2)心理-社会因素 家长因患儿心血管受损及可能发生猝死而产生焦虑、紧张心理。评估患儿及其家长对本病的认知程度。

3)辅助检查

(1)实验室检查:

①血液检查:轻度贫血,白细胞计数升高,以中性粒细胞增高为主,伴核左移。血沉增快、C 反应蛋白和免疫球蛋白增高,为炎症活动指标。

②免疫学检查:血清 IgG、IgM、IgA、IgE 和血液循环免疫复合物升高,总补体和 $C_3$ 正常或增高。

(2)影像学检查:

①X 线检查:肺纹理增多,少数患儿有片状阴影或胸膜反应;心影常轻度扩大,少数患儿可见冠状动脉钙化。

②冠状动脉造影:是诊断冠状动脉病变最精确的方法,根据冠状动脉造影时冠状动脉瘤的特征,可确定冠状动脉瘤的类型、分级和部位,以指导治疗。

(3)心血管系统检查:有心脏受损者可见心电图和超声心动图改变。心电图主要为 ST 段和 T 波改变、P-R 间期和 Q-T 间期延长、低电压、心律失常等。

【常见护理诊断/问题】

**1. 体温过高** 与感染、免疫反应等因素有关。

**2. 皮肤完整性受损** 与小血管炎有关。

**3. 口腔黏膜受损** 与小血管炎有关。

**4. 潜在并发症** 心脏受损。

**【护理措施】**

**1. 一般护理**

1）休息 急性期患儿应绝对卧床休息。维持病室适当的温、湿度。监测体温变化、观察热型及伴随症状，及时采取必要的治疗护理措施。

2）饮食护理 给予清淡的高热量、高维生素、高蛋白质的流质或半流质饮食。鼓励患儿多饮水，必要时静脉补液。

3）皮肤护理 评估皮肤病损情况，保持皮肤清洁，每日清洗患儿皮肤，剪短指甲，以免抓伤和擦伤；衣被质地柔软而清洁，每次便后清洗臀部；对半脱的痂皮用干净剪刀剪除，切忌强行撕脱，防止出血和继发感染。

4）黏膜护理 评估患儿口腔卫生习惯及进食能力，观察口腔黏膜病损情况，每日晨起、睡前、餐前、餐后漱口，以保持口腔清洁，防止继发感染与增进食欲。口唇干裂者可涂护唇油；禁食生、辛、硬等刺激性食物，必要时遵医嘱给予药物涂擦口腔创面；每日用生理盐水洗眼 1～2 次，也可涂眼膏，以保持眼的清洁，预防感染。

**2. 病情观察** 密切监测患儿有无心血管损害的表现，如面色、精神状态、心率、心律、心音、心电图改变等，一旦发现异常立即进行心电监护，并配合医师采取相应的护理措施。

**3. 用药护理**

1）控制炎症

(1) 阿司匹林：为首选药物，剂量为 30～100 mg/(kg·d)，分 3～4 次口服，热退后 3 日逐渐减量，2 周左右减至 3～5 mg/(kg·d)，维持 6～8 周。如有冠状动脉病变时，应延长用药时间，直至冠状动脉恢复正常。

(2) 静脉注射免疫球蛋白（IVIg）：剂量为 1～2 g/kg，于 8～12 h 静脉缓慢输入，宜于发病早期（10 日内）应用，可迅速退热、明显降低急性期冠状动脉病变的发生率，对已形成冠状动脉瘤者可使其早期退缩。应用 IVIg 的患儿在 9 个月内不宜进行麻疹、风疹、腮腺炎等疫苗的预防接种。

(3) 糖皮质激素：IVIg 治疗无效者可考虑使用糖皮质激素，也可与阿司匹林和双嘧达莫合并使用。泼尼松每日 2 mg/kg，使用 2～4 周。

2）抗血小板凝聚 除阿司匹林外可加用双嘧达莫。

3）其他治疗 根据病情对症支持治疗，如补液、护肝、控制心力衰竭、纠正心律失常等；有心肌梗死时及时溶栓治疗。

4）按医嘱用药并注意观察 应用阿司匹林有否出血倾向和使用 IVIg 有无过敏反应，一旦发生应及时处理。

**4. 健康教育** 及时向家长交代病情，并给予心理支持。指导家长学会观察病情，定期随访，无冠状动脉病变患儿，于出院后 1 个月、3 个月、6 个月及 1～2 年全面检查 1 次（包括体格检查、心电图及超声心动图等）。有冠状动脉损害者应长期密切随访，每 6～12 个月 1 次。多发或较大冠状动脉瘤破裂尚未闭塞者不能参加体育活动和体力劳动。

在线答题

（黄丹）

# 第十五章
# 感染性疾病患儿的护理

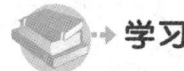

## 学习目标

1. **掌握**：儿童常见传染病的护理评估、护理诊断和护理措施。
2. **熟悉**：儿童常见出疹性疾病的鉴别诊断，常见传染病的健康教育内容，儿童结核病的预防和治疗原则。
3. **了解**：儿童常见传染病的病因及发病机制。

---

感染性疾病是指病原微生物（病毒、细菌、衣原体、支原体、立克次体、螺旋体、真菌和寄生虫）感染人体后所引起的疾病，是儿科常见疾病。感染性疾病包括传染性疾病和非传染性疾病两大类，两者的主要区别在于前者具有传染性、流行性与免疫性。也就是说，传染病是可传的感染性疾病。由于儿童免疫功能低下，传染病发病率明显高于成人，且起病急，症状重，病情复杂多变，容易发生并发症。因此，应掌握儿童常见传染病的护理评估，做出正确的护理诊断，实施适当的护理措施。

## 第一节　麻　　疹

### 案例导入

患儿，男，1岁。因发热、咳嗽4日，出疹1日入院。患儿4日前无明显诱因出现发热，体温最高39.1℃，伴咳嗽、流鼻涕、双眼畏光、流泪、分泌物多。昨天洗澡时发现耳后、颈部有皮疹，伴嗜睡、食欲减退。体格检查：体温39.2℃，脉搏145次/分，呼吸43次/分。精神较差，耳后、颜面、躯干可见红色斑丘疹，疹间皮肤正常。咽、眼结膜充血明显，双肺呼吸音粗，肝脾未触及，未引出病理反射和脑膜刺激征。

工作任务：

1. 如何对该患儿进行护理评估？
2. 列出主要的护理诊断。
3. 怎样为患儿进行护理？

麻疹(measles)是由麻疹病毒引起的一种急性出疹性呼吸道传染病。临床上以发热、上呼吸道感染、结膜炎、口腔麻疹黏膜斑(又称为科氏斑(Koplik spot))、全身皮肤斑丘疹及疹退后遗留色素沉着伴糠麸样脱屑为主要表现。好发于6个月至5岁的儿童。一年四季均可发病,以冬、春季多见。本病传染性强,易并发肺炎。病后免疫力持久,大多终生免疫。随着麻疹疫苗的广泛使用,我国麻疹的流行已得到有效控制。

【流行病学】

麻疹患者是唯一的传染源。出疹前后5日均有传染性,如合并肺炎,传染期可延长至出疹后10日。患儿口、鼻、咽及眼分泌物中均含有麻疹病毒,主要通过打喷嚏、咳嗽和说话时飞沫传播。本病传染性极强,流行期间易感儿接触患者后90%以上均可发病,病后大多可获得终生免疫。

【病原学和发病机制】

麻疹病毒为RNA病毒,属于副黏病毒科,球体颗粒,只有一个血清型,抗原性稳定。人是唯一的宿主。病毒在外界生存能力弱,不耐热,对紫外线和一般消毒剂均敏感,在流通的空气中或阳光下半小时即失活,但在低温下存活时间较长。

麻疹病毒侵入呼吸道上皮细胞及局部淋巴结中繁殖,并有少量病毒侵入血液而形成第一次病毒血症,此时已有传染性;病毒此后在全身单核巨噬细胞系统复制活跃,大量病毒再次进入血液,造成第二次病毒血症,引起全身广泛性损害而出现一系列临床表现,如皮疹、高热等,此时传染性最强。基本病变主要见于皮肤、淋巴组织、呼吸道和肠道黏膜及结膜。

【护理评估】

**1. 健康史** 询问麻疹疫苗接种史、有无麻疹患儿接触史,既往有无麻疹或其他急、慢性疾病(如结核、营养不良等),以及用药情况,如近期是否用过易致皮疹的药物、是否使用过丙种球蛋白等被动免疫制剂、是否使用过肾上腺皮质激素及免疫抑制剂等。此外,还需详细询问本次起病的经过,体温变化情况、皮疹出现的时间及顺序、发热与皮疹的关系等。

**2. 身心状况**

1)临床表现

(1)典型麻疹:临床上可分为潜伏期、前驱期、出疹期、恢复期等四期。

①潜伏期:大多数为6~18日(平均10日左右),潜伏期末可有低热、全身不适。

②前驱期:一般为3~4日,从开始发热到出疹,主要表现如下。

发热:多为中度以上发热,热型不一,体温高达39~40 ℃。

上呼吸道感染症状:在发热同时出现咳嗽、流涕、打喷嚏、结膜充血等症状,与上呼吸道感染不易区别,但流泪、畏光、眼睑水肿及结膜充血是本病的特点。

麻疹黏膜斑(科氏斑):是早期诊断麻疹的重要体征。在出疹前24~48 h出现,在第二磨牙相对应的颊黏膜处,可见直径0.5~1.0 mm灰白色小点,周围有红晕,迅速增多并融合,可累及整个颊黏膜并蔓延至唇部黏膜,于出疹后1~2日消失。

其他表现:如全身不适、食欲减退、精神不振等。婴儿尚有呕吐、腹泻、腹痛等消化系统症状。偶见皮肤荨麻疹,隐约斑疹或猩红热样皮疹,在出现典型皮疹时消失。

③出疹期:一般持续3~5日。皮疹多在发热3~4日按顺序出现,先见于耳后、发际、颈部到颜面部,逐渐由上向下蔓延至躯干及四肢,最后到达手掌与足底。皮疹为红色斑丘

疹,由稀少逐渐增多密集,可融合呈片,压之褪色,疹间可见正常皮肤,不伴痒感。此期全身症状加重,体温可突然高至40~40.5℃,咳嗽加重,伴厌食、呕吐、腹泻、嗜睡或烦躁不安,甚至谵妄、抽搐。肺部可闻及少量干、湿啰音。

④恢复期:一般持续3~5日。若无并发症发生,发热开始减退,食欲、精神等症状逐渐好转。皮疹出齐后按出疹先后顺序开始消退,疹退后皮肤有糠麸状脱屑及棕色色素沉着,7~10日消退。

(2)非典型麻疹:

①轻型麻疹:见于有部分免疫力的患儿,如8个月以内的婴儿、曾接种过麻疹疫苗或潜伏期内接受过丙种球蛋白等被动免疫制剂者,症状轻,常无麻疹黏膜斑,皮疹稀而色淡,疹退后无脱屑和色素沉着,无并发症。

②重型麻疹:见于重度营养不良、免疫功能低下继发严重感染者。中毒症状重,持续高热,体温常在40℃以上,伴惊厥、昏迷,皮疹密集融合,呈出血性。常有并发症及循环衰竭表现,病死率高。

③异型麻疹:主要见于接种过麻疹疫苗而再次感染者。

评估患儿有无上呼吸道感染症状,口腔有无麻疹黏膜斑,出疹的时间、顺序、形态、分布、颜色及疹间是否有正常皮肤,是否有肺炎、喉炎、脑炎等并发症发生。同时应注意与其他出疹性疾病相鉴别(表15-1)。

表15-1 儿童常见出疹性疾病的鉴别诊断

| 病名 | 病原体 | 全身症状及其他特征 | 皮疹特点 | 发热与皮疹关系 |
| --- | --- | --- | --- | --- |
| 麻疹 | 麻疹病毒 | 呼吸道卡他性炎症,结膜炎,发热第2~3日口腔麻疹黏膜斑 | 红色斑丘疹,自头面部→颈→躯干→四肢,退疹后有色素沉着及细小脱屑 | 发热3~4日,出疹期热更高,热退疹渐退 |
| 风疹 | 风疹病毒 | 全身症状轻,耳后、枕部淋巴结肿大并触痛 | 斑丘疹,面部→躯干→四肢,退疹后无色素沉着及脱屑 | 发热后1~2日出疹 |
| 幼儿急疹 | 人疱疹病毒6型 | 一般情况好,高热时可有惊厥,耳后枕部淋巴结亦可肿大 | 红色斑丘疹,颈及躯干部多见,四肢较少;1日出齐,次日消退 | 高热3~5日,热退疹出 |
| 猩红热 | A组β型溶血性链球菌 | 高热,中毒症状重,咽峡炎,杨梅舌,环口苍白圈,扁桃体炎 | 皮肤弥漫充血,上有密集针尖大小丘疹,持续2~3日退疹,1周后全身大片脱皮 | 发热1~2日出疹,出疹时高热 |

(3)并发症:常见并发症有中耳炎、喉炎、气管及支气管炎、肺炎、心肌炎、脑炎、营养不良和维生素A缺乏症等。其中最常见的并发症为肺炎,也是引起麻疹患儿死亡的主要原因。

2)心理-社会状况 评估患儿及其家长对本病相关知识的了解程度;了解家庭及社区对疾病的防治态度;评估患儿及其家长的心理状况、对疾病的应对方式。患儿因隔离、疾病本身会产生烦躁、焦虑、恐惧、孤独感。

3）辅助检查

（1）血常规：白细胞总数正常或减少，淋巴细胞相对增多。

（2）病原学检查：从呼吸道分泌物中分离出麻疹病毒，或检测到麻疹病毒均可做出特异性诊断。

（3）血清学检查：采用酶联免疫吸附试验（ELISA），从血中检测出特异性 IgM 抗体，有早期诊断价值。

4）治疗要点　目前无特效性药物治疗，治疗原则是加强护理、对症治疗、中药透疹和预防并发症。有并发症的采取综合性治疗措施。

【常见护理诊断/问题】

**1. 有感染的危险**　与麻疹病毒经飞沫、接触传播有关。

**2. 体温过高**　与病毒血症、继发感染有关。

**3. 皮肤完整性受损**　与病毒感染所致皮疹及脱屑有关。

**4. 营养失调：低于机体需要量**　与感染后食欲下降、机体消耗增加有关。

**5. 潜在并发症**　肺炎、喉炎、心肌炎、脑炎。

【护理目标】

（1）患儿采用正确隔离措施，未发生交叉感染。

（2）患儿体温逐渐降至正常。

（3）患儿皮疹逐渐消退，皮肤完整、无感染。

（4）患儿能得到充足的营养，体重增长正常。

（5）患儿不发生并发症或并发症得到及时发现和处理。

【护理措施】

**1. 一般护理**

1）注意休息　卧床休息至体温正常、皮疹消退为止。保持室内空气新鲜，定期通风，室温维持在 18～22 ℃，湿度 50%～60%。衣被适宜，不可捂汗，出汗后要及时更换衣被，保持干燥。

2）饮食护理　发热期间以清淡、营养丰富、易消化的流质饮食和半流质饮食为宜，少量多餐。鼓励患儿多饮水，以利退热、排毒、透疹，必要时遵医嘱静脉补液。恢复期应添加高热量、高蛋白、高维生素的食物，不需忌口。

**2. 病情观察**　出疹期警惕并发症的发生，早发现，及时向医师报告，及早采取应对措施。

出疹期如出现高热不退、咳嗽加剧、呼吸困难及肺部湿啰音等，提示并发肺炎的可能，重症者可致心力衰竭；若患儿出现声音嘶哑、犬吠样咳嗽、吸气性呼吸困难等，提示可能并发了喉炎；若患儿出现心悸、气短、胸闷、面色苍白，提示可能并发了心肌炎；如患儿出现头痛、呕吐、抽搐、嗜睡等症状，则可能发生了脑炎。出现上述任一情况，应及时向医师报告，并协助进行处理。

**3. 心理护理**　应加强与患儿及其家长沟通，讲述麻疹一般知识，及时了解他们的心理状态，耐心倾听他们的感受，使之消除顾虑，增强对医务人员的信任感，树立战胜疾病的信心。对患儿应和蔼可亲，关怀体贴，了解心理需求，及时为其提供周到服务和细心护理。

**4. 对症护理**

1）发热的护理　维持合理的高热体温,以利于麻疹皮疹出透齐。

在前驱期及出疹期不宜强行为患儿过度降温,体温不超过 40 ℃一般不退热。若体温高于 40 ℃伴有惊厥或过去有高热惊厥史者,可遵医嘱采取温水擦浴或使用小剂量退热剂以适当降温,禁用冰袋、冷敷及乙醇擦浴等,以免影响出疹,导致严重并发症发生。

2）皮肤黏膜的护理

（1）皮肤护理:保持皮肤清洁,勤换内衣。勤剪指甲以免抓伤皮肤引起继发感染。及时评估出疹情况,若出疹不畅,可煎服中药鲜芫荽,或擦拭皮肤(需防烫伤),以促进血液循环,帮助出疹。

（2）眼部护理:病室内光线要柔和,避免强光刺激眼部。及时清理眼部炎性分泌物,并用生理盐水清洗双眼,遵医嘱用抗生素眼药水或眼膏,并口服维生素 A 预防眼干燥症。

（3）口腔、鼻腔、耳部护理:保持口腔、鼻腔、耳部的清洁。鼓励患儿多喝白开水,常用生理盐水或 2%的硼酸溶液漱口,保持口腔清洁、舒适。及时清除鼻痂,保持呼吸道通畅。防止呕吐物及眼泪流入外耳道,导致中耳炎。

**5. 健康教育**　由于麻疹传染性较强,为控制疾病的流行,应向家长介绍麻疹的相关知识,使其有充分的心理准备,积极配合治疗。无并发症的患儿可在家中进行治疗护理,指导家长做好消毒隔离、皮肤护理以及病情观察等,防止继发感染。向社区群众及患儿家长介绍预防麻疹传播的相关知识。

1）管理传染源　患儿隔离至出疹后 5 日,并发肺炎者延长至出疹后 10 日。对密切接触的易感儿应隔离观察 3 周,若接触麻疹患儿后曾接受过被动免疫者应延长到 4 周。

2）切断传播途径　患儿居室要定时通风换气,定期用紫外线照射消毒;患儿衣被及玩具应在阳光下暴晒。医护人员接触患儿前后应洗手、更换隔离衣或在空气流动处停留 30 min。

3）保护易感人群

（1）被动免疫:对年幼、体弱的易感儿在接触麻疹患儿后 5 日内注射免疫球蛋白 0.25 mL/kg可预防发病,若用量不足或接触麻疹 5 日后注射,仅能减轻症状。被动免疫只能维持 3～8 周,以后还需采取主动免疫措施。

（2）主动免疫:采用麻疹减毒活疫苗预防接种,初种年龄国内规定为生后 8 个月,7 岁时复种一次。易感者若在接触患者 2 日内接种疫苗,仍有可能预防发病或减轻病情。

---

**课堂互动:**

典型麻疹皮疹的特点为（　　）。

A. 红色粟粒疹,疹间皮肤充血

B. 红色斑丘疹,疹间皮肤正常

C. 红色出血性斑丘疹,疹退后无色素沉着

D. 红色斑疹或斑丘疹,皮疹周围可见晕圈

---

【护理评价】

评价患儿周围人群是否被传染,患儿体温是否降至正常值,患儿皮疹是否按时消退、皮

肤是否完整、有无感染,患儿是否得到充足的营养,患儿未发生并发症或并发症是否得到及时发现和处理,患儿家长是否了解麻疹的相关知识,能否配合做好消毒隔离、家庭护理等。

# 第二节 水 痘

水痘(chickenpox,varicella)是由水痘-带状疱疹病毒引起的传染性极强的儿童期出疹性疾病。临床特征为皮肤黏膜分批出现并同时存在斑疹、丘疹、疱疹及结痂,全身症状较轻。患儿感染后可获得持久的免疫力,但以后仍可能发生带状疱疹。

**【流行病学】**

水痘患儿是本病的传染源,通过飞沫或接触传染。出疹前1～2日至疱疹全部结痂为止均有极强的传染性,易感儿接触水痘患儿后几乎均可发病,以2～6岁儿童多见。一年四季均可发病,但以冬春季多发。

**【病原学和发病机制】**

病原体为水痘-带状疱疹病毒即人类疱疹病毒3型,为DNA病毒。该病毒在外界环境中生活力弱,不耐高温、不耐酸,不能在痂皮中存活。在儿童期原发感染为水痘,恢复后病毒可长期潜伏在脊髓后根神经节或脑神经的感觉神经节内,少数人在青春期或成年后,当机体抵抗力下降时病毒可被激活而再次发病,表现为带状疱疹。

病毒经鼻咽部侵入人体,在呼吸道黏膜细胞内增生,2～3日后进入血液,产生病毒血症;病毒在单核巨噬细胞系统内再次增生后入血引起第二次病毒血症,并在全身扩散,引起各器官病变。病变主要损害皮肤,偶尔累及其他脏器;由于病毒侵入血液往往是间歇性的,故皮疹分批出现。皮疹出现1～4日后产生特异性细胞免疫和抗体,病毒血症消失,症状逐渐缓解。

**知识链接** ............ 水痘与带状疱疹 ............

**【护理评估】**

**1. 健康史** 详细询问患儿近期有无水痘患儿接触史,是否患有营养不良等导致机体免疫功能下降的疾病,是否有用糖皮质激素、免疫抑制剂等药物史。同时注意询问是否接种过水痘疫苗。

**2. 身心状况**

1)临床表现

(1)典型水痘:潜伏期多为2周。前驱期仅1日左右,表现为发热、全身不适、流涕、食欲不振等。发热当天或次日出现皮疹,皮疹特点如下。

①多形性皮疹:皮疹分批出现,开始为红色斑丘疹或斑疹,迅速发展形成椭圆形水滴样

小水疱,周围有红晕。疱液先清亮后混浊,且疱疹出现脐凹现象,易破溃,瘙痒感较重,2～3日出现结痂。在同一时间内同一部位可见斑疹、丘疹、疱疹及结痂,是水痘皮疹的重要特征。

②呈向心性分布:首发于头、面和躯干,继而扩展到四肢;皮疹躯干多,四肢少;也是水痘皮疹的特征之一。

③部分患儿疱疹可出现在口腔、眼结膜、生殖器等处,易破溃形成浅溃疡。

水痘多为自限性疾病,10日左右自愈,全身症状和皮疹均较轻,皮疹脱痂后一般不留瘢痕。

(2)重型水痘:少数免疫功能低下或恶性疾病的患儿,可发生出血性和播散性水痘,持续高热和全身中毒症状重,皮疹广泛分布并融合成大疱型或出血性皮疹,可继发感染甚至引起败血症。

(3)先天性水痘:母亲在妊娠早期感染水痘病毒,可导致胎儿多发性先天畸形,表现为出生体重低、瘢痕性皮肤病变、肢体萎缩、视神经萎缩、白内障及智力低下等,多在1岁内死亡。如孕妇分娩前数日患水痘,可感染胎儿,新生儿生后10日内发病,病死率高。

(4)并发症:最常见的并发症为继发皮肤细菌感染。少数病例可发生肺炎、心肌炎、肝炎等。神经系统可并发水痘后脑炎、面神经瘫痪、瑞氏(Reye)综合征(又称为脑病合并内脏脂肪变性综合征)等。

2)心理-社会状况　评估患儿是否因皮肤瘙痒导致不安和急躁;是否因隔离治疗、活动受到限制、不能正常学习与活动而产生心理压力。了解患儿家长对水痘的传播、转归知识的了解程度。评估患儿所在托幼机构或学校的工作人员对水痘的预防、护理、隔离消毒知识等的认知水平。

3)辅助检查

(1)血常规:白细胞总数正常或稍低。

(2)疱疹刮片检查:取新鲜疱疹基底组织涂片,可见多核巨细胞和核内包涵体。疱疹液直接通过荧光抗体染色检查病毒抗原。

(3)血清学检查:水痘病毒特异性 IgM 抗体阳性或双份血清抗体滴度4倍以上,有助于诊断。

4)治疗原则　加强护理,对症治疗,抗病毒治疗。避免使用阿司匹林及肾上腺皮质激素。

【常见护理诊断/问题】

**1. 有传播感染的危险**　与水痘-带状疱疹病毒经飞沫、接触传播有关。

**2. 体温过高**　与病毒血症有关。

**3. 皮肤完整性受损**　与水痘-带状疱疹病毒感染及继发感染有关。

**4. 潜在并发症**　心肌炎、脑炎、肝炎。

【护理措施】

**1. 一般护理**　卧床休息至热退、症状减轻。供给足够水分和易消化的饮食。

**2. 病情观察**　注意观察患儿的体温、精神、食欲等。水痘临床过程一般顺利,少数可并发心肌炎、脑炎、肝炎等,应注意观察,早期发现,并给予相应的治疗及护理。

**3. 心理护理** 皮疹瘙痒给患儿带来不安和烦躁,除遵医嘱给予止痒药物外,还可做一些趣味性活动以分散患儿注意力,告知皮肤继发细菌感染的后果及危害。对因长时间隔离耽误学习产生焦虑的学生和家长给予耐心解释。

**4. 对症护理**

1)皮肤黏膜的护理 维持适宜的环境温、湿度,衣被清洁、合适,以免增加痒感。保持皮肤清洁、干燥,勤换内衣。勤剪指甲,小婴儿可戴连指手套,避免搔抓皮疹,导致继发感染或留下瘢痕。用温水洗浴,无破溃疱疹可用炉甘石洗剂或 5%的碳酸氢钠溶液外洗止痒,或遵医嘱口服抗组胺药物以减轻皮肤瘙痒;破溃疱疹可涂 1%的甲紫,继发细菌感染者局部可用抗生素软膏,或遵医嘱口服抗生素控制感染。有口腔黏膜疱疹者用盐水漱口。

2)发热护理 中低度发热,不必用药物降温。高热时使用物理降温或用对乙酰氨基酚等药物降温,禁用阿司匹林退热,以免增加 Reye 综合征的危险。

**5. 用药护理**

(1)遵医嘱用抗病毒药物:阿昔洛韦即无环鸟苷是首选的抗水痘-带状疱疹病毒药物,治疗越早越好,一般应在皮疹出现的 24 h 内开始使用。每次口服 20 mg/kg,每日 4 次;重症需静脉给药,每次 10~20 mg/kg,每 8 h 一次。另外,早期使用 α-干扰素能较快抑制皮疹发展,加快病情恢复。

(2)继发细菌感染时遵医嘱给予抗生素治疗。

(3)禁用阿司匹林、肾上腺皮质激素。阿司匹林可诱发 Reye 综合征;肾上腺皮质激素可使病毒播散,加重病情,故应禁用。

**6. 健康教育**

(1)对社区群众进行水痘病因、临床表现特点、治疗护理要点及预防知识宣教,重点加强预防知识教育,如强调在流行期间应避免易感儿去公共场所等。

(2)给患儿家长介绍水痘患儿隔离时间,让家长有充分的思想准备,以免引起焦虑。为家长示范皮肤护理方法,防止继发感染。指导家长给患儿补充足够的水分和营养。

(3)向社区群众及患儿家长介绍预防水痘传播的相关知识,主要内容如下:

①隔离传染源:应隔离患儿至疱疹全部结痂为止。易感儿接触后应隔离观察 3 周。

②保护易感儿童:国内外已开始使用水痘减毒活疫苗,接触水痘患儿后立即使用其可预防发病,即使患病,症状也轻微。对正在使用大剂量糖皮质激素、免疫功能受损或恶性病患者(包括孕妇),在接触水痘患者后 72 h 内肌注水痘-带状疱疹免疫球蛋白,可起到预防或减轻症状的作用。

# 第三节 流行性腮腺炎

流行性腮腺炎(mumps,epidemic parotitis)是由腮腺炎病毒引起的急性呼吸道传染病。以腮腺非化脓性肿大、疼痛为临床特征,也可累及其他腺体组织或器官。

## 【流行病学】

人是腮腺炎病毒的唯一宿主。患儿和隐性感染者是本病的传染源,自腮腺肿大前6日至发病后9日均有传染性,主要通过飞沫、唾液污染食具或玩具接触等途径传播。5～15岁患者较多见,四季均可发病,以冬春季为高峰。人群对本病普遍易感,感染后可获得终生免疫。

## 【病原学和发病机制】

腮腺炎病毒属于副黏液病毒,为球体,为RNA病毒,只有一个血清型。病毒经呼吸道侵入机体后,在局部黏膜上皮细胞中增生,引起局部炎症和免疫反应。然后进入血液,引起病毒血症。病毒经血液至全身器官,首先使多种腺体(腮腺、舌下腺、颌下腺、胰腺、生殖腺等)发生炎症病变,也可侵犯神经系统。

## 【护理评估】

**1. 健康史** 评估患儿近期有无流行性腮腺炎接触史,是否有腮腺炎减毒活疫苗接种史,既往有无腮腺局部反复肿大或腮腺炎史。

**2. 身心状况**

1)临床表现

(1)典型病例:以腮腺肿大为主要临床表现。潜伏期14～25日,平均18日。前驱期很短,常有发热、头痛、乏力、肌痛、食欲减退等。腮腺肿大常是本病的首发体征。通常是一侧腮腺先肿大,2～3日波及对侧,也可双侧同时肿大或始终限于一侧肿大。腮腺肿大的特点是以耳垂为中心,向前、后、下发展,边缘不清,表面发热、不红,触之有弹性感,有疼痛及触痛,在张口、咀嚼,尤其是进食酸性食物时疼痛加重。腮腺肿大3～5日最明显,1周左右逐渐消退。颌下腺和舌下腺也可同时受累。

(2)并发症:流行性腮腺炎病毒有嗜腺体性和嗜神经性,常侵入中枢神经系统、其他腺体或器官而产生下列并发症。

①睾丸炎或卵巢炎:睾丸炎是男孩最常见的并发症,多为单侧,肿大且有触痛,约半数病例可发生萎缩,双侧萎缩者可导致不育症。7%青春期后女性患者可并发卵巢炎,出现下腹疼痛及压痛,无影响生殖的报道。

②脑膜脑炎:较常见,可出现在腮腺肿大前、后或同时发生。28%的有中枢神经系统症状,表现为发热、头痛、呕吐,神经系统体征可呈阳性,但很少发生惊厥。约半数病例脑脊液可有细胞数升高,细胞数大多低于$500 \times 10^6/L$,偶尔有多于$2000 \times 10^6/L$的病例,以淋巴细胞为主,蛋白稍高,糖和氯化物正常。在疾病早期,脑脊液中可分离出腮腺炎病毒。大部分预后良好,但也偶见死亡病例及留有神经系统后遗症的病例。

③急性胰腺炎:严重的急性胰腺炎较少见,轻型或亚临床型感染多见。常发生于腮腺肿大数日后。出现上、中腹部疼痛,压痛明显,伴呕吐、发热、腹胀、腹泻或便秘等。

④其他并发症:可有心肌炎、肾炎、肝炎等。

2)心理-社会状况 评估患儿因腮腺肿痛影响休息、进食、学习而出现的焦虑不安的心理变化程度,家长对流行性腮腺炎的传播、转归知识的了解程度,以及常见并发症的早期表现认知程度。

3）辅助检查

（1）血常规：白细胞总数正常或稍低，淋巴细胞相对增多。有并发症时白细胞总数及中性粒细胞数目可增高。

（2）血清和尿淀粉酶测定：血清及尿中淀粉酶活力与腮腺肿胀程度有关，90％的患儿发病早期有血清和尿淀粉酶增高，在2周左右恢复正常，故测定淀粉酶可与其他原因的腮腺肿大或其他病毒性脑膜炎相区别。血脂肪酶增高，有助于胰腺炎的诊断。

（3）血清学检查：血清特异性IgM抗体阳性，提示近期感染。

（4）病毒分离：患者唾液、尿、脑脊液或血中可分离出病毒。

4）治疗要点　本病无特殊疗法，主要采用中草药治疗及对症和支持治疗。

【常见护理诊断/问题】

**1. 有传播感染的危险**　与腮腺炎病毒经飞沫、接触传播有关。

**2. 疼痛**　与腮腺非化脓性炎症有关。

**3. 体温过高**　与病毒感染有关。

**4. 潜在并发症**　睾丸炎、胰腺炎、卵巢炎、脑膜脑炎。

【护理措施】

**1. 一般护理**　注意休息，居室保持新鲜空气。给予营养丰富、易消化、清淡的半流质食物或软食，忌食酸、辣、干、硬等刺激性食物，以免因唾液分泌及咀嚼使疼痛加剧。

**2. 病情观察**　男孩出现睾丸肿大、触痛为并发睾丸炎；女孩出现下腹疼痛警惕并发卵巢炎；有头痛、呕吐者可能并发脑膜炎；有中、上腹部疼痛可能并发胰腺炎。出现上述情况应及时报告医师，并采取相应措施。

**3. 心理护理**　耐心为患儿讲解本病的过程，通过做一些有趣的游戏或活动以转移患儿注意力，从而帮助其缓解疼痛、急躁情绪。

**4. 对症护理**

（1）做好口腔护理，保持口腔清洁，常用生理盐水漱口，多饮水，以防止继发感染。

（2）减轻腮腺肿痛：局部冷敷，使血管收缩，以减轻充血程度及疼痛，也可用如意金黄散加水调涂敷腮肿处，或用中药青黛散调醋局部涂敷腮腺肿痛处，保持局部药物湿润，以发挥药效。

（3）男孩发生睾丸疼痛红肿时用丁字带托起阴囊，局部间歇冷敷以减轻疼痛。

（4）高热者遵医嘱给予退热剂或物理降温。

**5. 健康教育**

（1）无并发症的患儿，可在家隔离治疗，应指导家长做好隔离、饮食、用药等护理，学会病情观察。若发生并发症，应及时送医院就诊。

（2）向患儿家长及社区群众介绍预防腮腺炎传播的知识。腮腺炎患儿应采取呼吸道隔离，直至腮腺肿大完全消退为止。有接触史的易感儿应隔离观察3周。腮腺炎流行期间应加强托幼机构的晨检。保持居室空气流通，对患儿的口、鼻分泌物及污染物进行消毒处理。易感儿可接种腮腺炎减毒活疫苗。

# 第四节 手足口病

**案例导入**

　　患儿,女,2岁。因发热、皮疹3日入院。患儿3日前出现发热,随后双下肢、双上肢和口腔出现斑丘疹和散在小疱疹,疱内液体较少,不痒,不痛。

　　工作任务:

　　1. 如何对该患儿进行护理评估?

　　2. 列出该患儿主要的护理诊断。

　　3. 怎样为患儿进行护理?

　　手足口病(hand-foot-mouth disease,HFMD)是由肠道病毒引起的急性传染病,以发热和手、足、口腔等部位的斑丘疹、疱疹为主要特征。少数患儿可并发无菌性脑膜炎、脑炎、脑脊髓炎、肺水肿、循环障碍等,个别重症患儿病情进展快,易发生死亡,致死原因主要为脑干脑炎及神经源性肺水肿。

**【流行病学】**

　　引起手足口病的肠道病毒以肠道病毒71型(EV71)、柯萨奇A组16型(CoxA16)多见,重症病例多由EV71感染引起。患者和隐性感染者均为传染源,主要通过为粪-口传播、飞沫传播或密切接触传播。本病多发生于学龄前儿童,尤以3岁以下发病率最高,夏秋季节多见。人类对肠道病毒普遍易感,感染后均可获得免疫力,持续时间尚不明确,病毒的各型间无交叉免疫。

**【护理评估】**

**1. 健康史**　评估患儿有无手足口病患儿接触史,详细询问本次起病的经过。

**2. 身心状况**

1)临床表现　潜伏期一般为2~10日,平均3~5日。根据临床表现,将EV71感染分为五期:

(1)第1期(手足口出疹期):急性起病,主要表现为发热,手、足、口、臀等部位出疹(斑丘疹、丘疹、小疱疹),疱疹周围可有红晕,疱内液体较少。可伴有咳嗽、流涕、食欲减退等症状。部分患儿仅表现为皮疹或疱疹性咽峡炎,个别患儿可无皮疹。此期病例属于手足口病普通病例,绝大多数患儿在1周内痊愈,预后良好。

(2)第2期(神经系统受累期):少数患儿可出现中枢神经系统受损,多发生在病程1~5日,表现为精神差、嗜睡、易惊、头痛、呕吐、烦躁、肢体抖动、急性肢体无力、颈强直等。此期病例属于手足口病重症病例重型,大多数患儿可痊愈。

(3)第3期(心肺功能衰竭前期):多发生在病程5日内。表现为心率、呼吸增快,出冷汗,面色苍灰,皮肤花纹,四肢发凉,指(趾)发绀,血压升高,血糖升高。此期病例属于手足口病重症病例危重型。及时发现上述表现并正确治疗,是降低病死率的关键。

(4)第4期(心肺功能衰竭期):病情继续发展,患儿出现心肺功能衰竭,多发生在病程5

日内,年龄以 0~3 岁为主。表现为心动过速或过缓,呼吸急促,口唇发绀,咳粉红色泡沫样痰或血性液体,持续血压降低或休克。此期病例属于手足口病重症病例危重型,病死率较高。

(5)第 5 期(恢复期):体温逐渐恢复正常,神经系统受累症状和心肺功能逐渐恢复,少数可遗留神经系统后遗症状。

2)心理-社会状况 对于病情较重需要住院治疗的患儿,评估患儿及其家长的心理状况和对手足口病的认知程度,患儿隔离期间可能会产生陌生感、孤独感,家长因对手足口病认知不够或担心疾病的预后而产生焦虑、恐惧等心理反应。

3)辅助检查

(1)血常规:白细胞计数正常或降小,病情危重者白细胞计数可明显增大。

(2)脑脊液检查:外观清亮,压力增高,白细胞计数增多,多以单核细胞为主,蛋白正常或轻度增多,糖和氯化物正常。

(3)血生化:部分病例可有轻度 ALT、AST、CK-MB 升高,重症病例血糖可升高。

(4)血清学检查:急性期与恢复期血清 EV71 等肠道病毒中和抗体有 4 倍以上的升高。

4)治疗要点 普通病例一般无须住院治疗,注意隔离,避免交叉感染,适当休息,做好口腔和皮肤的护理。重症病例以对症支持治疗为主,做好抢救准备,及时发现肺水肿、呼吸衰竭、心力衰竭等并发症,使用甘露醇等脱水利尿剂降低颅内高压,及时应用血管活性药物,酌情应用丙种球蛋白、糖皮质激素;根据病情应用呼吸机,进行正压通气或高频通气。应观察药物疗效及不良反应。

**【常见护理诊断/问题】**

**1. 体温过高** 与病毒感染有关。

**2. 皮肤完整性受损** 与病毒引起的皮损有关。

**3. 潜在并发症** 脑水肿、呼吸衰竭、心力衰竭。

**4. 知识缺乏** 家长缺乏本病的相关知识。

**5. 焦虑(家长)** 与重症病例病情危重有关。

**【护理措施】**

**1. 一般护理** 注意休息,保持室内适宜温湿度,每日开窗通风 2 次,定时消毒病房内空气及患儿用物。医护人员接触患儿前后均要消毒双手。尽量减少陪护及探视人员,并做好陪护宣教,要求勤洗手、戴口罩等。患儿的呼吸道分泌物和粪便及其污染的物品要进行消毒处理。

**2. 病情观察** 密切观察病情,尤其是重症患儿,监测并记录其生命体征变化。若患儿出现烦躁不安、嗜睡、肢体抖动、呼吸及心率增快等表现时,提示有神经系统受累或心肺功能衰竭的表现,应立即通知医师,并积极配合治疗,给予相应护理。

**3. 心理护理** 本病发生突然、进展快、病情凶险,应多给家长提供必要的心理支持,耐心解释患儿的病情及转归,减轻焦虑情绪。

**4. 对症护理**

1)维持正常体温 密切监测患儿体温并记录,及时采取物理降温或药物降温措施。鼓励患儿多饮水,以补充高热消耗的大量水分。患儿衣被不宜过厚,及时更换汗湿的衣被。

2)口腔护理　给予营养丰富、易消化的流质或半流质饮食,以减少对口腔黏膜的刺激。保持口腔清洁,进食前后用生理盐水漱口。有口腔溃疡的患儿可将维生素 $B_2$ 粉剂直接涂于口腔糜烂部位,或涂以碘甘油,以消炎止痛,促进溃疡面愈合。

3)皮肤护理　保持患儿衣被清洁,剪短患儿指甲以免抓破皮疹。手足部疱疹未破溃处涂炉甘石洗剂或 5% 碳酸氢钠溶液;疱疹已破溃或有继发感染者,局部用抗生素软膏。臀部有皮疹的患儿,保持臀部清洁、干燥,及时清理患儿的大小便。

**5. 健康教育**

(1)应向家长介绍手足口病的流行特点、临床表现、治疗和预防措施。

(2)不需住院治疗的患儿可在家隔离,教会家长做好口腔护理、皮肤护理及病情观察,患儿粪便及时进行消毒处理,如有病情变化应及时到医院就诊。

(3)流行期间不要带儿童到人群聚集的公共场所,教会孩子养成良好的卫生习惯,如饭前便后和外出后要用肥皂或洗手液等给儿童洗手,不要让儿童喝生水、吃生冷食物,加强锻炼,增强机体抵抗力。

# 第五节　流行性乙型脑炎

流行性乙型脑炎(epidemic encephalitis B)简称乙脑,又称日本脑炎。是由乙脑病毒引起的以脑实质炎症为主要病变的中枢神经系统急性传染病。临床上以高热、意识障碍、惊厥、呼吸衰竭、病理反射和脑膜刺激征阳性为主要表现,重症者可留有后遗症。

**【流行病学】**

本病是人畜共患的自然疫源性疾病。人和动物感染后均可成为传染源。猪是主要传染源及中间宿主,蚊虫是主要传播媒介。人群普遍易感,但感染后仅少数发病,多数为隐性感染,感染后能获得较持久的免疫力。以 2～6 岁儿童发病率最高,本病有严格的季节性,每年的高发月份是 7～9 月,与气温、雨量和蚊虫滋生有关。

**【病原学和发病机制】**

乙脑病毒属披膜病毒科,为嗜神经、RNA 病毒。病毒在外界抵抗力不强,加热至 56 ℃ 30 min 即可灭活,对乙醚、酸、乙醇、甲醛等常用消毒剂敏感,但耐低温和干燥。

带有乙脑病毒的蚊虫叮咬人时,病毒即经皮肤进入人体。当病毒进入血液循环即引起病毒血症。感染乙脑病毒后机体是否发病取决于病毒的数量、毒力及机体免疫力。若病毒通过血脑屏障进入中枢神经系统,在神经细胞内繁殖即引起脑炎。

**【护理评估】**

**1. 健康史**　详细询问患儿发病前有无与病畜或乙脑患者接触史;当地有无乙脑流行,有无到过乙脑流行病区、有无被蚊虫叮咬;了解患儿乙脑疫苗接种史。

**2. 身心状况**

1)临床表现　潜伏期一般为 10～14 日。感染乙脑病毒后,大多数无症状或症状较轻,仅少数患儿出现中枢神经系统症状。典型的乙脑病程可分为 4 期:

(1)初期:病初 1～3 日,起病急,有发热、寒战,伴头痛、恶心、呕吐,部分患儿有嗜睡及轻度颈项强直。

(2)极期:病程第4～10日,除上述症状加重外,以脑实质损害症状为主,高热、抽搐和呼吸衰竭可称为"乙脑三联征",是严重的表现。①高热:体温持续升高,达40℃以上,一般持续7～10日。体温越高,热程越长,病情越重。②意识障碍:由嗜睡转入昏迷,昏迷越早、越深、越长,病情越重。③惊厥:病情严重的表现,重者惊厥反复发作,甚至肢体强直性痉挛。④呼吸衰竭:是主要死因。因脑实质病变为主,表现为中枢性呼吸衰竭,患儿呼吸节律不规则、双吸气样呼吸、叹息样呼吸、潮式呼吸等,甚至呼吸停止。⑤颅内压增高:患儿有剧烈头痛、喷射性呕吐、血压升高和脉搏减慢。婴幼儿常有前囟隆起。严重者可引起脑疝,最后呼吸、心搏停止。⑥神经系统体征:常有生理反射消失或减弱,病理反射阳性,脑膜刺激征阳性,小婴儿脑膜刺激征可为阴性。

(3)恢复期:发病10日后,患儿体温逐渐下降,抽搐减少至停止,神经、精神症状好转。少数重症患儿仍有神志不清、失语、吞咽困难等,经积极治疗可在1～6个月恢复正常。

(4)后遗症期:若6个月后仍有神经精神症状称为后遗症。可有意识障碍、痴呆、癫痫样发作、失语、肢体瘫痪等,加强康复治疗,患儿可有不同程度的恢复。

(5)并发症:重者或昏迷患儿可并发肺炎、肺不张、败血症、压疮、尿道感染等,最常见为支气管肺炎。

2)心理-社会状况 本病起病急、病情重,因担心患儿的预后,家长会产生恐惧、焦虑、急躁等不良情绪;评估家庭经济状况和社会支持情况,因患儿出现后遗症,家长和患儿产生抑郁、消极、悲观情绪等。

3)辅助检查

(1)血常规:白细胞总数为$(10～20)×10^9/L$,病初中性粒细胞比例为80%以上,并有核左移。

(2)血清学检查:乙脑病毒特异性IgM抗体阳性,可作为早期诊断指标之一。

(3)脑脊液检查:外观清亮或微混浊,压力增高,白细胞计数为$(50～500)×10^6/L$,早期以中性粒细胞为主,以后淋巴细胞增多。蛋白轻度增高,糖正常或偏高,氯化物正常。

4)治疗要点 本病目前无特效疗法,主要对症治疗,预防并发症发生。其中处理好高热、惊厥和呼吸衰竭是抢救成功的关键。恢复期和后遗症期应进行康复训练和治疗。

【常见护理诊断/问题】

**1. 体温过高** 与病毒血症有关。

**2. 急性意识障碍** 与中枢神经系统受损有关。

**3. 潜在并发症** 呼吸衰竭、惊厥。

**4. 焦虑(家长)** 与预后差有关。

【护理措施】

**1. 维持正常体温** 急性期患儿绝对卧床休息,保持病室适宜温湿度,衣被不可过厚,密切监测体温,及时采取有效降温措施。高热患儿可给予物理降温或遵医嘱给予退热药,必要时采取亚冬眠疗法。降温过程中注意观察体温、呼吸、脉搏、血压变化。出汗较多时,应及时为患儿更换被褥及衣服,保持皮肤清洁、干燥。

**2. 控制惊厥发作** 密切观察病情,及时发现惊厥先兆表现,如烦躁不安、口角抽动、双眼凝视、肌张力增高等。一旦出现前述表现，应立即报告医师，并及时配合处理。惊厥护理详见第十二章第三节"儿童惊厥"。

**3. 保持呼吸道通畅** 指导患儿进行有效咳嗽，协助患儿翻身、叩背，以利于痰液排出。定时雾化吸入以稀释痰液，必要时吸痰。同时给氧，以减轻脑损伤。吸痰不可过频，避免刺激黏液产生过多。必要时行气管切开术。

**4. 防治呼吸衰竭** 观察患儿生命体征并及时记录，随时保持呼吸道通畅。备好各种急救药品及抢救器械。

**5. 心理护理** 向家长介绍本病的相关知识，鼓励参与治疗和护理计划。与家长充分沟通，耐心倾听，增强信任度，减轻其自责和焦虑情绪。加强与患儿的沟通，建立良好的护患关系，增强患儿的信任度和安全感。

**6. 后遗症期护理** 采取针灸推拿、理疗按摩、中医中药、高压氧疗等综合治疗方法，配合语言、肢体功能锻炼，促进患儿逐渐恢复。

**7. 健康教育**

(1)向家长与患儿宣传、指导有关流行性乙型脑炎的防护知识。预防关键是防蚊和灭蚊，使用蚊帐、蚊香、灭蚊器等。保护易感儿，10岁以下的儿童和进入流行区的人员，乙脑疫苗接种是根本措施，应在流行季节前1个月完成接种，可有效预防本病的发生。

(2)对有后遗症者，应定期复查，与医师一起制订康复训练方案，家长和患儿坚持进行功能锻炼。

# 第六节 儿童结核病

## 一、概述

结核病(tuberculosis)是由结核杆菌引起的一种慢性传染性疾病。可累及全身各脏器，但以肺结核最常见，严重病例可引起血行播散而发生粟粒型结核病或结核性脑膜炎，后者是儿童结核病致死的主要原因。20世纪90年代以来，由于人类免疫缺陷病毒(HIV)的流行和耐药结核菌株的产生，以及对结核病防治工作的放松，许多国家结核病发病率有所回升。因此1993年WHO宣布全球结核病处于紧急状态。每年的3月24日为"世界结核病日"。2000年全国第三次流行病学调查结果：出生至14岁儿童肺结核患病率为91.8/10万，痰液涂片阳性(涂阳)肺结核患病率为122/10万，痰液培养阳性(菌阳)肺结核患病率为160/10万。2000年WHO公布的全世界22个结核病高发国家中，我国列于其中，我国结核病的防治任务仍很艰巨。

【病因和发病机制】

结核杆菌属分枝杆菌，革兰染色阳性，抗酸性染色呈红色。对人类致病的主要是人型和牛型，我国儿童结核病大多由人型结核杆菌引起。

结核杆菌引起人体的发病不仅取决于细菌数量、毒力，更主要的是与机体免疫功能有关，尤其是细胞免疫的强弱。结核杆菌初次侵入人体后，在肺泡内和无活性的巨噬细胞中进行短暂的生长繁殖,4～8周产生细胞免疫,同时出现组织超敏反应,通过细胞免疫应答使T淋巴细胞致敏。若再次接触结核杆菌或其代谢产物,致敏的淋巴细胞就释放一系列细胞因子,然后激活并汇集巨噬细胞于病灶处,产生足够的水解酶和杀菌素,吞噬和杀灭大部分结核杆菌。当细菌量少而组织敏感性高时,形成由淋巴细胞、巨噬细胞和成纤维细胞组成的肉芽肿;当细菌量多、组织敏感性高时,则形成干酪样物质;当细菌量多、组织敏感性低时,可引起感染播散和局部组织破坏。

机体感染结核杆菌后,在产生免疫反应的同时也产生了变态反应,免疫反应和变态反应是同一细胞免疫过程中的两种不同表现。结核变态反应对免疫的影响是双面的:一般认为适度变态反应时免疫反应最佳、机体抵抗力最强;变态反应过强时,可加剧免疫炎症反应,致干酪性坏死;变态反应过弱时,说明机体反应性差,免疫功能低下,易导致病变播散。

【流行病学】

开放性肺结核患者是主要传染源。30%～50%的患儿有与开放性肺结核患者的密切接触史。传播途径主要是通过呼吸道,少数还可以通过消化道,经皮肤或胎盘传染者较少见。生活贫困、居住拥挤、营养不良、经济落后等是结核病的高危因素。此外,儿童结核病的感染率随着年龄增长而升高,患病率则年龄越小越高。新生儿对结核杆菌非常敏感,儿童发病与否则主要取决于结核杆菌的毒力、数量及机体抵抗力的强弱。遗传因素与结核病的发生亦有一定的关系:亚洲人种发病率最高,白种人最低;身材瘦长者较矮胖者易感。由于卡介苗的广泛接种,大大降低了儿童结核病的发病率和死亡率。

【小儿结核病的特点】

**1. 与成人结核病临床表现不同** 小儿结核病多为原发感染,发病急,病情进展快,易发生合并症,未经合理治疗可于短期内恶化。如能早期发现,及时治疗,多能痊愈;愈合方式以钙化为主。

**2. 易侵犯淋巴系统** 肺门淋巴结最易受侵犯,可压迫支气管。

**3. 易发生血行播散** 引起急性血行播散型肺结核及结核性脑膜炎。

**4. 小儿对结核杆菌及其代谢产物有较高的敏感性** 多见于原发性肺结核的患儿,出现于肺内病变之前,以疱疹性结膜炎、皮肤结节性红斑等为主要表现。

【辅助检查】

**1. 结核菌素试验** 结核菌素试验可测定受试者是否感染过结核杆菌或是否接种过卡介苗。属于迟发型变态反应,应在感染结核杆菌或接种卡介苗4周后进行。结核菌素试验的机制是,将试剂(抗原:旧结核菌素或结核菌素纯蛋白衍生物)注入皮内,若机体感染过结核杆菌或接种过卡介苗,则致敏的淋巴细胞和巨噬细胞积聚在真皮的血管周围,诱发炎症反应,导致血管通透性增高,在注射局部形成硬结。

1)试验方法 常用的结核菌素试验为皮内注射0.1 mL结核菌素纯蛋白衍生物(含结核菌素5 U)。一般在左前臂掌侧中下1/3交界处做皮内注射,使之形成6～10 mm的皮丘。对有明显结核病患者接触史或结核过敏现象(结节性红斑、疱疹性结膜炎)者,宜用1 U的结核菌素纯蛋白衍生物开始试验,以防止局部过强反应及可能的病灶反应的发生。

2)结果判断 一般以72 h为准观察反应结果,以硬结直径大小(取横、纵两径的平均值)作为判断反应强度的依据(表15-2)。

表 15-2　结核菌素试验结果判断

| 局部反应 | 表示符号 | 判断结果 |
|---|---|---|
| 硬结直径<5 mm | — | 阴性 |
| 5 mm≤硬结直径<10 mm | + | 阳性 |
| 10 mm≤硬结直径<20 mm | ++ | 中度阳性 |
| 硬结直径≥20 mm | +++ | 强阳性 |
| 硬结＋水疱、破溃、淋巴管炎 | ++++ | 极强阳性 |

3）临床意义

（1）阳性反应：①接种卡介苗后。②3 岁以下尤其是 1 岁以内未接种过卡介苗者，中度阳性反应多表示体内有新的结核病灶。年龄越小，活动性结核病的可能性越大。③年长儿无临床症状仅呈一般阳性反应者，表示曾感染过结核杆菌。④由阴性反应转为阳性者，或反应强度由原来小于 10 mm 增至大于 10 mm，且增幅超过 6 mm 者，表示新近有感染。⑤强阳性和极强阳性反应者，表示体内有活动性结核病灶。

（2）阴性反应：①未感染过结核杆菌或未接种过卡介苗。②结核变态反应前期（初次感染或接种卡介苗 4～8 周）。③结核菌素失效或技术误差。④假阴性反应，由于机体免疫功能低下或受抑制所致，如重度营养不良、重症结核病，急性传染病如麻疹、风疹等；原发或继发免疫缺陷病患者；使用肾上腺皮质激素或免疫抑制剂治疗者。

（3）接种卡介苗与自然感染阳性反应的主要区别（表 15-3）。

表 15-3　接种卡介苗与自然感染阳性反应的主要区别

| | 接种卡介苗后 | 自然感染 |
|---|---|---|
| 硬结直径 | 多为 5～9 mm | 多为 10～15 mm |
| 硬结颜色 | 浅红 | 深红 |
| 硬结质地 | 较软、边缘不清 | 较硬、边缘清楚 |
| 阳性反应持续时间 | 较短，2～3 日即消失 | 较长，可达 7 日以上 |
| 阳性反应的变化 | 有较明显的逐年减弱倾向，一般于 3～5 年逐渐消失 | 短时间内反应无减弱倾向，可持续若干年，甚至终生 |

**2. 实验室检查**

1）结核杆菌检查　从痰液、胃液、支气管灌洗液、脑脊液、病变局部穿刺液中找到结核杆菌即可确诊。

2）免疫学诊断及分子生物学诊断　用 DNA 探针、聚合酶链反应（PCR）可快速检测结核杆菌。用免疫荧光试验、酶联免疫电泳技术（ELIEP）、酶联免疫吸附试验（ELISA）可检测结核杆菌特异性抗体。

3）血沉检查　血沉增快为活动性指标之一，但无特异性。

4）其他检查　纤维支气管镜检查，有助于支气管内膜结核及支气管淋巴结核的诊断；周围淋巴结穿刺液涂片检查，可发现特异性结核改变；肺穿刺活检或胸腔镜取肺活检对特殊疑难病例确诊有帮助。

**3. 影像学检查** 胸部 X 线检查是筛查小儿结核病重要手段之一,能确定病变部位、范围、性质及发展情况,定期复查可观察治疗效果,必要时可做高分辨率 CT 扫描、磁共振成像(MRI)。

【预防措施】

**1. 控制传染源** 儿童结核病的主要传染源是结核杆菌涂片阳性患者,早期发现及合理治疗结核杆菌涂片阳性(涂阳)患者,是预防结核病的根本措施。

**2. 普及卡介苗接种** 卡介苗接种是预防结核病的有效措施,可降低发病率和死亡率。目前我国计划免疫要求在全国城乡普及新生儿卡介苗接种。但下列情况禁止接种卡介苗:①先天性胸腺发育不全或严重联合免疫缺陷病患者。②急性传染病恢复期。③注射局部有湿疹或患全身性皮肤病者。④结核菌素试验阳性者。

**3. 预防性化疗**

1)目的 预防儿童活动性肺结核、预防肺外结核病及防止青春期结核病复发。

2)方法 服用异烟肼每日 10 mg/kg,每日 1 次,最大剂量每日不超过 300 mg,疗程 6～9 个月。

3)适应证 ①密切接触家庭内开放性肺结核者。②新近结核菌素试验由阴性转为阳性者。③3 岁以内未接种过卡介苗而结核菌素试验为中度以上阳性者。④结核菌素试验为阳性并有早期结核中毒症状者。⑤结核菌素试验阳性儿童,新近患麻疹、百日咳等急性传染病时。⑥结核菌素试验阳性儿童,因其他疾病需较长时间使用肾上腺皮质激素或其他免疫抑制剂治疗者。

【治疗要点】

**1. 一般治疗** 注意营养,选用高蛋白和高维生素的食物。有明显结核中毒症状及极度衰弱者应卧床休息。居室环境应阳光充足,空气流通。避免接触麻疹、百日咳等患儿。

**2. 抗结核治疗** 抗结核药物治疗(又称化疗)是关键。化疗的目的是杀灭病灶中的结核杆菌,防止血行播散。化疗的原则是早期、适量、联合、规律、全程、分段治疗。

1)常用的抗结核药物

(1)杀菌药物:①全杀菌药物,如异烟肼(INH)、利福平(RFP)。②半杀菌药物,如链霉素(SM)、吡嗪酰胺(PZA)。

(2)抑菌药物:常用的有乙胺丁醇(EMB)、乙硫异烟胺(ETH)。

(3)针对耐药菌株的新型抗结核药:①老药的复合剂型,如利福平和异烟肼合剂(内含 INH 150 mg 和 RFP 300 mg),卫菲特(内含 INH、RFP 和 PZA)。②老药的衍生物,如利福喷丁。③新的化学制剂,如力排肺疾。几种儿童常见抗结核药物如表 15-4 所示。

表 15-4 儿童常见抗结核药物

| 药物 | 剂量(kg/d) | 给药途径 | 主要不良反应 |
| --- | --- | --- | --- |
| 异烟肼(INH/H) | 10 mg(≤300 mg/d) | 口服(可肌内注射、静脉滴注) | 肝毒性、末梢神经炎、过敏、皮疹和发热 |
| 利福平(RFP/R) | 10 mg(≤450 mg/d) | 口服 | 肝毒性、恶心、呕吐和流感样症状 |

续表

| 药物 | 剂量(kg/d) | 给药途径 | 主要不良反应 |
|---|---|---|---|
| 链霉素(SM/S) | 20～30 mg(≤0.75 g/d) | 肌内注射 | 第Ⅷ脑神经损害、肾毒性、过敏、皮疹和发热 |
| 吡嗪酰胺(PZA/Z) | 20～30 mg(≤0.75 g/d) | 口服 | 肝毒性、高尿酸血症、关节痛、过敏和发热 |
| 乙胺丁醇(EMB/E) | 15～25 mg | 口服 | 皮疹、视神经炎 |
| 乙硫异烟胺(ETH) | 10～15 mg | 口服 | 胃肠道反应、肝毒性、末梢神经炎、过敏、皮疹、发热 |
| 丙硫异烟胺 | | | |
| 卡那霉素 | 15～20 mg | 肌内注射 | 肾毒性、第Ⅷ脑神经损害 |
| 对氨柳酸 | 150～200 mg | 口服 | 胃肠道反应、肝毒性、过敏、皮疹和发热 |

2)化疗方案

(1)标准疗法:一般用于无明显自觉症状的原发性肺结核。每日服用 INH、RFP 和(或)EMB,疗程 9～12 个月。

(2)两阶段疗法:即强化治疗阶段和巩固治疗阶段。用于活动性原发性肺结核、急性血行播散型结核病及结核性脑膜炎。①强化治疗阶段:联合使用 3～4 种杀菌药物,目的在于迅速杀灭敏感菌、生长繁殖活跃的细菌和代谢低下的细菌,防止或减少耐药菌株的产生。长程化疗时,此阶段一般需要 3～4 个月;短程化疗时,一般为 2 个月。②巩固治疗阶段:联合使用 2 种抗结核药物,目的是杀灭持续存在的细菌以巩固疗效,防止复发。长程化疗时,此阶段可长达 12～18 个月;短程化疗时,一般为 4 个月。

3)短程疗法 结核病现代疗法的重大进展,可选用以下几种 6～9 个月短程化疗方案:①2HRZ/4HR(数字为月数,下同)。②2SHRZ/4HR。③2EHRZ/4HR。若无 PZA,则将疗程延长至 9 个月。各型结核病抗结核治疗方案见表 15-5。

表 15-5 各型结核病抗结核治疗方案

| 治疗方案 | 适用病例 | 用药方案 | 疗程/个月 | 适用方法 |
|---|---|---|---|---|
| 标准疗法 | 轻症原发性肺结核 | ①INH＋RFP<br>②INH＋EMB | 9～12 | INH10～20 mg/(kg·d),严重肺结核开始治疗 1～2 周全日半量静脉用药,余量口服。病情好转后改全量口服 |

续表

| 治疗方案 | 适用病例 | 用药方案 | 疗程/个月 | 适用方法 |
|---|---|---|---|---|
| 两阶段<br>疗法 | 活动性原发<br>性肺结核 | 1.强化治疗<br>①INH＋RFP＋SM<br>②INH＋RFP＋PZA | 2～3 | RFP 10～15 mg/(kg·d)<br>EMB 15～20 mg/(kg·d)<br>SM 15～20 mg/(kg·d) |
| | | 2.巩固疗法<br>①INH＋RFP<br>②INH＋EMB | 6～12 | (每日＜0.75,分2次肌注)<br>PZA 20～30 mg/(kg·d)<br>(每日＜0.75) |
| | 严重结核病<br>(血行播散型<br>结核病、结核<br>性脑膜炎) | 1.强化治疗<br>INH＋RFP＋PZA＋SM | 3～4 | |
| | | 2.巩固疗法<br>①INH＋RFP<br>②INH＋EMB | 9～12 | |

**知识链接** WHO推荐儿童结核病治疗方案(2014年)

## 二、原发性肺结核

原发性肺结核(primary pulmonary tuberculosis)是结核杆菌初次侵入肺部后发生的原发感染,是小儿肺结核的主要类型,包括原发综合征和支气管淋巴结结核。前者由肺内原发病灶、局部淋巴结病变和两者相连的淋巴管炎组成;后者以胸腔内肿大淋巴结为主。两者除X线表现不同外,在临床上难以区别,故两者常并为一型,即原发性肺结核。多呈良性过程,但也可进展甚至恶化,出现干酪性肺炎、血行播散或结核性脑膜炎。

**知识链接** 原发性肺结核的病理及转归

【护理评估】

**1. 健康史** 评估有无结核接触史,注意询问患儿有无与开放性肺结核患者的密切接触史,是否接种过卡介苗,有无疱疹性结膜炎、结节性红斑等结核过敏表现。生活环境、家族经济状况如何,患儿既往健康状况如何,近期有无急性传染病史如麻疹、百日咳等,是否患佝偻病、营养不良等,有无原发、继发性免疫缺陷症,是否因其他疾病需较长时间使用肾上腺皮质激素或其他免疫抑制剂。

**2. 身心状况**

1)临床表现  原发性肺结核症状轻重不一,一般起病缓慢。轻者可无症状,仅在 X 线检查时被发现。可有低热、盗汗、食欲不佳、疲劳等结核中毒症状。婴幼儿及症状较重者,突起高热 39~40 ℃,但一般情况尚好,与发热不相称,持续 2~3 周后转为低热,并有结核中毒症状。当胸内淋巴结明显肿大时,可产生压迫症状,出现百日咳样的痉挛性咳嗽、声嘶、喘鸣、肺不张等;部分患儿可出现疱疹性结膜炎、结节性红斑等结核过敏表现。体检可发现周围淋巴结有不同程度肿大,婴儿可伴肝脾大。常无明显肺部体征,与肺内病变不一致。

2)心理-社会状况  了解患儿及其家长的心理状态,评估家长对病情、隔离方法、服药等知识的了解程度,家庭的经济承受能力、家庭内外部资源及其社会支持系统。

3)辅助检查

(1)胸部 X 线检查:是诊断肺结核的重要方法之一,可同时做正、侧位胸部 X 线检查。X 线呈典型的哑铃状双极影的原发综合征者已少见,多表现为局部炎性淋巴结相对较大、而肺内的原发灶(即初染灶)相对较小;因肺内原发灶小易被纵隔掩盖,或原发灶已吸收,仅遗留局部肿大淋巴结,故临床上支气管淋巴结结核多见,X 线表现边缘模糊者为炎症型(又称浸润型),边缘清晰者为肿瘤型(又称结节型)。

(2)结核菌素试验:呈强阳性或由阴性转为阳性。

4)治疗要点  ①无明显症状的原发性肺结核选用标准疗法,每日服用 INH、RFP 和(或)EMB,疗程 9~12 个月。②活动性原发性肺结核宜采用直接督导下短程化疗(DOTS)。强化治疗阶段联用 3~4 种杀菌药:INH、RFP、PZA 或 SM,3 个月后以 INH、RFP 或 EMB 巩固维持治疗。常用方案为 2HRZ/4HR。

【常见护理诊断/问题】

**1. 营养失调:低于机体需要量**  与食欲差、疾病消耗过多有关。

**2. 活动无耐力**  与结核杆菌感染、机体消耗增加有关。

**3. 舒适度减弱,发热、咳嗽**  与结核杆菌感染所致结核性炎症有关。

**4. 有执行治疗方案无效的危险**  与疗程长、家长及患儿缺乏有效的信息来源,难以坚持治疗有关。

**5. 知识缺乏**  家长及患儿缺乏结核病防治的相关知识。

**6. 潜在并发症**  抗结核药物的不良反应。

【护理措施】

**1. 一般护理**

1)饮食护理  选用高能量、高蛋白、高维生素、富含钙质的食物,如牛奶、鸡蛋、瘦肉、鱼、豆腐、新鲜水果、蔬菜等以增强抵抗力,促进机体修复能力和病灶愈合。指导家长为患儿选择每日的食物种类和量,尽可能提供患儿喜爱的食品,口味应尽量让患儿喜欢,以增进患儿食欲。

2)注意休息  建立合理生活作息制度。保持居室空气流通,阳光充足。保证患儿有充足的睡眠时间,减少体力消耗,促进体力恢复。除严重的结核病应绝对卧床休息外,一般不过分强调绝对卧床。可做适当的室内、户外活动,呼吸新鲜空气,增强抵抗力。积极防治各种急性传染病,避免受凉引起上呼吸道感染。肺结核患儿出汗多,尤其是夜间,应及时更换衣服,加强皮肤护理。

**2. 病情观察** 注意观察体温、体重、面色、食欲、睡眠等情况,检查肝、脾、淋巴结有无肿大。发现病情变化应及时向医师报告,并给予相应处理。

**3. 心理护理** 患儿常因用药时间长,惧怕服药、打针,担心学业受到影响和受到小朋友的冷遇而产生焦虑。家长因担心疾病威胁儿童生命及药物不良反应等,会感到焦虑。护士应多与患儿及其家长进行交流,介绍疾病的有关知识、患儿病情及药物不良反应等,以消除患儿及其家长的顾虑,树立战胜疾病的信心。

**4. 用药护理** 由于抗结核药物大多有胃肠道反应,故要注意患儿食欲的变化。有些药物对肝、肾有损伤,应定期检查尿常规、肝功能。使用链霉素的患儿,尤其要注意有无发呆、抓耳挠腮等听神经损害的现象,发现异常应及时与医师联系,以决定是否停药。

**5. 健康教育**

(1)向家长和患儿介绍肺结核的病因、传播途径和消毒隔离措施。指导家长对活动性原发性肺结核患儿采取呼吸道隔离措施,并对居室、痰液、痰杯、食具、便盆等进行消毒。

(2)告诫家长,使用抗结核药物是治愈肺结核的关键,治疗期间应坚持全程正规服药,避免擅自中止治疗等;告知所用抗结核药物有可能出现的不良反应,并指导家长密切观察,特别是治疗时间较长的患儿,如发现变化应及时就诊;定期复查,以便了解治疗效果和药物使用情况,根据病情调整治疗方案。

(3)积极防治可导致病情加重的各种急性传染病、营养不良、佝偻病等。

(4)指导家长做好日常生活、饮食护理。休息、空气、阳光、营养是结核病患儿康复的重要条件。

### 三、结核性脑膜炎

**案例导入**

患儿,男,2岁3个月。因发热3周,伴消瘦、盗汗、纳差入院,曾用抗生素治疗疗效不佳。查体:体温38.3 ℃,脉搏118次/分,呼吸30次/分,体重8.3 kg,嗜睡,颈抵抗(+),右眼闭合不全,右侧鼻唇沟变浅,心肺未见异常。脑脊液:蛋白(2.3 g/L)升高,糖(2.1 mmol/L)和氯化物(95.9 mmol/L)均降低,白细胞总数330×10⁶/L,分类以淋巴细胞为主。临床初步诊断为"结核性脑膜炎"。

工作任务:

1. 如何对该患儿进行护理评估?

2. 列出该患儿主要的护理诊断。

3. 怎样为该患儿进行护理?

结核性脑膜炎(tuberculous meningitis)简称结脑,是结核杆菌侵犯脑膜所引起的炎症,常为血行播散所致的全身性粟粒型结核病的一部分,是儿童结核病中最严重的类型。常在结核原发感染后1年内发病,尤其是初次感染结核3～6个月最易发生结脑,多见于3

岁以内的婴幼儿,是儿童结核病致死的主要原因。

**知识链接** ·········· 结核性脑膜炎的病理生理 ··········

【护理评估】

**1. 健康史** 询问患儿的预防接种史、结核病接触史;近1年内有无原发性结核病或粟粒型结核病的病史;有无使结核病恶化的诱因,如麻疹、百日咳等急性传染病史。评估有无结核中毒症状,有无早期性格的改变,头痛、呕吐、惊厥、脑膜刺激征、意识障碍及脑神经受压的表现。

**2. 身心状况**

1)临床表现 一般起病较缓慢,婴儿可以突发高热、惊厥起病。典型临床表现可分为以下三期。

(1)早期(前驱期):1~2周。主要症状为性格的改变,如少言、懒动、精神呆滞,对周围事物不感兴趣,易疲倦或烦躁不安,可伴低热、厌食、盗汗、消瘦、便秘或不明原因的呕吐。婴儿可有皱眉、凝视,年长儿诉轻微头痛。

(2)中期(脑膜刺激征期):1~2周。因颅内压逐步增高,患儿出现持续性头痛、喷射性呕吐,感觉过敏,体温升高,两眼凝视,意识逐渐模糊,以后进入昏睡状态,并可有惊厥发作。患儿有明显脑膜刺激征(颈项强直,Kernig征、Brudzinski征阳性)。婴儿则表现为前囟隆起、骨缝裂开。此期可出现脑神经障碍,最常见为面神经瘫痪,其次为动眼神经和外展神经瘫痪。部分患儿出现脑炎体征,如定向障碍、运动障碍或语言障碍。

(3)晚期(昏迷期):1~3周。上述症状逐渐加重,由意识朦胧、半昏迷继而昏迷。惊厥频繁发作甚至呈强直状态。患儿极度消瘦,呈舟状腹。常出现水、电解质代谢紊乱。最终因颅内压急剧增高导致脑疝死亡。

2)并发症及后遗症 常见的并发症为脑积水、脑实质损害、脑出血及脑神经障碍。前三者也是结脑患儿死亡的常见原因。严重后遗症为脑积水、肢体瘫痪、智力低下、失明、失语、癫痫及尿崩症等。

3)心理-社会状况 结脑病情危重、预后不良。治疗复杂,需长期治疗且费用昂贵。注意评估家长对本病病情、预后及服药等知识的了解程度。同时评估家庭的经济承受能力、家庭内外部资源及其社会支持系统。评估患儿因各种穿刺、注射治疗、长期住院远离家长造成的恐惧、焦虑程度;评估家庭成员、社区群众对此病有关知识的了解程度及心理状态。

4)辅助检查

(1)脑脊液检查:脑脊液压力增高,外观透明或微混浊,呈毛玻璃状,白细胞增多,一般在$(50\sim500)\times10^6$/L,分类以淋巴细胞为主;蛋白定量增高,糖和氯化物含量减少,两者同时降低是结脑的典型改变。脑脊液静置12~24 h,取其表面薄膜涂片可查到抗酸杆菌。脑脊液结核杆菌培养阳性则可确诊。

（2）抗结核抗体测定：患儿脑脊液中抗结核抗体水平高于血清中的水平。

（3）胸部 X 线检查：80%～90%显示有活动性肺结核病变，胸片证实有血行播散，对结脑的确诊有意义。

（4）结核菌素试验：阳性对诊断有帮助，但晚期可呈假阴性。

（5）眼底检查：可见脉络膜上有粟粒状结节病变。

5）治疗原则　主要是抗结核治疗和降低颅内压。控制颅内压，及时止惊、改善呼吸功能，维持正常生命体征是抢救成功的关键之一。

【常见护理诊断/问题】

**1. 潜在并发症**　颅内压增高，水、电解质紊乱等。

**2. 营养失调：低于机体需要量**　与摄入不足及消耗增多有关。

**3. 有皮肤完整性受损的危险**　与长期卧床、排泄物刺激有关。

**4. 焦虑**　与病情重、病程长、预后差有关。

【护理措施】

**1. 一般护理**

1）注意休息、保证安全　①患儿应绝对卧床休息，将头肩部抬高 15°～30°，取侧卧位，以促进头部血液回流，减轻脑水肿、降低颅内压，同时应避免呕吐造成窒息。②保持室内安静，避免一切不必要的刺激，各种治疗护理操作尽量集中进行，动作轻柔、迅速，以减少对患儿的刺激。③惊厥发作时应在上、下齿之间安置牙垫，以防舌咬伤。④有呼吸功能障碍的患儿，应保持呼吸道通畅，给氧，必要时进行人工辅助呼吸。

2）饮食护理　给予营养丰富、易消化的饮食，保证足够能量以增强机体的抵抗力。清醒的患儿采取舒适体位协助进食，进餐前后 1 h 应抬高床头，喂养需耐心仔细；对昏迷、不能吞咽者，可鼻饲和静脉补液，维持水、电解质平衡，鼻饲时压力不宜过大，以免呕吐，吞咽功能恢复后，应尽快停用鼻饲。

3）皮肤黏膜护理　保持床铺清洁、平整。呕吐后及时清除颈部、耳部残留物；大小便后及时更换尿布、清洗臀部，保持皮肤清洁、干燥。对昏迷及瘫痪患儿，每 2 h 翻身、拍背一次，防止压疮和坠积性肺炎。每日清洁口腔 2～3 次，以免因呕吐物导致口腔不洁，细菌繁殖。对昏迷不能闭眼者，可涂眼膏并用纱布覆盖，保护角膜。

**2. 病情观察**　密切观察患儿体温、呼吸、脉搏、血压、神志、惊厥、瞳孔大小和尿量等的变化，及早发现颅内高压或脑疝，以便及时采取急救措施。定期复查脑脊液。

**3. 心理护理**　结脑病情重、病程长，疾病和治疗给患儿带来很多痛苦。对患儿应和蔼可亲，关怀体贴，了解其心理需求，及时为其提供全身心的照顾。应加强与患儿家长的沟通，及时了解他们的心理状态，体会他们的感受，并给予耐心解释和心理上的支持，使其克服焦虑心理，配合治疗护理。

**4. 对症护理**

1）降低颅内压　遵医嘱给予脱水剂、利尿剂、肾上腺皮质激素、抗结核药物等，注意液体的速度和药物的不良反应。配合医生做好腰椎穿刺术、侧脑室引流术，以减低颅内压。做好术后护理，腰椎穿刺术后取去枕平卧位 4～6 h，防止脑疝发生。保持安静，避免哭闹和用力。

2)止惊　遵医嘱给予止惊药物。

3)改善呼吸　及时清除呼吸道分泌物,必要时用吸痰器,保持呼吸道通畅,防止窒息和吸入性肺炎;有呼吸功能障碍时,给予吸氧或人工辅助呼吸,取平卧位,头偏向一侧,以免舌根后坠堵塞喉头。

4)控制传染源、消毒隔离、减少交叉感染　大部分结脑患儿伴有肺部结核病灶,应采取呼吸道隔离措施,并对患儿呼吸道分泌物、餐具、痰杯等进行消毒处理。

**5. 健康教育**　患儿病情好转出院后,应给予家庭护理指导。

(1)向患儿家长解释治疗方法,强调全程、规律、合理用药的重要性。指导患儿及其家长严格执行治疗方案,坚持全程、合理用药,教会家长做好病情及药物毒副反应的观察,定期门诊随访,停药后随访观察 3~5 年,防止复发。

(2)为患儿制订合理的生活作息制度,加强营养供给、保证休息及适当的户外活动。

(3)注意结核病复发的危险因素,积极预防、治疗各种急性传染病、营养不良等。

(4)对留有后遗症的患儿,指导家长对瘫痪肢体进行被动活动等功能训练,或按摩、理疗、针灸,防止肌挛缩。对失语和智力低下者,进行语言训练和适当教育。

# 第七节　中毒型细菌性痢疾

细菌性痢疾(bacillary dysentery)是由志贺菌属引起的肠道传染病,中毒型细菌性痢疾是急性细菌性痢疾的暴发型。多发生于夏秋季,起病急骤,病情危重,以突发高热、嗜睡、反复惊厥、昏迷,迅速发生休克和呼吸衰竭为特征,早期可无胃肠道症状或很轻,多见于 2~7岁平素体格健壮、营养状况好的儿童。

**【流行病学】**

本病的主要传染源为患者及带菌者。多经粪-口途径传播,受污染的食物、玩具等也可传播本病。苍蝇是传播媒介之一。患病后产生一定免疫力,但维持时间不长。并且不同菌群无交叉免疫,故易重复感染或再发。

**【病原学和发病机制】**

细菌性痢疾的病原菌为痢疾杆菌,属志贺菌属,为革兰染色阴性杆菌。痢疾杆菌对外界抵抗力较强,耐寒、耐湿,但不耐热和阳光,一般消毒剂均可将其灭活。

本病的发病机制尚不清楚,可能与机体对细菌毒素产生异常强烈的过敏反应有关。痢疾杆菌经口进入人体后,侵入结肠上皮细胞并生长繁殖,细菌裂解后可释放大量内毒素和少量外毒素。内毒素进入血液循环,机体对其产生强烈的炎性反应,导致全身微血管痉挛,引起缺氧、缺血、肾上腺皮质出血或萎缩,从而导致脑水肿、颅内压增高、休克和弥散性血管内凝血。

**【护理评估】**

**1. 健康史**　详细询问患儿本次发病的情况:发病时间、病前有无可疑的不洁饮食史、有无肠道症状、高热、惊厥等。既往有无惊厥史。有无特殊物质接触史。家庭居住环境及平素健康、营养状况等。

**2. 身心状况**

1)临床表现 潜伏期很短,数小时至2日。患儿突然高热,体温可达40℃以上,迅速发生休克、惊厥、昏迷、呼吸衰竭等表现,而胃肠道症状常常在数小时或数十小时后出现,故易被误诊为其他发热性疾病。根据临床特点,可将本病分为以下三种类型。

(1)休克型(皮肤内脏微循环障碍型):主要表现为感染性休克。早期为微循环障碍,患儿面色苍白、肢端厥冷,脉搏细数,呼吸增快,血压正常或偏低,脉压差小;随着病情进展,微循环淤血、缺氧,口唇甲床发绀、面色青灰、肢端湿冷、皮肤花纹、血压明显降低或测不出、心音低钝、少尿或无尿;后期可伴心、肺、肾等多系统功能障碍。

主要评估患儿的精神状态、神志、尿量、血压、脉搏、微循环障碍情况。

(2)脑型(脑微循环障碍型):以颅内压增高、脑水肿、脑疝和呼吸衰竭为主要表现。患儿早期剧烈头痛、呕吐、血压增高,心率相对缓慢,肌张力增高,反复惊厥及昏迷。严重者可呈现呼吸节律不齐,瞳孔大小不等或散大,对光反应迟钝。

主要评估神志、呼吸、血压、肌张力、瞳孔的情况,以及有无头痛、呕吐、反复惊厥及昏迷等情况。

(3)肺型(肺微循环障碍型):此型又称呼吸窘迫综合征,以肺微循环障碍为主,常在脑型或休克型基础上发展而来,病情危重,病死率高。

(4)混合型:同时或先后出现以上三型的征象,是最为凶险的一种,预后差,病死率高。

2)并发症 常见呼吸衰竭、心力衰竭、弥散性血管内凝血等。

3)心理-社会状况 本病起病急剧、病情危重,患儿就诊时多处于昏迷或休克状态。故应了解家长的心理承受力,是否因病情危重、担心患儿的预后而产生恐惧、焦虑等心理,评估家长对病情、治疗、预后、转归等知识的了解程度。

4)辅助检查

(1)血常规:白细胞总数与中性粒细胞数量增多。当有弥散性血管内凝血时,血小板减少。

(2)大便常规:有黏液脓血便的患儿,镜检可见大量脓细胞、红细胞,如有巨噬细胞,则更有助于诊断。怀疑为中毒型细菌性痢疾而未排便者,可用冷盐水灌肠取大便,必要时多次镜检大便。

(3)大便培养:可分离出志贺菌属痢疾杆菌。

(4)免疫学检查:可采用免疫荧光抗体等方法检测大便的细菌抗原,这有助于早期诊断,但应注意假阳性。

5)治疗要点 本病来势凶猛,病情凶险,应积极抢救。

(1)控制感染:常选用两种痢疾杆菌敏感的抗生素,大剂量联合静脉给药。

(2)降温止惊:可采用物理、药物降温或亚冬眠疗法。惊厥发作者及时用止惊药物。

(3)抗休克治疗:扩充血容量,纠正酸中毒,维持水、电解质平衡;在充分扩容的基础上使用血管活性药物,改善微循环;及早使用肾上腺皮质激素。

(4)防治脑水肿和呼吸衰竭:保持呼吸道通畅,给氧。首选20%的甘露醇降颅内压,必要时可与利尿剂交替使用;可短期静脉滴注地塞米松。有呼吸衰竭者应及早应用呼吸机。

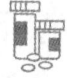 

**【常见护理诊断/问题】**

**1. 体温过高** 与毒血症有关。

**2. 组织灌注量不足** 与机体的高敏状态和毒血症导致微循环障碍有关。

**3. 潜在并发症** 脑水肿、呼吸衰竭等。

**4. 焦虑(家长)** 与病情危重有关。

**【护理措施】**

**1. 一般护理**

1)休息 维持合适的环境温、湿度,保持空气新鲜流通,病房安静。

2)饮食护理 对已经能进食者保证营养的供给,给予营养丰富、易消化的流质或半流质饮食,多饮水,促进毒素的排出。避免进食易引起胀气、多渣等刺激性食物。

**2. 病情观察** 安排专人监护患儿,注意观察神志、面色、体温、脉搏、呼吸、血压、瞳孔、尿量变化和抽搐情况,准确记录 24 h 出入量。观察患儿大便性状,了解排便次数,准确采集大便标本送检,应采集黏液脓血部分大便以提高检出阳性率。

**3. 心理护理** 本病发生突然、进展快、病情凶险,应多给家长提供必要的心理支持,耐心解释患儿的病情、中毒型细菌性痢疾的相关知识及转归,减轻焦虑情绪。

**4. 对症护理**

1)体温过高的护理 密切监测患儿体温变化,每日测体温 4~6 次。高热时给予物理降温或药物降温,控制体温在 37 ℃左右。对持续高热不退甚至惊厥不止者可用亚冬眠疗法。

2)惊厥的护理 详见第十二章第三节"儿童惊厥"。

3)排便异常的护理 详见第七章第三节"婴幼儿腹泻"。

4)维持有效血液循环 建立有效静脉通道,必要时建立两条静脉通道,保证输液通畅,注意输液速度。适当保暖以改善周围循环。遵医嘱给予有效抗生素和抗休克治疗。

5)防治脑水肿、呼吸衰竭 遵医嘱使用镇静剂、脱水剂、利尿剂等,控制惊厥,降低颅内压。保持呼吸道通畅,做好人工呼吸、气管插管、气管切开的准备工作,必要时使用呼吸机治疗。

**5. 健康教育**

(1)指导家长与患儿注意饮食卫生,不吃生冷、不洁食物。养成饭前便后洗手的良好卫生习惯。指导家长对患儿食具要煮沸消毒 15 min,粪便要用 1‰ 含氯石灰澄清液浸泡消毒后才能倒入下水道或粪池,患儿尿布和内裤要煮过或用沸水浸泡后再洗。

(2)向患儿及其家长讲解细菌性痢疾的传播方式和预防知识。对餐饮行业及托幼机构的工作人员应定期做大便培养,及早发现带菌者并给予治疗。加强饮食、饮水、粪便的管理,消灭苍蝇。在细菌性痢疾流行期间口服痢疾减毒活菌苗。有密切接触史的易感儿应医学观察 7 日。

# 第八节 猩 红 热

猩红热(scarlet fever)是一种由 A 组 β 溶血性链球菌感染引起的急性呼吸道传染病。

其临床特征为发热、咽峡炎、全身弥漫性红色皮疹和疹退后皮肤脱屑。少数患者患病后可出现变态反应性心、肾、关节的损害。

**【流行病学】**

猩红热主要通过空气飞沫传播,也可通过伤口和产道等传染,不典型病例和带菌者是主要传染源,人群普遍易感,以 3~7 岁的儿童多见,全年均可发病,以冬、春季节多见。

**【病原学和发病机制】**

病原学为 A 组 β 溶血性链球菌,具有较强的侵袭力,在外界活力较强,在痰和渗出物中可存活数周,加热至 56 ℃ 30 min 及一般消毒剂均可将其杀灭。

溶血性链球菌从呼吸道侵入咽、扁桃体,可在局部产生化脓性病变,引起咽峡炎、化脓性扁桃体炎,并可向邻近组织器官扩散,亦可通过血源播散。溶血性链球菌能产生致热性外毒素,又称红疹毒素,其吸收入血后可引起发热、头痛、食欲不振等全身中毒症状。红疹毒素可引起皮肤和黏膜血管充血、水肿、炎症细胞浸润等,出现典型猩红热皮疹。恢复期表皮细胞角化过度,并逐渐脱落形成脱皮。舌乳头红肿突起,形成杨梅舌。少数患者发生变态反应性病理损害,主要为心、肾、肝、脾和关节滑膜等处的非化脓性炎症,表现为风湿热或急性肾小球肾炎。

**【护理评估】**

**1. 健康史** 详细询问患儿近期有无猩红热患儿接触史,既往有无急性咽炎、扁桃体炎等链球菌感染病史,近期用药情况,是否有用过易致皮疹的药物,是否用过肾上腺皮质激素、免疫抑制剂等药物。

**2. 身心状况**

1)临床表现 潜伏期通常为 2~3 日,短者 1 日,长者可达 5~7 日。典型病例有发热、咽峡炎和第 2 日出现典型的皮疹。

(1)发热:多为持续性,体温可达 39 ℃ 左右,可伴有头痛、食欲不振、全身不适等全身中毒症状。

(2)咽峡炎:表现为咽痛、吞咽痛,局部充血并可有脓性渗出物。

(3)皮疹:多于发热后 1~2 日出现皮疹,始于耳后、颈及上胸部,24 h 内迅速蔓及全身。典型皮疹是在弥漫充血的皮肤上出现均匀分布的针尖样大小的丘疹,高出皮面,扪之粗糙,压之褪色,疹间无正常皮肤,伴有痒感,按压则红色可暂时消退数秒,出现苍白的手印,称为贫血性皮肤划痕,为猩红热的特征之一。在腋窝、腹股沟等皮肤皱褶处,皮疹密集或因摩擦出血而呈紫红色线状,称帕氏线,为猩红热的特征之二。病程初期舌覆白苔,红肿的乳头突出于白苔之外,称为"草莓舌",2~3 日后白苔开始脱落,舌面光滑呈绛红色,乳头仍凸起,称为"杨梅舌",为猩红热的特征之三。部分病例在颜面部仅有充血而无皮疹,口鼻周围充血不明显,与面部充血皮肤相比之下显得发白,称为"口周苍白圈"。

皮疹一般于 48 h 达高峰,然后按出疹先后开始消退,2~3 日退尽,重者可持续 1 周。疹退后开始皮肤脱屑,多呈片状脱皮,面部及躯干为糠屑状,手、足、指(趾)处由于角化层较厚呈"手套""袜套"状,无色素沉着。

2)并发症 常为变态反应性疾病,多发生于病程的 2~3 周,主要有急性肾小球肾炎、风湿热等。

3)心理-社会状况　应注意评估患儿及其家长是否因皮疹及出疹后大片脱皮而产生焦虑、恐惧等心理反应。评估家长对猩红热的传播、转归知识的了解程度,以及对常见并发症的早期表现的认知程度。

4)辅助检查

(1)血常规:白细胞总数增加,以中性粒细胞为主。

(2)细菌培养:咽拭子或其他分泌物培养可有 A 组 β 溶血性链球菌生长。

(3)血清学检查:可用免疫荧光法检测咽拭子涂片进行快速诊断。

5)治疗要点

(1)抗菌治疗:青霉素是治疗猩红热的首选药,早期治疗可缩短病程,同时能预防急性肾小球肾炎、风湿热等并发症,治疗愈早,预防效果愈好。青霉素剂量为每日 5 万 U/kg,分 2 次肌内注射,严重感染时,剂量可为 10 万～20 万 U/kg,静脉滴注。青霉素过敏者可选用红霉素。

(2)一般治疗:供给充足的热量和水分。发热、咽痛期间应给予流质或半流质饮食,保持口腔清洁,年长儿可用温盐水漱口。高热患儿可选择物理或药物降温。

**【常见护理诊断/问题】**

**1. 体温过高**　与毒血症有关。

**2. 皮肤完整性受损**　与猩红热皮疹有关。

**3. 舒适度减弱,皮肤瘙痒、咽痛、头痛**　与皮疹及炎症反应有关。

**4. 潜在并发症**　急性肾小球肾炎、风湿热等。

**【护理措施】**

**1. 一般护理**　保持室内空气流通,温、湿度适宜,急性期卧床休息,以减少并发症的发生。给予营养丰富、易消化的流质、半流质饮食或软食,忌食酸、辣、干、硬食物。鼓励患儿多喝水或用温盐水漱口,以利散热和毒素排泄。

**2. 心理护理**　向患儿及其家长讲解猩红热的临床表现、治疗和转归,消除患儿因皮疹和出疹后脱皮产生的紧张、恐惧心理。皮肤瘙痒时除遵医嘱给予止痒药物外,可鼓励患儿做游戏、看电视、复习功课等,以分散患儿注意力。

**3. 病情观察**　密切监测生命体征变化情况,观察皮疹及脱皮情况。少数患儿可出现急性肾小球肾炎、风湿热等并发症,应注意有无眼睑水肿、尿量减少及血尿和关节疼痛等表现,早期发现并发症,并及时报告医师。

**4. 对症护理**

1)皮肤护理　评估患儿出疹及脱皮情况,保持皮肤清洁,勤换衣服。剪短患儿指甲,避免抓破皮肤而引起继发感染。沐浴时水温不宜过高,避免使用刺激性强的肥皂或沐浴液,以免加重皮肤瘙痒感。脱皮时勿用手撕扯,以免损伤皮肤,可用消毒剪刀修剪。

2)发热的护理　密切监测体温变化,高热时可用物理降温,但忌用冷水和乙醇擦浴,必要时遵医嘱使用退热药物。出汗时及时更换汗湿衣物。

**5. 健康教育**

(1)向患儿及其家长讲解猩红热的传播方式、临床表现、治疗和转归等。患儿采用呼吸道隔离至症状消失后 1 周,连续咽拭子培养 3 次阴性后解除隔离,有化脓性并发症者隔离至治愈为止,有密切接触史者需要医学观察 7 日。

(2)加强卫生宣教,平时注意个人卫生,保持室内空气流通,流行季节儿童避免去公共场所。

在线答题

（成红英）

# 附　录
# 0~18岁儿童青少年生长标准

**附表 1　0~18岁儿童青少年年龄别身高百分位数值**　　　　单位:cm

| 年龄/岁 | 男 | | | | | | | 女 | | | | | | |
|---|---|---|---|---|---|---|---|---|---|---|---|---|---|---|
| | 3rd | 10th | 25th | 50th | 75th | 90th | 97th | 3rd | 10th | 25th | 50th | 75th | 90th | 97th |
| 0 | 47.09 | 48.13 | 49.19 | 50.38 | 51.58 | 52.68 | 53.76 | 46.55 | 47.55 | 48.57 | 49.72 | 50.88 | 51.94 | 53.00 |
| 1 | 71.48 | 73.08 | 74.71 | 76.55 | 78.41 | 80.10 | 81.80 | 70.01 | 71.56 | 73.16 | 74.97 | 76.81 | 78.49 | 80.17 |
| 2 | 82.05 | 84.09 | 86.19 | 88.55 | 90.94 | 93.13 | 95.13 | 80.91 | 82.88 | 84.92 | 87.23 | 89.58 | 91.74 | 93.90 |
| 3 | 89.71 | 91.93 | 94.21 | 96.78 | 99.39 | 101.77 | 104.15 | 88.64 | 90.81 | 93.05 | 95.59 | 98.17 | 100.53 | 102.91 |
| 4 | 96.73 | 99.06 | 101.44 | 104.13 | 106.85 | 109.34 | 111.82 | 95.82 | 98.09 | 100.42 | 103.05 | 105.73 | 108.18 | 110.63 |
| 5 | 103.29 | 105.80 | 108.38 | 111.28 | 114.23 | 116.91 | 119.59 | 102.34 | 104.80 | 107.34 | 110.20 | 113.10 | 115.75 | 118.40 |
| 6 | 109.10 | 111.81 | 114.58 | 117.70 | 120.86 | 123.75 | 126.63 | 108.10 | 110.76 | 113.50 | 116.57 | 119.69 | 122.54 | 125.38 |
| 7 | 114.62 | 117.56 | 120.58 | 123.97 | 127.41 | 130.54 | 133.67 | 113.31 | 116.21 | 119.19 | 122.53 | 125.92 | 129.00 | 132.08 |
| 8 | 119.90 | 123.08 | 126.34 | 130.00 | 133.71 | 137.08 | 140.45 | 118.50 | 121.64 | 124.86 | 128.46 | 132.10 | 135.41 | 138.71 |
| 9 | 124.56 | 127.96 | 131.45 | 135.36 | 139.32 | 142.92 | 146.51 | 123.31 | 126.71 | 130.19 | 134.09 | 138.01 | 141.58 | 145.12 |
| 10 | 128.65 | 132.28 | 135.99 | 140.15 | 144.36 | 148.17 | 151.98 | 128.35 | 132.07 | 135.86 | 140.10 | 144.36 | 148.22 | 152.05 |
| 11 | 132.91 | 136.84 | 140.85 | 145.34 | 149.87 | 153.98 | 158.06 | 134.21 | 138.15 | 142.15 | 146.63 | 151.11 | 155.16 | 159.16 |
| 12 | 138.10 | 142.49 | 146.96 | 151.95 | 156.97 | 161.51 | 166.02 | 140.24 | 144.11 | 148.03 | 152.39 | 156.75 | 160.67 | 164.54 |
| 13 | 144.97 | 149.60 | 154.31 | 159.54 | 164.79 | 169.52 | 174.20 | 144.96 | 148.57 | 152.23 | 156.29 | 160.34 | 163.99 | 167.58 |
| 14 | 152.34 | 156.66 | 161.03 | 165.88 | 170.73 | 175.09 | 179.39 | 147.93 | 151.34 | 154.79 | 158.62 | 162.44 | 165.87 | 169.25 |
| 15 | 157.49 | 161.43 | 165.40 | 169.81 | 174.20 | 178.15 | 182.04 | 149.48 | 152.79 | 156.13 | 159.83 | 163.53 | 166.85 | 170.12 |
| 16 | 159.88 | 163.62 | 167.41 | 171.60 | 175.78 | 179.54 | 183.23 | 149.84 | 153.12 | 156.44 | 160.12 | 163.78 | 167.08 | 170.32 |
| 17 | 160.87 | 164.53 | 168.24 | 172.35 | 176.44 | 180.12 | 183.74 | 150.13 | 153.39 | 156.69 | 160.34 | 163.99 | 167.26 | 170.48 |
| 18 | 161.26 | 164.90 | 168.58 | 172.65 | 176.71 | 180.36 | 183.94 | 150.44 | 153.68 | 156.96 | 160.59 | 164.21 | 167.45 | 170.66 |

注:2005年中国9市0~7岁儿童体格发育调查,2005年中国学生体质与健康调查结果。

**附表 2　0～18 岁儿童青少年年龄别体重百分位数值**　　　　　单位:kg

| 年龄/岁 | 男 | | | | | | | 女 | | | | | | |
|---|---|---|---|---|---|---|---|---|---|---|---|---|---|---|
| | 3rd | 10th | 25th | 50th | 75th | 90th | 97th | 3rd | 10th | 25th | 50th | 75th | 90th | 97th |
| 0 | 2.62 | 2.83 | 3.06 | 3.32 | 3.59 | 3.85 | 4.12 | 2.57 | 2.76 | 2.96 | 3.21 | 3.49 | 3.75 | 4.04 |
| 1 | 8.16 | 8.72 | 9.33 | 10.05 | 10.83 | 11.58 | 12.37 | 7.70 | 8.20 | 8.74 | 9.40 | 10.12 | 10.82 | 11.57 |
| 2 | 10.22 | 10.90 | 11.65 | 12.54 | 13.51 | 14.46 | 15.46 | 9.76 | 10.39 | 11.08 | 11.92 | 12.84 | 13.74 | 14.71 |
| 3 | 11.94 | 12.74 | 13.61 | 14.65 | 15.80 | 16.92 | 18.12 | 11.50 | 12.27 | 13.11 | 14.13 | 15.25 | 16.36 | 17.55 |
| 4 | 13.52 | 14.43 | 15.43 | 16.64 | 17.98 | 19.29 | 20.71 | 13.10 | 13.99 | 14.97 | 16.17 | 17.50 | 18.81 | 20.24 |
| 5 | 15.26 | 16.33 | 17.52 | 18.98 | 20.61 | 22.23 | 24.00 | 14.64 | 15.68 | 16.84 | 18.26 | 19.83 | 21.41 | 23.14 |
| 6 | 16.80 | 18.06 | 19.49 | 21.26 | 23.26 | 25.29 | 27.55 | 16.10 | 17.32 | 18.68 | 20.37 | 22.27 | 24.19 | 26.30 |
| 7 | 18.48 | 20.04 | 21.81 | 24.06 | 26.66 | 29.35 | 32.41 | 17.58 | 19.01 | 20.62 | 22.64 | 24.94 | 27.28 | 29.89 |
| 8 | 20.32 | 22.24 | 24.46 | 27.33 | 30.71 | 34.31 | 38.49 | 19.20 | 20.89 | 22.81 | 25.25 | 28.05 | 30.95 | 34.23 |
| 9 | 22.04 | 24.30 | 26.98 | 30.46 | 34.61 | 39.08 | 44.35 | 20.93 | 22.93 | 25.23 | 28.19 | 31.63 | 35.26 | 39.41 |
| 10 | 23.89 | 26.55 | 29.66 | 33.74 | 38.61 | 43.85 | 50.01 | 22.98 | 25.36 | 28.15 | 31.76 | 36.05 | 40.63 | 45.97 |
| 11 | 26.21 | 29.33 | 32.97 | 37.69 | 43.27 | 49.20 | 56.07 | 25.74 | 28.53 | 31.81 | 36.10 | 41.24 | 46.78 | 53.33 |
| 12 | 29.09 | 32.77 | 37.03 | 42.49 | 48.86 | 55.50 | 63.04 | 29.33 | 32.42 | 36.04 | 40.77 | 46.42 | 52.49 | 59.64 |
| 13 | 32.82 | 37.04 | 41.90 | 48.08 | 55.21 | 62.57 | 70.83 | 33.09 | 36.29 | 40.00 | 44.79 | 50.45 | 56.46 | 63.45 |
| 14 | 37.36 | 41.80 | 46.90 | 53.37 | 60.83 | 68.53 | 77.20 | 36.38 | 39.55 | 43.19 | 47.83 | 53.23 | 58.88 | 65.36 |
| 15 | 41.43 | 45.77 | 50.75 | 57.08 | 64.40 | 72.00 | 80.60 | 38.73 | 41.53 | 45.36 | 49.82 | 54.96 | 60.28 | 66.30 |
| 16 | 44.28 | 48.47 | 53.26 | 59.35 | 66.40 | 73.73 | 82.05 | 39.96 | 43.01 | 46.47 | 50.81 | 55.79 | 60.91 | 66.69 |
| 17 | 46.04 | 50.11 | 54.77 | 60.68 | 67.51 | 74.62 | 82.70 | 40.44 | 43.47 | 46.90 | 51.20 | 56.11 | 61.15 | 66.82 |
| 18 | 47.01 | 51.02 | 55.60 | 61.40 | 68.11 | 75.08 | 83.00 | 40.71 | 43.73 | 47.14 | 51.41 | 56.28 | 61.28 | 66.89 |

注:2005 年中国 9 市 0～7 岁儿童体格发育调查,2005 年中国学生体质与健康调查结果。

附表3 2005年九市城区7岁以下儿童体格发育测量值($\bar{x}\pm s$)

| 年龄组 | 男 体重/kg $\bar{x}$ | $s$ | 身高/cm $\bar{x}$ | $s$ | 坐高/cm $\bar{x}$ | $s$ | 头围/cm $\bar{x}$ | $s$ | 胸围/cm $\bar{x}$ | $s$ | 女 体重/kg $\bar{x}$ | $s$ | 身高/cm $\bar{x}$ | $s$ | 坐高/cm $\bar{x}$ | $s$ | 头围/cm $\bar{x}$ | $s$ | 胸围/cm $\bar{x}$ | $s$ |
|---|---|---|---|---|---|---|---|---|---|---|---|---|---|---|---|---|---|---|---|---|
| 出生 | 3.32 | 0.4 | 50.4 | 1.8 | 33.5 | 1.7 | 34.3 | 1.3 | 32.8 | 1.5 | 3.19 | 0.39 | 49.8 | 1.7 | 33 | 1.7 | 33.7 | 1.3 | 32.4 | 1.6 |
| 1个月~ | 5.12 | 0.73 | 56.6 | 2.5 | 37.7 | 1.9 | 38 | 1.4 | 37.4 | 2 | 4.79 | 0.61 | 55.6 | 2.2 | 36.9 | 1.8 | 37.2 | 1.2 | 36.6 | 1.8 |
| 2个月~ | 6.29 | 0.75 | 60.5 | 2.4 | 40.1 | 1.8 | 39.8 | 1.3 | 39.8 | 2 | 5.75 | 0.72 | 59 | 2.4 | 38.9 | 1.9 | 38.8 | 1.3 | 38.7 | 1.9 |
| 3个月~ | 7.08 | 0.82 | 63 | 2.3 | 41.5 | 1.9 | 41.1 | 1.4 | 41.3 | 2.1 | 6.51 | 0.76 | 61.7 | 2.2 | 40.5 | 1.8 | 40.1 | 1.2 | 40.2 | 2 |
| 4个月~ | 7.63 | 0.89 | 65 | 2.3 | 42.5 | 1.9 | 42.2 | 1.3 | 42.2 | 2.1 | 7.08 | 0.83 | 63.6 | 2.3 | 41.5 | 1.8 | 41.2 | 1.3 | 41.1 | 2 |
| 5个月~ | 8.15 | 0.93 | 67 | 2.2 | 43.5 | 1.8 | 43.2 | 1.2 | 42.9 | 2.1 | 7.54 | 0.91 | 65.5 | 2.4 | 42.5 | 1.9 | 42.1 | 1.3 | 41.8 | 2.1 |
| 6个月~ | 8.57 | 1.01 | 69.2 | 2.5 | 44.6 | 1.9 | 44.2 | 1.3 | 43.7 | 2.1 | 7.98 | 0.94 | 69.6 | 2.5 | 43.5 | 1.8 | 43.1 | 1.3 | 42.6 | 2.1 |
| 8个月~ | 9.18 | 1.07 | 72.1 | 2.6 | 45.9 | 1.8 | 45.2 | 1.3 | 44.5 | 2.1 | 8.54 | 1.05 | 70.5 | 2.7 | 44.9 | 1.9 | 44 | 1.3 | 43.5 | 2.2 |
| 10个月~ | 9.65 | 1.1 | 74.7 | 2.8 | 47.2 | 2.1 | 46 | 1.3 | 45.3 | 2.1 | 9 | 1.04 | 73.2 | 2.7 | 46.1 | 1.9 | 44.7 | 1.3 | 44.2 | 2 |
| 12个月~ | 10.11 | 1.15 | 77.5 | 2.8 | 48.4 | 2.1 | 46.4 | 1.3 | 46.2 | 2 | 9.44 | 1.12 | 75.8 | 2.9 | 47.3 | 2.1 | 45.2 | 1.3 | 44.9 | 2 |
| 15个月~ | 10.59 | 1.2 | 80.2 | 3.1 | 49.7 | 2.1 | 46.9 | 1.3 | 46.9 | 2.1 | 9.97 | 1.13 | 78.9 | 3.1 | 48.8 | 2.1 | 45.8 | 1.3 | 45.8 | 2 |
| 18个月~ | 11.21 | 1.25 | 82.8 | 3.2 | 51 | 2.2 | 47.5 | 1.2 | 47.8 | 2 | 10.63 | 1.2 | 81.7 | 3.3 | 50.2 | 2.2 | 46.4 | 1.3 | 46.7 | 2.2 |
| 21个月~ | 11.82 | 1.36 | 85.8 | 3.4 | 52.5 | 2.2 | 47.9 | 1.3 | 48.3 | 2.1 | 11.21 | 1.27 | 84.4 | 3.3 | 51.5 | 2.2 | 46.8 | 1.3 | 47.3 | 2.1 |
| 2.0岁~ | 12.65 | 1.43 | 89.5 | 3.8 | 54.1 | 2.3 | 48.4 | 1.3 | 49.2 | 2.2 | 12.04 | 1.38 | 88.2 | 3.7 | 53.2 | 2.3 | 47.3 | 1.3 | 48.1 | 2.2 |
| 2.5岁~ | 13.81 | 1.6 | 93.7 | 3.8 | 55.9 | 2.3 | 49 | 1.3 | 50.3 | 2.3 | 13.18 | 1.52 | 92.5 | 3.7 | 55 | 2.3 | 47.9 | 1.3 | 49.1 | 2.2 |
| 3.0岁~ | 14.65 | 1.65 | 97.2 | 3.9 | 57 | 2.3 | 49.3 | 1.3 | 50.9 | 2.2 | 14.22 | 1.66 | 96.2 | 3.9 | 56.2 | 2.3 | 48.3 | 1.3 | 50 | 2.2 |
| 3.5岁~ | 15.51 | 1.77 | 100.5 | 4 | 58.4 | 2.2 | 49.7 | 1.3 | 51.7 | 2.3 | 15.09 | 1.82 | 99.5 | 4.2 | 57.6 | 2.3 | 48.8 | 1.3 | 50.7 | 2.3 |
| 4.0岁~ | 16.49 | 1.95 | 104 | 4.4 | 59.8 | 2.4 | 50.1 | 1.3 | 52.5 | 2.3 | 15.99 | 1.89 | 103.1 | 4.1 | 59.1 | 2.4 | 49 | 1.2 | 51.4 | 2.4 |
| 4.5岁~ | 17.46 | 2.17 | 107.4 | 4.3 | 61.3 | 2.4 | 50.3 | 1.3 | 53.4 | 2.5 | 16.84 | 2.07 | 106.2 | 4.5 | 60.4 | 2.4 | 49.4 | 1.3 | 52.1 | 2.4 |
| 5.0岁~ | 18.46 | 2.32 | 110.7 | 4.6 | 62.7 | 2.4 | 50.6 | 1.3 | 54.2 | 2.6 | 17.85 | 2.35 | 109.7 | 4.6 | 61.9 | 2.5 | 49.6 | 1.4 | 52.8 | 2.6 |
| 5.5岁~ | 19.58 | 2.72 | 113.6 | 4.7 | 63.9 | 2.6 | 50.9 | 1.4 | 55 | 2.8 | 18.83 | 2.49 | 112.7 | 4.7 | 63.2 | 2.5 | 49.9 | 1.3 | 53.6 | 2.7 |
| 6.0~7.0岁 | 20.79 | 2.89 | 117.4 | 5 | 65.5 | 2.6 | 51.1 | 1.4 | 56 | 2.9 | 20.11 | 2.87 | 116.5 | 5 | 64.7 | 2.6 | 50.1 | 1.4 | 54.5 | 3 |

附表4　2005年九市郊区7岁以下儿童体格发育测量值($\bar{x}\pm s$)

| 年龄组 | 男 体重/kg $\bar{x}$ | s | 身高/cm $\bar{x}$ | s | 坐高/cm $\bar{x}$ | s | 头围/cm $\bar{x}$ | s | 胸围/cm $\bar{x}$ | s | 女 体重/kg $\bar{x}$ | s | 身高/cm $\bar{x}$ | s | 坐高/cm $\bar{x}$ | s | 头围/cm $\bar{x}$ | s | 胸围/cm $\bar{x}$ | s |
|---|---|---|---|---|---|---|---|---|---|---|---|---|---|---|---|---|---|---|---|---|
| 出生 | 3.33 | 0.39 | 50.4 | 1.7 | 33.5 | 1.6 | 34.5 | 1.2 | 32.9 | 1.5 | 3.24 | 0.39 | 49.7 | 1.7 | 33.2 | 1.6 | 34 | 1.2 | 32.6 | 1.5 |
| 1个月~ | 5.11 | 0.65 | 56.8 | 2.4 | 37.8 | 1.9 | 38 | 1.3 | 37.5 | 1.9 | 4.73 | 0.58 | 55.6 | 2.2 | 37 | 1.9 | 37.2 | 1.3 | 36.6 | 1.8 |
| 2个月~ | 6.27 | 0.73 | 60.5 | 2.3 | 40.2 | 1.8 | 39.7 | 1.3 | 39.9 | 1.9 | 5.75 | 0.68 | 59.1 | 2.3 | 39.2 | 1.8 | 38.8 | 1.2 | 38.8 | 1.8 |
| 3个月~ | 7.17 | 0.78 | 63.3 | 2.2 | 41.7 | 1.8 | 41.2 | 1.4 | 41.5 | 1.9 | 6.56 | 0.73 | 62 | 2.1 | 40.7 | 1.8 | 40.2 | 1.3 | 40.3 | 1.9 |
| 4个月~ | 7.76 | 0.86 | 65.7 | 2.3 | 42.8 | 1.8 | 42.2 | 1.3 | 42.4 | 2 | 7.16 | 0.78 | 64.2 | 2.2 | 41.9 | 1.7 | 41.2 | 1.2 | 41.4 | 2 |
| 5个月~ | 8.32 | 0.95 | 67.8 | 2.4 | 44 | 1.9 | 43.3 | 1.3 | 43.3 | 2.1 | 7.65 | 0.84 | 66.2 | 2.3 | 42.8 | 1.8 | 42.1 | 1.3 | 42.1 | 2 |
| 6个月~ | 8.75 | 1.03 | 69.8 | 2.6 | 44.8 | 2 | 44.2 | 1.3 | 43.9 | 2.1 | 8.13 | 0.93 | 68.1 | 2.4 | 43.9 | 1.9 | 43.1 | 1.3 | 42.9 | 2.1 |
| 8个月~ | 9.35 | 1.04 | 72.6 | 2.6 | 46.2 | 2 | 45.3 | 1.3 | 44.9 | 2 | 8.74 | 0.99 | 71.1 | 2.6 | 45.3 | 1.9 | 44.1 | 1.3 | 43.9 | 1.9 |
| 10个月~ | 9.92 | 1.09 | 75.5 | 2.6 | 47.5 | 2.1 | 46.1 | 1.3 | 45.7 | 2 | 9.28 | 1.01 | 73.8 | 2.8 | 46.4 | 1.9 | 44.9 | 1.3 | 44.6 | 2 |
| 12个月~ | 10.49 | 1.15 | 78.3 | 2.9 | 48.8 | 2.3 | 46.8 | 1.3 | 46.6 | 2 | 9.8 | 1.05 | 76.8 | 2.8 | 47.8 | 2 | 45.5 | 1.4 | 45.4 | 1.9 |
| 15个月~ | 11.04 | 1.23 | 81.4 | 3.2 | 50.2 | 2.3 | 47.3 | 1.3 | 47.3 | 2 | 10.43 | 1.14 | 80.2 | 3 | 49.4 | 2.1 | 46.2 | 1.3 | 46.2 | 2 |
| 18个月~ | 11.65 | 1.31 | 84 | 3.2 | 51.5 | 2.4 | 47.8 | 1.3 | 48.1 | 2 | 11.01 | 1.18 | 82.9 | 3.1 | 50.6 | 2.2 | 46.7 | 1.4 | 47 | 2 |
| 21个月~ | 12.39 | 1.39 | 87.3 | 3.5 | 52.9 | 2.5 | 48.3 | 1.4 | 48.9 | 2 | 11.77 | 1.3 | 86 | 3.3 | 52.1 | 2.4 | 47.2 | 1.4 | 47.8 | 2 |
| 2.0岁~ | 13.19 | 1.48 | 91.2 | 3.8 | 54.7 | 2.5 | 48.7 | 1.3 | 49.6 | 2.1 | 12.6 | 1.48 | 89.9 | 3.8 | 54 | 2.5 | 47.6 | 1.4 | 48.5 | 2.1 |
| 2.5岁~ | 14.28 | 1.64 | 95.4 | 3.9 | 56.7 | 2.4 | 49.3 | 1.3 | 50.7 | 2.2 | 13.73 | 1.63 | 94.3 | 3.8 | 56 | 2.4 | 48.3 | 1.3 | 49.6 | 2.2 |
| 3.0岁~ | 15.31 | 1.75 | 98.9 | 3.8 | 57.8 | 2.3 | 49.8 | 1.3 | 51.5 | 2.3 | 14.8 | 1.69 | 97.6 | 3.8 | 56.8 | 2.3 | 48.8 | 1.3 | 50.5 | 2.2 |
| 3.5岁~ | 16.33 | 1.97 | 102.4 | 4 | 59.2 | 2.4 | 50.2 | 1.3 | 52.5 | 2.4 | 15.84 | 1.86 | 101.3 | 3.8 | 58.4 | 2.2 | 49.2 | 1.3 | 51.3 | 2.4 |
| 4.0岁~ | 17.37 | 2.03 | 106 | 4.1 | 60.7 | 2.3 | 50.5 | 1.3 | 53.4 | 2.5 | 16.84 | 2.02 | 104.9 | 4.1 | 59.9 | 2.3 | 49.5 | 1.3 | 52.1 | 2.4 |
| 4.5岁~ | 18.55 | 2.27 | 109.5 | 4.4 | 62.2 | 2.4 | 50.8 | 1.3 | 54.4 | 2.6 | 18.01 | 2.22 | 108.7 | 4.3 | 61.5 | 2.4 | 49.9 | 1.2 | 53 | 2.6 |
| 5.0岁~ | 19.9 | 2.61 | 113.1 | 4.4 | 63.7 | 2.4 | 51.1 | 1.3 | 55.5 | 2.8 | 18.93 | 2.45 | 111.7 | 4.4 | 62.7 | 2.4 | 50.1 | 1.3 | 53.7 | 2.8 |
| 5.5岁~ | 21.16 | 2.82 | 116.4 | 4.5 | 65.1 | 2.5 | 51.4 | 1.3 | 56.6 | 3 | 20.27 | 2.73 | 115.4 | 4.5 | 64.4 | 2.4 | 50.4 | 1.3 | 54.8 | 3 |
| 6.0~7.0岁 | 22.51 | 3.21 | 120 | 4.8 | 66.6 | 2.5 | 51.7 | 1.3 | 57.6 | 3.3 | 21.55 | 2.94 | 118.9 | 4.7 | 65.8 | 2.4 | 50.7 | 1.3 | 55.7 | 3.1 |

# 参考文献

Cankao Wenxian

[1] 崔焱,仰曙芬.儿科护理学[M].6 版.北京:人民卫生出版社,2017.

[2] 崔焱.儿科护理学[M].5 版.北京:人民卫生出版社,2016.

[3] 张玉兰.儿科学[M].北京:北京大学医学出版社,2011.

[4] 洪黛玲,梁爽.儿科护理学[M].2 版.北京:北京大学医学出版社,2016.

[5] 王卫平.儿科学[M].8 版.北京:人民卫生出版社,2013.

[6] 史磊,袁宁,徐诚玲.NICU 护士应具备的素质和能力探讨[J].中国误诊学杂志,2008,8(26):6382.

[7] 胡亚美,江载芳.诸福棠实用儿科学[M].7 版.北京:人民卫生出版社,2005.

[8] 崔焱.儿科护理学实践与学习指导[M].北京:人民卫生出版社,2012.

[9] 赵祥文.儿科急诊医学[M].4 版.北京:人民卫生出版社,2015.

[10] 郑显兰,符州.新编儿科护理常规[M].北京:人民卫生出版社,2000.

[11] 中华医学会儿科学分会急诊学组,中华医学会急诊分会儿科学组,中国医师协会重症医学医师分会儿科专家委员会.儿童心肺复苏指南[J].中国小儿急救医学,2012,19(2):112-113.

[12] 刘奉,刘靖,于雁.儿童护理技术[M].武汉:华中科技大学出版社,2010.

[13] 佘建华.小儿推拿[M].2 版.北京:人民卫生出版社,2010.

[14] 孙锟,沈颖.小儿内科学[M].5 版.北京:人民卫生出版社,2014.

[15] 全国佝偻病防治科研协作组,中国优生科学协会小儿营养专业委员会.维生素 D 缺乏及维生素 D 缺乏性佝偻病防治建议[J].中国儿童保健杂志,2015,23(7):781-782.